U0197304

北京大学
专科医师规范化培训细则

主　编　詹启敏　刘玉村
副主编　段丽萍　姜　辉

北京大学医学出版社

BEIJINGDAXUE ZHUANKE YISHI GUIFANHUA PEIXUN XIZE

图书在版编目（CIP）数据

北京大学专科医师规范化培训细则 / 詹启敏，刘玉村
主编 . —北京：北京大学医学出版社，2019. 3
ISBN 978-7-5659-1958-9

Ⅰ . ①北… Ⅱ . ①詹… ② 刘… Ⅲ . ①医师 – 岗位培训 – 自学
参考资料 Ⅳ . ① R192.3

中国版本图书馆 CIP 数据核字（2019）第 042446 号

北京大学专科医师规范化培训细则

主　　编：詹启敏　刘玉村
出版发行：北京大学医学出版社
地　　址：（100191）北京市海淀区学院路 38 号　北京大学医学部院内
电　　话：发行部 010-82802230；图书邮购 010-82802495
网　　址：http：//www.pumpress.com.cn
E - m a i l：booksale@bjmu.edu.cn
印　　刷：北京溢漾印刷有限公司
经　　销：新华书店
责任编辑：韩忠刚　　责任校对：靳新强　　责任印制：李　啸
开　　本：787 mm×1092 mm　1/16　　印张：25　　字数：638 千字
版　　次：2019 年 4 月第 1 版　2019 年 4 月第 1 次印刷
书　　号：ISBN 978-7-5659-1958-9
定　　价：65.00 元
版权所有，违者必究
（凡属质量问题请与本社发行部联系退换）

编写和审定人员

内　科
编审

心血管内科	霍　勇	陈江天	高　炜	洪　涛
呼吸与危重症医学	高占成	李海潮	朱　红	闫　涵
消化内科	丁士刚	张国艳	王蔚虹	李　军
肾脏内科	赵明辉	左　力	王　悦	于　峰
血液内科	张晓辉	岑溪南	克晓燕	郑凤美
内分泌科	郭晓蕙	周翔海	洪天配	于　楠
感染疾病科	徐小元	高　燕	胥　婕	霍　娜
风湿免疫科	栗占国	张卓莉	刘湘源	安　媛
老年内科	刘梅林	王晶桐	张福春	付志方

外　科
编审

普通外科	徐　智	叶颖江	刘占兵	王　港
骨科	郭　卫	刘忠军	曹永平	汤小东
泌尿外科	周利群	黄晓波	黄　毅	韩文科
胸外科	姜冠潮	张诗杰	闫天生	周礼馨
心血管外科	解基严	李　岩	陈　彧	凌云鹏
神经外科	李　良	刘　波	王振宇	刘　彬
整形美容科	李　东	穆　兰	谢宏彬	
运动医学科	敖英芳	崔国庆	余家阔	闫　辉

妇产科
编审 王建六　杨慧霞　郭红燕

妇科	赵　彦	陆　叶	梁华茂
妇科肿瘤	王建六	陶　霞	郭红燕
产科	孙伟杰	张晓红	赵扬玉
生殖内分泌	李　蓉	徐　阳	鹿　群

儿　科

编　审　齐建光　曾超美　朴梅花　闫　辉

综合儿科	齐建光　曾超美　朴梅花　闫　辉
发育行为儿科	李　明　梁芙蓉　薛　莲　常艳美　韩　颖
新生儿科	童笑梅　侯新琳　王　颖　曾超美　朴梅花　韩彤妍
儿童呼吸科	周　薇　齐建光　刘　玲
儿童神经科	吴　晔　符　娜　汤亚南　季涛云
儿科肾脏科	丁　洁　肖慧捷　钟旭辉
儿童消化科	李在玲　姜　毅　张　娟
儿童心血管科	杜军保　鲁　珊　闫　辉
儿科血液肿瘤科	华　瑛　张乐萍　谢　瑶
儿童重症医学科	王　颖　邢　燕　张　欣

眼　科

编　审　王　薇　晏晓明　鲍永珍　李芳芳

耳鼻咽喉科

编　审　余力生　王全桂　朱　丽　静媛媛

皮肤病与性病科

编　审　涂　平　李文海　王文慧　汪　科

皮肤病理	涂　平　金　江　张　倩
皮肤外科	马　川　李　航　温广东
皮肤美容激光	周　城　吴　艳　姜　薇
免疫性皮肤病	陈喜雪　赵　琰　王文慧

神经内科

编　审　袁　云　张　俊　樊东升　罗晶晶

综合神经内科	樊东升　赵桂萍　郭淮莲
脑血管病	孙　葳　李永杰　李小刚
神经肌肉病	张　巍　张　俊　张英爽
癫痫	刘献增　郭小明　鲁　明
神经变性病	王朝霞　沈　明　张　晖
神经感染和免疫	高　枫　徐　燕　孙庆利

放射科

编　审　洪　楠　王霄英　袁慧书　孙应实　蒋孟茜

老年精神科	于 欣
儿童精神科	刘 靖
成瘾精神科	李 冰
睡眠医学科	陆 林
会诊联络精神科	王向群
精神康复科	姚贵忠

口腔专科
编 审

口腔综合科	江 泳	潘 洁	唐志辉	王恩博	王 琳
	陈慧敏				
牙体牙髓科	王祖华	王晓燕	董艳梅		
牙周科	胡文杰	徐 莉	赵亦兵	冯向辉	钟金晟
儿童口腔科	夏 斌	刘 鹤	秦 满	张 笋	朱俊霞
口腔黏膜科	闫志敏	华 红	刘宏伟		
口腔预防科	司 燕	郑树国	陈霄迟		
口腔颌面外科	彭 歆	王晓霞	王 洋	周治波	刘 宇
	翟新利				
口腔颌面影像科	李 刚	傅开元	赵燕平		
口腔修复科	刘云松	王新知	谭建国	潘韶霞	谢秋菲
口腔正畸科	谷 岩	李巍然	韩 冰		
口腔病理科	李铁军	罗海燕	陈 艳		

肿瘤学
编 审

肿瘤放射治疗	王维虎	高献书	陈亚林	王俊杰	肖绍文
肿瘤内科	沈 琳	张小田	赵 军	黄 镜（医科院）	
肿瘤外科	邢宝才	步召德	解云涛	何自静	孙 谊

前　言

　　专科医师规范化培训是毕业后医学教育的重要组成部分，是在住院医师规范化培训基础上，继续培养能够独立、规范地从事疾病专科诊疗工作临床医师的必经途径。开展专科医师培训、逐步建立专科医师培训和准入制度，是培养高层次医学专门人才、提高医疗服务质量的重要保障。2015 年底八部委联合颁布的《关于开展专科医师规范化培训制度试点的指导意见》中指出，当前住院医师规范化培训制度已在全国实施，抓紧构建与之紧密衔接的专科医师规范化培训制度，是深化医药卫生体制改革的重要举措，对于医教协同完善我国医师培养体系、整体提升临床医疗水平和质量、满足人民群众日益增长的医疗需求、打造健康中国具有重大意义。

　　为探索专科医师规范化培训模式，北京大学医学部在开展住院医师规范化培训 20 多年的基础上，从 2014 年初开始筹备专科医师规范化培训试点，先试先行，以"稳中求进、分步实施"为指导思想，以需求为导向，以胜任力为导向，建立了导师制，制定了与人事晋升和博士学位申请有序衔接的政策。2015 年率先在心血管内科等 11 个专科进行第一批试点；2016 年启动第二批妇产科等 20 个专科试点，2017 年开展第三批老年内科等 16 个专科试点，共计 47 个专科，基本涵盖了住院医师规范化培训第二阶段培训专业。

　　在试点方案设计中，我们遵循医学人才培养规律，尊重医院发展和学科建设需求，结合多年住院医师规范化培训第二阶段经验，做好与现行人事制度和研究生培养要求的衔接。具体做法是，将专科医师培训中期考核与住院医师规范化培训第二阶段考试暨主治医师资格考试相结合，中期考核合格即具备主治医师资格；将专科医师规范化培训结业考核合格作为晋升副主任医师的必备条件。改革临床医学博士专业学位培养模式，将其与专科医师规范化培训过程有机衔接，强化临床能力训练，自2017级开始正式实施，2019年起博士生将在就读期间参加专科医师培训中期考核；同时，专科医师可以通过同等学力在职申请学位方式获得博士学位，实现专科医师规范化培训与临床专业学位博士研究生培养双向衔接。

在培训方案制定过程中，我们组织各专科专家近200人，借鉴国内外成功经验，多次进行论证，广泛听取意见，充分了解培训医院需要，为建立符合国情、具有北医特色的专科医师规范化培训模式进行了有益尝试。经过5年的探索和实践，目前6家附属医院在培专科医师人数达到585人，2018年已完成第一批试点专科医师结业考核，专科医师规范化培训和考核体系基本建立。

此次我们将3批47个专科培训细则汇总出版，还包括了2017年第一批国家专科医师规范化培训试点的3个专科培训细则，以方便各医院专科医师、指导教师和培训管理人员使用，以及与兄弟院校进行交流和推广。

由于时间仓促，加之我们水平有限，难免有错误和不足之处，希望在使用过程中得到同道们的批评、指正。

编者

2018 年 11 月 18 日

目　录

专科医师规范化培训总则…………………………………………………………… **1**

内科总住院医师和心脏监护室轮转要求…………………………………………… **5**

心血管内科专科医师培训细则……………………………………………………… **7**

呼吸与危重症医学专科医师培训细则……………………………………………… **12**

消化内科专科医师培训细则………………………………………………………… **17**

肾脏内科专科医师培训细则………………………………………………………… **23**

血液内科专科医师培训细则………………………………………………………… **26**

内分泌专科医师培训细则…………………………………………………………… **31**

感染疾病专科医师培训细则………………………………………………………… **35**

风湿免疫专科医师培训细则………………………………………………………… **39**

老年内科专科医师培训细则………………………………………………………… **43**

普通外科专科医师培训细则………………………………………………………… **49**

骨科专科医师培训细则……………………………………………………………… **53**

泌尿外科专科医师培训细则………………………………………………………… **65**

胸外科专科医师培训细则…………………………………………………………… **69**

心血管外科专科医师培训细则……………………………………………………… **73**

神经外科专科医师培训细则………………………………………………………… **80**

整形与美容专科医师培训细则……………………………………………………… **83**

运动医学专科医师培训细则………………………………………………………… **92**

妇产科专科医师培训细则…………………………………………………………… **95**

　　第一节　妇产科强化培训细则………………………………………………… 95

　　第二节　妇产科亚专科培训细则 ……………………………………………… 100

儿科专科医师培训细则……………………………………………………………… **105**

　　第一节　儿科总住院医师和儿童重症监护室轮转要求 ……………………… 105

　　第二节　综合儿科专科医师培训细则 ………………………………………… 106

　　第三节　发育行为儿科专科医师培训细则 …………………………………… 108

　　第四节　新生儿专科医师培训细则 …………………………………………… 112

　　第五节　儿童呼吸专科医师培训细则 ………………………………………… 117

第六节　儿童神经专科医师培训细则 …………………………………… 120

第七节　儿童肾脏专科医师培训细则 …………………………………… 123

第八节　儿童消化专科医师培训细则 …………………………………… 127

第九节　儿童心血管专科医师培训细则 ………………………………… 132

第十节　儿童血液肿瘤专科医师培训细则 ……………………………… 137

第十一节　儿童重症医学专科医师培训细则 …………………………… 141

眼科专科医师培训细则 …………………………………………………… **145**

耳鼻咽喉科专科医师培训细则 …………………………………………… **152**

皮肤病与性病专科医师培训细则 ………………………………………… **161**

第一节　皮肤病与性病专科强化培训细则 ……………………………… 161

第二节　皮肤病理专科医师培训细则 …………………………………… 164

第三节　皮肤外科专科医师培训细则 …………………………………… 173

第四节　皮肤激光及美容治疗专科医师培训细则 ……………………… 176

第五节　免疫性及变态反应性皮肤病专科医师培训细则 ……………… 178

神经内科专科医师培训细则 ……………………………………………… **180**

第一节　神经内科综合专科医师培训细则 ……………………………… 180

第二节　神经内科脑血管病专科医师培训细则 ………………………… 183

第三节　神经肌肉病专科医师培训细则 ………………………………… 186

第四节　神经内科癫痫专科医师培训细则 ……………………………… 188

第五节　神经内科神经变性病专科医师培训细则 ……………………… 190

第六节　神经感染和免疫病专科医师培训细则 ………………………… 192

放射专科医师培训细则 …………………………………………………… **196**

超声医学专科医师培训细则 ……………………………………………… **202**

第一节　超声医学强化培训细则 ………………………………………… 202

第二节　综合超声专科医师培训细则 …………………………………… 206

第三节　妇产超声专科医师培训细则 …………………………………… 210

第四节　心脏超声专科医师培训细则 …………………………………… 213

核医学专科医师培训细则 ………………………………………………… **216**

介入专科医师培训细则 …………………………………………………… **220**

病理专科医师培训细则 …………………………………………………… **227**

康复医学专科医师培训细则 ……………………………………………… **235**

临床检验诊断学专科医师培训细则 ……………………………………… **243**

重症医学专科医师培训细则 ……………………………………………… **253**

麻醉科专科医师培训细则 ·· **262**

　　第一节　麻醉科强化培训细则 ······································· 262

　　第二节　心胸血管麻醉专科医师培训细则 ······················· 264

　　第三节　高级外科综合麻醉专科医师培训细则 ··················· 267

　　第四节　产科麻醉专科医师培训细则 ····························· 269

　　第五节　儿科麻醉专科医师培训细则 ····························· 271

精神科专科医师培训细则 ·· **275**

　　第一节　精神科强化培训细则 ······································· 275

　　第二节　普通精神科专科医师培训细则 ··························· 281

　　第三节　老年精神科专科医师培训细则 ··························· 283

　　第四节　儿童精神科专科医师培训细则 ··························· 286

　　第五节　成瘾精神科专科医师培训细则 ··························· 288

　　第六节　睡眠医学专科医师培训细则 ····························· 290

　　第七节　会诊 - 联络精神专科医师培训细则 ····················· 291

　　第八节　精神康复专科医师培训细则 ····························· 294

口腔综合专科医师培训细则 ·· **297**

牙体牙髓专科医师培训细则 ·· **301**

牙周专科医师培训细则 ·· **304**

儿童口腔专科医师培训细则 ·· **308**

口腔黏膜专科医师培训细则 ·· **311**

口腔预防专科医师培训细则 ·· **314**

口腔颌面外科专科医师培训细则 ·· **316**

口腔颌面影像专科医师培训细则 ·· **319**

口腔修复专科医师培训细则 ·· **322**

口腔正畸专科医师培训细则 ·· **324**

口腔病理专科医师培训细则 ·· **327**

肿瘤放射治疗专科医师培训细则 ·· **331**

肿瘤内科专科医师培训细则 ·· **340**

肿瘤外科专科医师培训细则 ·· **349**

附录一　心血管病学专科医师规范化培训内容与细则（试行） ··········· **361**

附录二　呼吸与危重症医学专科医师规范化培训内容与细则（试行） ····· **375**

附录三　神经外科专科医师规范化培训内容与细则（试行） ············· **382**

专科医师规范化培训总则

专科医师规范化培训是毕业后医学教育的重要组成部分，是在住院医师规范化培训基础上，继续培养能够独立、规范地从事疾病专科诊疗工作临床医师的必经途径。根据原国家卫生计生委等八部委《关于开展专科医师规范化培训制度试点的指导意见》精神，结合北京大学医学部二十多年来开展住院医师规范化培训的实践基础，积极探索建立专科医师规范化培训模式，特制定专科医师规范化培训总则，对专科医师规范化培训的共性提出要求。

各专科根据本专科特点分别制定培训细则。

一、培训目标

专科医师规范化培训的目标是培养具有良好职业素养、扎实的医学理论知识和临床技能，能独立规范地承担本专科常见多发疾病和部分疑难疾病诊疗工作的初年主治医师，能够参与多系统复杂疾病的诊疗工作并有独立见解，能指导下级医师。

（一）职业素养

热爱医学事业，遵守国家有关法律法规。具有良好的医德医风，弘扬人道主义的职业精神，恪守为人民健康服务的宗旨和救死扶伤的社会责任，坚持以患者为中心的服务理念，遵守医学伦理道德，尊重患者的隐私和自主权，尊重生命，平等仁爱，患者至上，真诚守信，精进审慎，廉洁公正。

（二）专业能力

在提高综合诊疗水平的基础上，熟练掌握本专科及相关专科的临床医学基础理论、基本知识和基本技能；掌握本专科最新的理论进展，了解本专科及相关学科最新诊疗手段的应用；具备疾病预防观念和整体临床思维、解决临床实践问题以及自主学习和提高的能力；能够运用循证医学的基本方法，做出尽可能符合患者最大利益的诊疗决策。

（三）人际沟通与团队合作能力

具备良好的人际沟通能力和团队合作精神，能够运用语言和非语言方式与患者、家属、同行和公众等进行有效的信息交流，善于协调和利用卫生系统资源，提供合理的健康指导和医疗保健服务。

（四）教学与科研

能够承担见习医师、实习医师和住院医师的临床带教工作，具备临床病例分析总结和临床研究能力，具备论文撰写能力，能够熟练查阅本专业外文文献资料。

（五）基于临床实践的学习和提高

具备探讨和评价患者诊断、治疗和预后的能力，能够科学评价、学习和运用基于循证医学的证据，在不断自我评价和终身学习中提高临床能力和医疗服务水平。

二、培训对象

2015 年及以后完成住院医师规范化培训，在北京大学各附属医院已开展专科医师规范化培训的专科从事医疗工作的住院医师，均需参加专科医师规范化培训。教学医院自愿参加。

三、培训内容

专科医师规范化培训以培养岗位胜任力为核心，依据各专科培训细则实施培训。培训内容包括医德医风、政策法规、临床实践技能、专业理论知识、人际沟通交流等，重点在于加强临床知识的运用，提高规范的临床诊疗能力，兼顾临床教学和科研能力。

（一）临床实践能力

在临床实践中，通过管理患者、参加手术、进行临床操作以及会诊、查房、病例讨论等形式，进一步学习本专科和相关专科的常见病、多发病和疑难病的病因、发病机制、临床表现、诊断与鉴别诊断、处理方法和临床路径，危重病症的识别与紧急处理技能，基本药物和常用药物的合理使用，着重培养独立进行符合循证医学的规范诊疗的能力，达到各专科培训细则的要求。

（二）专业理论

专业理论学习应以临床实际需求为导向，自主学习本专科及相关专科的基础理论、基本知识和最新进展，并能够正确评价，达到各专科培训细则的要求；还包括医德医风、相关卫生法律法规、规章制度和标准、重点和区域性传染病防治、突发公共卫生事件的应急处理等知识的更新。

（三）专业外语

通过自学、阅读各专科指定的外文专著和有关文献、专业杂志等形式，提高专业外语水平，达到听说读写较为熟练，具备独立撰写外文病例报告的能力，能与国外同行沟通交流。

（四）教学和科研

完成各专科培训细则要求的教学和科研培训内容，结合临床实践开展临床科研，撰写并以第一作者身份在核心期刊发表论文或文献综述一篇及以上。

四、培训时间和方式

（一）培训时间

培训时间按照各专科培训细则执行，一般为2年或3年。

已经具有临床专业博士学历的培训对象，或由于工作调动等原因插入培训或转换培训专科时，应结合其临床经历和实践能力，按照"填平补齐、查漏补缺"原则确定培训时间和内容。

在规定时间内未按照要求完成培训任务或考核不合格者，培训时间顺延。顺延时间最长为3年。

（二）培训方式

培训对象在认定的专科医师培训基地完成培训任务，实行导师制。

临床实践能力主要采取在本专科和相关科室进行轮转的方式进行培训，专业理论、专业外语以有计划的自学为主，也可以采用病例讨论、集中面授、远程教学等方式进行。

五、考核

（一）考核类型和内容

1．过程考核：培训对象应按要求填报培训完成情况，作为过程考核的重要依据。完成每个轮转科室或专业培训后，应由该科室或专业负责组织出科考核，评价并记录该医师的培训情况，对于轮转时间较长的科室或专业可以增加考核和评价次数。

2．中期考核：培训时间为3年的专科可以在第二年结束时组织中期考核，主要考查二级学科的知识、技能和临床综合能力，考试科目包括专业理论、专业英语、临床技能和临床思维，四项均及格者为合格，不保留单项成绩。

培训对象参加中期考核时必须完成各专科培训细则规定的前两年培训内容和要求。没有明确规定前两年培训内容和要求时，必须完成总住院医师培训。

3．结业考核：各专科应在培训结束时按照结业考核方案组织结业考核，重点考查本专科知识、技能和进展，以及解决临床疑难、危重症的能力。未设中期考核时，考试科目必须包括专业理论、专业英语、临床技能和临床思维四项，兼顾二级学科内容和临床综合能力。

完成各专科培训细则内容和要求的专科医师可以参加结业考核，设有中期考核的专科还必须要求中期考核合格。

4．培训期间休假：除法定节假日、公休日外，培训期间各类休假每年不得超过15天。年休假超过15天时，需顺延培训时间，并延期参加中期考核或结业考核。

（二）考核组织形式和结果审定

1．过程考核由培训科室或专业负责组织实施，结果由各医院专科医师培训委员会审定。

2．中期考核和结业考核由医学部各专科医师培训委员会组织实施，结果由医学部毕业后医学教育工作委员会审定。结业考核合格者颁发专科医师培训合格证书。

3．中期考核和培训时间为两年的专科结业考核同时也是主治医师资格考试，参加考试前要发表符合主治医师晋升要求的文章。医学部毕业后医学教育工作委员会在审定中期考核或结业考核合格资格的同时，审定主治医师资格，由二级单位根据岗位和工作需要聘任。

内科总住院医师和心脏监护室轮转要求

内科学是一门涉及面广、整体性强的临床医学，它与临床各科关系密切，是临床各科的基础。为强化内科系统各专科医师的综合治疗理念，加强急危重症的诊疗能力，具备更全面、深入的大内科基础知识和临床实践能力，住院医师在完成内科住院医师规范化培训后，还需要加强内科急症和危重症抢救治疗等方面的培训，完成内科总住院医师培训，才能进入内科系统各专科培训。因此内科系统各专科培训细则规定了统一的大内科轮转时间和要求，即必须担任内科总住院医师 10 个月，完成急诊 4 个月、心脏监护室 2 个月、呼吸监护室 2 个月培训。

一、内科总住院医师的主要职责

1. 配合病房主治医师和护士长，根据各医院具体情况和要求参与医疗行政管理工作；主治医师不在时能够代理主治医师工作。工作重点是协助主治医师处理好新入院患者及危重患者的医疗工作。

2. 指导和检查住院医师的临床工作，包括住院医师接收处理新入院患者、巡视病房、对上级医师指示的执行情况、病历质量、值班、完成检查治疗操作等。

3. 掌握病房危重患者病情，能够组织和参加疑难、危重患者的会诊、抢救及治疗；参加二线值班，在三线医师指导下认真处理当班患者出现的新情况和新入院患者的诊治。

4. 担任科间会诊工作，认真填写会诊记录，并追踪被会诊患者的诊治效果。如有不能解决的问题，及时请求相关专业的上级医师协助。

5. 协助主治医师管理实习医师和进修医师，在主治医师的指导下承担部分对住院医师及实习医师的小讲课。

二、内科各专业专科医师培训期间心脏监护室轮转要求

1. 管理患者要求

病种	数量	病种	数量
急性 ST 段抬高心肌梗死	2	非 ST 段抬高急性冠状动脉综合征	2
心力衰竭	2	高血压	2
心律失常	2	其他心血管急症	有

注：其他心血管急症包括主动脉夹层、心脏压塞、心源性猝死、心源性休克
　　轮转期间未管理过要求的病种时，应有病例讨论、团队式教学等形式弥补。

2．临床技能要求

（1）掌握心血管系统体格检查。

（2）掌握 18 导联心电图的描记方法、并做出诊断。

（3）熟练掌握心肺复苏方法。

（4）掌握心包穿刺引流的适应证、术前准备、术后观察内容，了解操作方法。

（5）掌握主动脉内球囊反搏、漂浮导管、临时起搏的适应证、术前准备、术后观察内容，了解操作方法。

（6）掌握急诊经皮冠状动脉介入治疗的适应证、术前准备、术后观察内容。

（7）基本掌握急性 ST 段抬高性心肌梗死急诊再灌注治疗、非 ST 段抬高性急性冠状动脉综合征危险分层、出血风险评估的方法。

心血管内科专科医师培训细则

心血管内科是一门重要的临床三级学科，以各种心脏和血管疾病的内科诊疗及其相关研究为主要工作内容。心血管疾病已成为危害我国人民健康的主要原因之一。心血管病学的发展对心血管内科医师提出了更高的要求。为系统、规范地开展心血管内科专科医师培训工作，特制定本细则。

心血管内科专科医师培训阶段为期3年。受训医师必须完成内科住院医师规范化培训之后方可接受本阶段培训。

一、培训目标

通过全面、系统、严格的临床培养，使受培训医师系统掌握心血管内科相关的专业理论、专业知识和基本专科技能，了解国内外进展，能独立从事心血管内科常见病、多发病的临床诊疗工作，掌握心血管内科危急重症的抢救治疗技术，具有一定的临床科研和教学能力，达到心血管内科初年主治医师水平。

二、轮转科室和时间安排

轮转科室或专业	轮转时间（月）	备注
内科总住院医师	10	
急诊	4	
呼吸或综合监护室	2	
心脏监护室	4	
心内科病房	4	
心电学及相关检查	2	常规心电图、动态心电图、动态血压、心电图负荷试验等
心血管影像	2	胸部X线片、心血管造影、肺动脉CT造影、心血管MRI、心血管核素等
超声心动图	3	要求培训后能独立操作经胸超声心动图检查
心血管有创操作	4	包括动脉/深静脉穿刺、主动脉内球囊反搏、漂浮导管、临时起搏、心血管介入基础
门诊/会诊/机动	1	包括外科术前心血管风险评估、妊娠合并心血管病处理等
合计	36	

三、培训内容与要求

（一）患者管理的病种及数量要求

疾病名称	例数（≥）
心绞痛	10
急性心肌梗死	5
非 ST 段抬高急性冠状动脉综合征	5
高血压	10
心力衰竭	5
脂代谢紊乱	10
各种类型心律失常	10
各种心瓣膜疾病	2
各种类型心肌病／心肌炎	有
肺高血压	有
心包疾病	有
外周血管疾病	有

（二）专业理论和知识要求

1．专业基础理论

（1）心血管系统应用解剖：熟悉心脏及大血管结构，包括：心瓣膜结构、冠状动脉分布、房／室间隔、心室肌、主动脉及其主要分支。

（2）心血管系统应用生理：掌握心动周期及心脏细胞电生理、心排血量及血压调节、心肌代谢。

（3）常见心血管病的病理生理：掌握心力衰竭、休克、各种类型瓣膜病变的血流动力学变化。

（4）常见心血管病的病理：了解心肌梗死、高血压心脏损害、心肌病、心肌炎、瓣膜病、主动脉夹层的病理改变。

（5）心血管临床药理：掌握血管活性药、降压药、抗心律失常药、强心药、利尿药、抗血小板药、抗凝药、溶栓药、他汀类药物。

（6）了解心血管流行病学基础、循证医学基础、心血管病预防及康复基础、医学伦理学基础、心理学基础、相关管理法规。

2．掌握心血管系统常见病、多发病的病因、发病机制、临床表现、诊断及鉴别诊断、并发症、治疗、预后、预防与康复及相关进展

（1）原发性高血压。

（2）冠状动脉性心脏病。

（3）心力衰竭。

（4）心律失常。

（5）猝死与晕厥。

（6）心脏瓣膜病：风湿性、钙化性、先天性。

（7）感染性心内膜炎。

（8）心肌炎。

（9）原发性心肌病：扩张型、肥厚型。

（10）继发性心肌病：心肌淀粉样变性、酒精性心肌病、围产期心肌病。

（11）心包疾病：纤维蛋白性、渗出性、缩窄性心包炎，急性心脏压塞。

（12）外周血管疾病：主动脉夹层、多发性大动脉炎、周围动脉粥样硬化。

（13）脂代谢紊乱。

（14）肺高血压。

（15）深静脉血栓形成及肺栓塞。

（16）成人先天性心脏病：房间隔缺损、室间隔缺损、动脉导管未闭、法洛四联症。

（三）技能操作和辅助检查要求

1．临床基本技能

技能操作名称	要求
心血管系统体格检查	熟练掌握
心肺复苏	熟练掌握
心脏电复律及除颤	熟练掌握
心包穿刺	见习，模拟操作
有创动脉压力监测	见习，熟悉操作流程，辅助实际操作
深静脉置管	见习，熟悉操作流程，辅助实际操作
临时起搏	见习，熟悉操作流程，辅助实际操作
主动脉内球囊反搏	见习，熟悉操作流程，辅助实际操作
床旁血流动力学监测	见习，熟悉操作流程，辅助实际操作
非心脏手术的心血管风险评估	了解
心血管患者的妊娠风险评估	了解

2．心内科常用辅助检查的操作方法、结果判读、临床意义

辅助检查名称	要求
心电图	熟练掌握
动态心电图	掌握
动态血压	掌握
运动负荷心电图	掌握
经胸超声心动图	掌握
脉搏波及踝臂指数	了解
倾斜试验	了解

3．掌握以下辅助检查的适应证、禁忌证、结果判读、临床意义、有创检查的术前准备和术后处理

（1）胸部 X 线片。

（2）心血管核素检查（动静态心肌显像、平面心肌显像、心血池、存活心肌评估）。

（3）心血管 CT（冠状动脉 CTA、CTPA、大血管 CTA）。

（4）心血管磁共振检查。

（5）外周动、静脉超声。

（6）左、右心导管检查。

（7）左、右心室造影。

（8）冠状动脉造影。

（9）主动脉、肾动脉造影。

（10）肺动脉造影。

（11）心脏电生理检查。

4．掌握以下治疗技术的适应证、禁忌证、并发症、临床应用原则、术前准备、术后处理及出院后随访主要内容

（1）冠状动脉介入治疗。

（2）心脏永久起博器植入。

（3）心律失常的射频消融治疗。

（4）植入式心律转复除颤器与心脏再同步治疗。

（5）结构性心脏病的介入治疗。

（6）肾动脉狭窄介入治疗。

（四）科研教学

1．培训期间应结合临床实践开展临床科研，撰写并以第一作者身份在核心期刊发表论文或文献综述一篇及以上。

2．协助主治医师指导低年资住院医师工作，指导实习医师工作，参与疑难病例讨

论、死亡病例讨论、医疗事故/纠纷病例讨论、团队式教学等医疗、教学活动的组织及病历资料准备。

四、参考书目与扩展阅读

1．Bonow RO，Mann DL，Zipes DP and Libby P. Braunwald's Heart Disease：A textbook of cardiovascular medicine. 9th ed. Philadelphia：Elsevier Saunders，2012.

2．Fuster V，Walsh RA and Harrington RA. Hurst's the Heart. 13th ed. New York：McGraw Hill Companies, 2011.

3．美国、欧洲和中国心血管系统各种疾病诊治指南和专家共识．

呼吸与危重症医学专科医师培训细则

呼吸病学集中于累及肺部和相关器官及系统疾病的病因、诊断、预防和治疗。危重症医学主要关注危重症的诊断、临床管理和预防并发症等方面，注重患者的生命支持和脏器功能的维护。呼吸与危重症专科医师培训是以呼吸病学和呼吸/内科危重症为主的专科医师培训阶段，采用呼吸病学和呼吸及相关危重症医学的捆绑式培养模式，以满足对呼吸与危重症医学发展的需要，并逐步和国际接轨。

呼吸与危重症医学专科医师培训阶段为期3年。受训医师必须完成内科住院医师规范化培训之后方可接受本阶段培训。

一、培训目标

通过全面、系统、规范的临床培训，使受培训医师掌握呼吸病学和危重症医学相关专业的基础理论、专科知识和基本专科技能，了解国内外进展，能够在上级医师指导和监督下，以高效负责的技术、知识和态度对患者实施精湛的医疗行为，达到呼吸与危重症医学专科初年主治医师水平。

二、轮转科室和时间安排

轮转科室或专业	轮转时间（月）	备注
内科总住院医师	10	
急诊	4	
呼吸监护室	4	负责会诊、病房协调、学术活动组织、查房准备、危重患者处置，每周1～2个半天去门诊
心脏监护室	2	
外科监护室	3	掌握围术期患者的气道管理
呼吸专科病房*	4	负责会诊、病房协调、学术活动组织、查房准备、危重患者处置，每周1～2个半天去门诊
肺功能＋气管镜	3	掌握肺功能检查基本要领，常见肺功能结果的解读，掌握支气管镜操作技术
睡眠呼吸监测	1	了解睡眠呼吸障碍的诊断治疗，了解多导睡眠监测技术的基本要点
麻醉科	2	掌握气管插管、动脉穿刺、深静脉穿刺技术

续表

轮转科室或专业	轮转时间（月）	备注
胸外病房	1	了解经支气管淋巴结活检，掌握胸腔置管
科研	2	完成 1 次读书报告和 1 篇综述
合计	36	

＊呼吸与危重症专科总住院医师（24 小时工作制），深入掌握呼吸系统疾病，工作内容涵盖呼吸病房和门诊工作。

三、培训内容与要求

（一）患者管理
学员必须在门诊和病房具备预防、诊断、评价和处理以下疾病的能力。

1．门诊
（1）支气管哮喘和慢性阻塞性肺疾病的治疗。
（2）慢性咳嗽的鉴别诊断。
（3）上、下呼吸道感染的规范治疗。
（4）肺部肿瘤和间质性肺病的初步鉴别诊断。
（5）呼吸系统慢性疾病门诊随访及管理。

2．普通病房
（1）弥漫性间质性肺疾病。
（2）胸膜和纵隔疾病。
（3）阻塞性肺疾病，包括慢性阻塞性肺疾病、哮喘、支气管炎、肺气肿和支气管扩张。
（4）肺栓塞和肺栓塞性疾病。
（5）肺部感染，包括结核、真菌和免疫低下宿主感染（如 HIV 相关感染）。
（6）肺恶性肿瘤（原发性和转移性）。
（7）系统性疾病的肺部表现，包括风湿免疫病和其他部位疾患导致肺损伤。
（8）肺血管疾病，包括原发和继发性肺动脉高压、血管炎和肺出血综合征。
（9）职业性、放射性和环境所致肺病。
（10）临终关怀和姑息治疗。

3．监护病房
（1）急性肺损伤。
（2）急性代谢紊乱，包括药物过量和中毒反应。
（3）重症监护室中的全身过敏反应和急性过敏反应。
（4）重症监护室中的心血管疾病。
（5）循环衰竭。
（6）高血压危象。
（7）医源性呼吸道疾病，包括药物导致的疾病。
（8）重症监护室中的免疫抑制状态。

（9）危重症患者的代谢、营养和内分泌问题，以及危重症相关的出凝血功能障碍。

（10）多脏器或多系统功能衰竭。

（11）围术期危重症患者血流动力学和通气支持。

（12）危重症患者及其家人的心理和情绪管理。

（13）吸入性肺损伤和外伤。

（14）系统性疾病的肺部表现，包括风湿免疫病和其他部位疾患导致肺损伤。

（15）肺血管疾病，包括原发和继发性肺动脉高压、血管炎和肺出血综合征。

（16）重症监护室的肾病，包括电解质和酸 - 碱平衡紊乱及急性肾衰竭。

（17）严重器官功能衰竭导致的危重症，包括胃肠道、神经、内分泌、血液、肌肉骨骼、免疫系统紊乱，以及感染和恶性肿瘤。

（18）休克。

（19）重症监护室中麻醉药、镇静剂和止痛药的使用。

（20）产科危重症患者。

（21）呼吸衰竭，包括急性呼吸窘迫综合征、阻塞性肺疾病的急性和慢性呼吸衰竭，及神经肌肉疾病导致的呼吸动力异常。

（22）识别和预防危重症处理时的医源性和医院获得性事件。

（23）脓毒症。

4．其他功能单元

睡眠呼吸紊乱。

（二）专业理论和知识要求

1．学员必须具备完备的和逐渐丰富的生物医学、临床医学、流行病学和社会行为科学知识，以及上述知识在患者照顾中的应用。学员必须具备以下知识：

（1）呼吸系统疾病影像学特点。

（2）肺部特殊感染的诊治进展。

（3）气流阻塞性疾病的诊治进展。

（4）肺栓塞和肺血管疾病的诊治进展。

（5）肺癌及其他肺部肿瘤的诊治进展。

（6）肺间质疾病及全身疾病的肺部表现。

（7）常见呼吸系统疾病药物的应用。

（8）呼吸生理和血气分析。

（9）常见呼吸系统疾病的肺功能特点。

（10）机械通气技术和呼吸危重症患者的生理监测。

（11）睡眠呼吸障碍的诊治和无创通气应用。

（12）呼吸系统疾病介入治疗技术的应用及进展。

2．相关学科、操作技术选修内容及小组讨论内容：

（1）经皮气管造瘘术的适应证、禁忌证和并发症。

（2）体外膜肺氧合技术在呼吸危重症中的应用。

（3）肺移植的适应证、并发生和预后。

（4）心包穿刺技术的要点。

（5）肾脏替代治疗的适应证。

（6）全球哮喘处理和预防指南及近年更新（小组讨论）。

（7）慢性阻塞性肺疾病全球指南及近年更新（小组讨论）。

（8）肺部真菌感染诊治指南（小组讨论）。

（9）危重症患者及其家属的心理和情绪影响（小组讨论和案例分析）。

（10）终末期患者的姑息治疗（小组讨论和案例分析）。

（11）危重症中的伦理、经济和法律问题（小组讨论和案例分析）。

（三）技能操作和辅助检查要求

技能操作名称	例数（≥）	要求
穿刺术（推荐超声引导下进行）	10	
腰椎穿刺	10	
胸腔穿刺术（推荐超声定位）	10	
胸腔置管		
粗管引流	10	
细管引流	10	
恶性胸腔积液的胸腔置管引流	10	
超声技术应用于胸腔穿刺、血管内或腔内置管	10	
气道管理、气管插管	10	
支气管镜操作	50	
动脉导管	10	
中心静脉导管（推荐超声引导下）		
颈内静脉	10	
锁骨下静脉	5	
股静脉	5	
肺功能测试，包括：肺活量测定、流量容积测定、肺容量、弥散功能、血气分析、运动试验，气道激发试验的解读	100	
储氧面罩和持续正压通气面罩供氧、湿化器、雾化器以及肺功能仪的使用		掌握
使用床旁血流动力学监测系统		掌握
急诊心脏电复律		掌握
营养支持		掌握
患者床旁监护设备数据以及痰、支气管肺分泌物、胸腔积液实验室检查结果解读		掌握

续表

技能操作名称	例数（≥）	要求
肺动脉导管及结果判读	10	选修
超声引导下支气管内细针抽吸活检	25	选修
经皮气管切开术	10	选修
危重症床旁超声，如休克的评估		选修
多导睡眠监测判读	25	选修

（四）科研教学

1．培训期间应结合临床实践开展临床科研，撰写并以第一作者身份在核心期刊发表论文或文献综述一篇及以上。

2．协助主治医师指导低年资住院医师工作，指导实习医师工作，参与疑难病例讨论、死亡病例讨论、医疗事故／纠纷病例讨论、团队式教学等医疗、教学活动的组织及病历资料准备。

四、参考书目与扩展阅读

1．John B．West．Respiratory Physiology：The Essentials. 9th ed．Amsterdam：Lippincott，2011．

2．Alfred P．Fishman，Jack A．Elias，Jay A．Fishman．Fishman's Pulmonary Diseases and Disorders．4th ed．New York：Mcgraw-Hill，2008．

3．http://www.goldcopd.org/

4．http://www.ginasthma.org/

消化内科专科医师培训细则

消化内科是研究食管、胃、小肠、大肠、肝、胆及胰腺等疾病为主要内容的临床三级学科。消化内科疾病种类繁多，医学知识面广，操作复杂而精细。

消化内科专科医师培训阶段为期3年。受训医师必须完成内科住院医师规范化培训之后方可接受本阶段培训。

一、培训目标

通过全面、系统、严格的临床培训，使受训医师具备良好的人文综合素质和医德医风、端正的工作态度，良好的沟通能力；能够系统掌握消化系统疾病相关的专业理论、专业知识和专业技能，了解国内外新进展；具有一定的临床经验和较系统的临床思维能力，初步达到独立诊治消化系统常见疾病的能力，并知晓诊治消化系统疑难疾病的方法，为其他科室提供专业咨询。具有一定的临床科研和教学能力，达到消化内科初年主治医师水平。

二、轮转科室和时间安排

轮转科室或专业	轮转时间（月）	备注
内科总住院医师	10	
急诊	4	
呼吸监护室	2	
心脏监护室	2	
消化病房	4	管病床或主治医师助理
消化科总住院医师	4	
消化科门诊	2	
消化内镜*	5	
消化影像	1	
病理、动力、实验室	2	
合计	36	

* 第1个月：熟悉消化内镜构造、工作原理和消毒保养流程。
第2个月：跟随上级医师学习观察消化道病变，报告规范。
第3个月：模拟内镜学习。
第4～5个月：跟随上级医师学习内镜操作，了解内镜治疗，学习结束时在上级医师指导下独立完成10～15例胃镜检查。

三、培训内容与要求

（一）患者管理的病种及例数要求

疾病名称	例数（≥）
胃食管反流病	5
慢性胃炎	4
消化性溃疡	4
炎症性肠病	3
功能性胃肠病	4
黄疸	2
腹水	3
慢性肝病	2
肝炎后肝硬化	5
肝性脑病	2
急性胰腺炎	3
慢性胰腺炎	3
急性胆道感染	2
上消化道出血	10
食管癌	2
胃癌	2
结肠癌	2
肝胆胰肿瘤	2

熟练掌握消化系统症状的诊断和鉴别诊断，了解 IgG4 相关疾病。
（注：包括门诊病例数）

（二）专业理论和知识要求

1．酸及幽门螺杆菌（H.pylori）相关性疾病

掌握：食管、胃、十二指肠的解剖学、生理学和病理生理学知识；血清胃蛋白酶原检测、血清胃泌素检测的临床意义及适应证。酸和（或）幽门螺杆菌（H.pylori）相关疾病的自然病史、流行病学、并发症和癌前变化；H.pylori 感染和非甾体抗炎药（NSAIDs）的致病作用；H.pylori 感染的诊断方法、根除适应证和根除方案；酸和（或）H.pylori 相关疾病治疗的药理学、药物不良反应及适应证、内镜和（或）手术治疗，包括指征、成本 - 效益比、近期和远期并发症及不良反应。

2．胃肠动力和功能性疾病

掌握：胃肠功能性疾病的定义、流行病学、诊断标准、治疗原则；胃肠功能性疾病与器质性疾病的鉴别诊断；胃肠功能性疾病与胃肠动力性疾病的不同；胃肠运动和感觉

功能异常在胃肠功能性疾病发病中的作用；胃肠运动和感觉调节剂在胃肠功能性疾病治疗中的作用；正常消化运动生理及其在食物消化吸收中的作用；心理社会因素对胃肠功能性疾病患者症状和行为的影响。

了解：胃肠运动和感觉功能异常在其他疾病中的作用。

3．胃肠炎症和感染性疾病

（1）非 HIV 携带者胃肠道感染

掌握：常见的胃肠道感染性疾病的发病、诊断与治疗。食管感染性疾病主要包括真菌、病毒、细菌性食管炎。胃部感染性病主要包括幽门螺杆菌感染及其他细菌感染。肠道感染主要包括：病毒、细菌（结核、细菌性痢疾、伪膜性肠炎及其他细菌）、Whipple病感染、寄生虫感染等相关性疾病。对抗生素的选择及应用、抗生素预防治疗的指征及在内镜检查过程中如何防止感染等。病原体的毒力、疾病的流行病学及临床表现；黏膜炎症的发生机制；黏膜防御系统（黏膜免疫系统及防御功能）；肠道正常菌群的组成及功能，肠道菌群失调；腹泻的病理生理学。

熟悉或了解：粪便检查（包括白细胞及寄生虫检查）；粪便、肠液及活检标本的培养；内镜下黏膜活检；粪便、肠液的病原体抗原检测（酶联免疫、荧光抗体），粪便毒素检测。

（2）HIV 相关的胃肠道疾病

掌握：AIDS 常见病原感染及临床表现（病毒、细菌、真菌及原虫）。AIDS 在消化系统各部位的表现，AIDS 相关的恶性肿瘤（如 Kaposi 肉瘤），肝炎病毒与 HIV 病毒的交互作用，机会性感染与肿瘤发生的关系。

4．炎症性肠病

掌握：炎症性肠病的流行病学、临床表现和肠外表现、诊断和鉴别诊断、治疗、并发症和预后；溃疡性结肠炎与克罗恩病的异同；综合治疗药物的剂量、应用时机、药物副作用、耐药及抵抗的表现等。炎症性肠的手术适应证及术后治疗。肠内营养相关知识。

5．胃肠恶性肿瘤

掌握：各部位肿瘤发生的主要原因；应用临床基因学知识进行肿瘤诊断及鉴别诊断；应用肿瘤生长原理，选择胃肠道肿瘤的治疗方法；通过随访和追踪，判断胃肠道肿瘤的预后及治疗效果。

6．憩室疾病

掌握：憩室病因、流行病学、病理生理学、诊断和鉴别诊断；并发症的临床表现及处理。

7．肝病

掌握：慢性病毒性肝炎的诊断；规范抗病毒、免疫调节治疗。常见非病毒性肝病的诊断与治疗；急性肝衰竭及相关并发症的治疗原则；肝硬化并发症的诊断治疗。肝癌的病因、临床表现及规范化诊治。

熟悉或了解：了解肝的基础生物学和病理学；肝功能试验的原理和合理应用；肝炎病毒学和免疫学检查原理和应用；肝影像学检查（超声、CT、MRI 等）的价值；门脉高压症的发生机制及鉴别诊断；肝功能异常、黄疸、肝占位的鉴别诊断；系统疾病的肝病学问题；围术期的肝病学问题；肝移植的适应证及移植前后的内科学问题；慢性肝病的营养支持；人工肝支持的原理和应用。

8．胆道系统和胰腺疾病

掌握：胆道系统的解剖、胆道系统疾病的临床表现；胆道系统疾病诊断方法的选择、胆道系统疾病治疗原则及外科手术的指征；胆总管结石、急性胆管炎的内科治疗；急性胰腺炎严重程度评价、监测及内科治疗、多器官功能不全的诊断与治疗；慢性胰腺炎的诊断标准及治疗、胰腺外分泌功能测定方法和临床价值。

熟悉或了解：胆汁分泌的生理学、胆汁淤积的病理生理学、胆囊的功能和调节机制、结石形成的病理生理机制；胆道动力和 Oddi 括约肌功能的调节；胆管的先天性异常；胆系手术及肝移植术后的并发症；胆道的恶性与良性狭窄的诊断和内科治疗；胰腺内、外分泌的生理学；急性胰腺炎、慢性胰腺炎、胰腺癌的流行病学、病理生理；胰腺癌的诊断与治疗；胰腺分裂症。

9．消化内镜

掌握：消化系统解剖；内镜设备的使用、清洗消毒和维护常识；消化内镜检查及治疗的适应证、禁忌证；正确评估消化内镜的检查结果；内镜检查及治疗的围术期处理、并发症诊断和治疗。

初步掌握胃镜检查技术。

10．营养

熟悉：正常以及消化系统病变时营养需要的变化、吞咽、消化、吸收和代谢的基本原则、对疾病和损伤的代谢反应；评价营养状态，包括特殊的营养缺乏和过剩，蛋白质能量营养不良和肥胖；饥饿的代谢反应和营养不良的病理生理作用；应激状态下的营养需求；营养支持的指征、方式；营养治疗，包括饮食调整、肠内营养和胃肠外营养；肥胖的病理生理学和临床治疗。

11．消化系统病理学

了解：正常消化系统的组织学表现；判断活检标本是否足够，内镜下黏膜切除术、内镜下黏膜剥离术、手术切除的大体标本能够判断方向，以便于病理评价；识别胃肠和肝疾患的病理变化包括炎症、非典型增生、肿瘤以及疾病病理学的动态演变；常见消化系统疾病的病理表现及临床意义（具体参考前面列举的病种）；脱落细胞学检查和针吸细胞学检查的价值和局限性；新型诊断技术的机制及应用，例如流式细胞检测、免疫组化等。

12．胃肠影像学

熟悉：腹部 B 超检查的适应证和禁忌证，对疾病的诊断价值、常见消化系统疾病的表现和结果判读；腹部 X 线平片检查、钡剂消化道造影、CT、MRI、胃肠血管介入技术、闪烁成像技术的适应证和禁忌证、对疾病诊断价值、常见消化系统疾病的表现和结果判读。

13．腹部外科

了解：腹部外科的操作程序；消化系统疾病的手术适应证和禁忌证；术后常见并发症及其处理。

14．老年健康相关的消化系统问题

了解：一般的老龄问题（包括老龄的病理生理机制、老龄的人口统计学和流行病学、常见老年疾病对消化系统的影响、老龄的社会和伦理问题）、老年消化病学（包括老龄对胃肠功能的影响、药物代谢的变化、药物的胃肠作用、老龄的营养作用、老年人常见的胃肠病变、门诊和住院患者的治疗策略）。

15．妇女健康相关的消化系统问题

了解：消化系统疾病和妇女健康（妇女健康和疾病的表现、月经周期和闭经对健康和患病妇女消化功能的影响、性别对于药物动力学的影响）、孕期消化系统疾病的诊断治疗。

（三）技能操作和辅助检查要求

1．临床技能操作

技能操作名称	例数（≥）	要求
腹腔穿刺术	2	独立完成
胃管、空肠营养管、小肠减压管置入术	5	独立完成
三腔两囊管压迫术	2	独立完成
24 小时食管 pH 监测	3	独立完成
Hp 快速尿素酶检查	10	独立完成
胃镜检查	10	独立完成
粪 Hp 抗原检测		见习和了解
肝穿刺活检		见习和了解
结肠镜检查		见习和了解
内镜下逆行胰胆管造影术及相关治疗		见习和了解
内镜下止血治疗		见习和了解
经皮内镜下胃造瘘术		见习和了解
食管扩张术		见习和了解
内镜下息肉切除术		见习和了解
内镜下超声检查术		见习和了解
超声引导下穿刺引流术		见习和了解
经皮经肝穿刺胆管造影／引流术		见习和了解
肝动脉导管化疗		见习和了解
腹腔镜检查术		见习和了解
胃肠动力检测		见习和了解

2．消化内科常用辅助检查的操作方法、结果判读、临床意义

辅助检查名称	要求
消化系统相关化验结果解读	掌握
内镜检查和治疗结果解读	掌握
影像学检查结果解读（腹部 X 线平片、消化道造影、B 超、CT/MRI、血管造影等）	掌握
食管 pH 检测和消化道动力检查结果解读	掌握
病理学检查结果解读	掌握

（四）科研教学

1. 掌握消化系统生理学、细胞生物学和分子生物学的原则、基本的实验室技术；能确立研究课题、给出科研技术路线、统计方法，合理地利用实验动物、细胞生物学和分子生物学的技术；掌握科研文献阅读分析方法，并应用到自己的临床科研中；熟悉临床流行病学、药物临床试验质量管理规范的研究方法；结合临床实践开展临床科研，撰写并以第一作者身份在核心期刊发表论文或文献综述一篇及以上。

2. 协助主治医师指导低年资住院医师工作，指导实习医师工作，参与疑难病例讨论、死亡病例讨论、医疗事故 / 纠纷病例讨论、团队式教学等医疗、教学活动的组织及病历资料准备。

四、参考书目与扩展阅读

1. Feldman M，Scharschmidt BF，Sleisenger MH. Sleisenger-Foroltran's Gastrointestinal and Liver Disease．6th ed．Singapore：Harcourt，1998．

2. 期刊：中华内科杂志；中华消化杂志；中华消化内镜杂志；中华肝脏病学杂志；胃肠病学；Gastroenterology；Gut；Endoscopy；Am J Gastroenterol；Gastrointestinal Endoscopy；J dig dis。

肾脏内科专科医师培训细则

肾脏内科是一个主要从事各种原发性、继发性肾小球和肾间质小管性疾病，以及各种原因导致的急、慢性肾衰竭诊断、治疗和预防的三级临床学科。肾脏内科专业性强，并与众多的临床学科、基础医学研究联系紧密。

肾脏内科专科医师培训阶段为期 3 年。受训医师必须完成内科住院医师规范化培训之后方可接受本阶段培训。

一、培训目标

通过全面、系统、严格的培训，使受培训医师具有良好的医德医风，系统掌握肾脏内科的基础理论和专业知识，了解国内外本学科的新进展；具有肾脏内科较丰富的临床经验和较强的临床思维能力，熟练地掌握本学科的临床技能，能独立处理本学科常见病及某些疑难病症，能对下级医师进行业务指导；具有一定的临床科研和教学能力，达到肾脏内科初年主治医师水平。

二、轮转科室和时间安排

轮转科室或专业	轮转时间（月）	备注
内科总住院医师	10	
急诊	4	
呼吸监护室	2	
心脏监护室	2	
肾脏内科病房	6	
肾脏替代疗法	4	血透、腹透
准主治医师	2	
会诊医师	2	
门诊	2	
实验室	2	
合计	36	

三、培训内容与要求

（一）患者管理的病种及例数要求

疾病名称	例数（≥）
肾病综合征	20
急性肾炎 + 隐匿性肾炎	5
IgA 肾病 + 紫癜性肾炎	10
急进性肾炎	可自定
急 / 慢性肾小管 - 间质肾病	可自定
狼疮性肾炎	2
ANCA 相关血管炎或抗肾小球基底膜病	可自定
乙型肝炎病毒相关性肾炎	2
糖尿病肾病	5
高血压肾损害	5
急性肾损伤	5
慢性肾脏病（慢性肾炎 + 肾脏替代治疗）	10
急性肾盂肾炎	可自定

（二）专业理论和知识要求

1. 病房及会诊

掌握：急性肾小球肾炎、急进性肾小球肾炎、慢性肾小球肾炎、隐匿性肾小球肾炎、肾病综合征及 IgA 肾病的诊断、治疗和并发症预防；常见肾小球疾病的病理分型；急、慢性肾小管 - 间质疾病的诊断和治疗；急性肾损伤及慢性肾脏病的诊断和治疗；乙型肝炎病毒相关肾炎、狼疮性肾炎、ANCA 相关血管炎肾损害、过敏性紫癜肾炎，糖尿病肾病，高血压肾损害的诊断与治疗；上、下尿路感染的诊断、鉴别诊断及治疗；肾穿刺适应证及术前准备；深静脉置管术。

熟悉：肾小球疾病临床病理分型和诊断；肾影像学的读片；高尿酸血症肾损害，肾淀粉样变性，多发性骨髓瘤导致的肾损伤，血栓性微血管病肾损害，肾小管酸中毒，遗传性肾病。高钙性肾病，低钾性肾病，丙型肝炎相关肾损害，冷球蛋白肾损害，妊娠相关肾脏病，造影剂肾病。

了解：肾穿刺操作；心肾综合征，肾移植内科问题。

2. 肾脏替代疗法（血液透析、腹膜透析、连续性肾脏替代治疗）

掌握：血液透析、血液滤过、血液灌流、血浆置换治疗的原理和适应证。血液净化治疗抗凝方法。连续性肾脏替代治疗（continuous renal replacement therapy，CRRT）的适应证和应用。血液透析充分性的评估。腹膜透析的适应证、原理、禁忌证。腹膜透析常见急、慢性并发症的防治。

熟悉：甲状旁腺功能亢进、心脑血管疾病等慢性并发症的防治。腹膜透析充分性评估。

了解：血液透析永久性血管通路建立。腹膜透析置管术。

3．门诊

掌握：常见肾小球疾病、肾小管 - 间质疾病、急性肾损伤和慢性肾脏病的诊治，泌尿系感染，糖尿病肾病，高血压肾损害的诊治。

熟悉：常见继发性肾脏疾病的诊断和治疗。

4．实验室

肾脏内科基本临床科研思路的培养及基本研究方法的培训，以下方向可任选其一：临床流行病学、分子生物学、细胞生物学、肾脏免疫学、肾脏病理学等。

5．胜任力：初步体会作为专业的肾脏内科医师应具备的综合能力包括：专业技能的掌握、学者、交流者、合作者、管理者及健康倡导者。

（三）技能操作和辅助检查要求

操作名称	例数（≥）	要求
股静脉留置插管	5	独立操作完成
颈静脉留置插管	5	助手或观看
肾穿刺	10	助手或观看
腹膜透析置管术	5	观看或助手
动静脉内瘘吻合术	3	观看或助手

（四）科研教学

1．了解临床科研方法，结合临床实践参与临床科研项目，撰写并以第一作者身份在核心期刊发表论文或文献综述一篇及以上。能较熟练地阅读外文书刊，并具有一定的听、说、读、写能力。

2．协助主治医师指导低年资住院医师工作，指导实习医师工作，参与疑难病例讨论、死亡病例讨论、医疗事故 / 纠纷病例讨论、团队式教学等医疗、教学活动的组织及病历资料准备。

四、参考书目与扩展阅读

1．王海燕．肾脏病学．3 版．北京：人民卫生出版社，2008.

2．邹万忠．肾脏活检病理诊断图鉴．2 版．北京：人民卫生出版社，2000.

3．Brenner，Rector. The kidney. 9th ed. Philadelphia：Saunder，2010.

4．期刊：中华肾脏病杂志；J Am Soc Nephrology；Kidney International。

血液内科专科医师培训细则

　　血液内科是以研究血液和造血组织及器官等为主要内容的三级学科，主要涉及骨髓、淋巴结、肝、脾等造血组织。血液内科专业性强，同时与其他临床学科及基础医学研究有密切关系。

　　血液内科专科医师培训阶段为3年。受训医师必须完成内科住院医师规范化培训之后方可接受本阶段培训。

一、培训目标

　　通过全面、系统、严格的临床培养，使受培训医师熟练掌握血液病学的基本理论和诊断方法，能独立完成血液内科常见疾病的诊治，对某些疑难病例有自己的见解，及时关注本学科的国内外进展动向；完成对住院医师的教学指导；具备良好的医德医风，以及较强的沟通能力；具有一定的临床科研及教学能力，达到血液内科初年主治医师水平。

二、轮转科室和时间安排

轮转科室或专业	轮转时间（月）	备注
内科总住院医师	10	
急诊	4	
呼吸监护室	2	
心脏监护室	2	
血液内科总住院医师	6	
血液科病房	6	
血液科门诊	3	
血液科实验室	3	骨髓细胞形态室、流式细胞室、分子生物学实验室、细胞遗传学实验室等
合计	36	

三、培训内容与要求

（一）患者管理或会诊的病种及病例数要求

疾病名称	例数（≥）
营养不良性贫血	10
自身免疫性溶血性贫血	3
阵发性睡眠性血红蛋白尿	1
再生障碍性贫血	5
骨髓增生异常综合征	5
急性白血病	15
慢性粒细胞白血病	5
慢性淋巴细胞白血病	1
淋巴瘤	10
浆细胞疾病（多发性骨髓瘤）	10
噬血细胞综合征	1
免疫性血小板减少症	5
血栓性血小板减少性紫癜	1
弥散性血管内凝血	2
血友病	1
造血干细胞移植	10

备注：以上疾病包括门诊病例数

（二）专业理论和知识要求

1．专业基础理论

（1）熟悉造血系统的结构与功能特点：造血组织（包括骨髓、淋巴器官、胚胎与胎儿造血组织）与造血功能、血细胞的生成及发育（包括造血干细胞、细胞因子、造血微环境）、正常凝血机制。

（2）掌握血液病的常见症状和体征：贫血、出血倾向、发热、黄疸、骨痛、脾大、淋巴结肿大、皮肤表现。

（3）血液病的实验室检查：掌握骨髓形态学检查、组织病理学检查、免疫组化染色、流式细胞检查、熟悉细胞遗传学及分子生物学检查。

（4）血液系统临床药理：熟悉促造血药物、化疗药物、靶向药物、止血类药物。

2．血液系统常见疾病

（1）红细胞系统疾病

1）缺铁性贫血：掌握缺铁性贫血的常见病因、临床表现、实验室检查及治疗方法。

2）巨幼细胞性贫血：掌握巨幼细胞性贫血的病因、临床表现、实验室检查及治疗方法。

3）溶血性贫血：了解溶血性贫血的发病机制，熟悉其临床表现、诊断及鉴别诊断方法，掌握自身免疫性溶血性贫血、阵发性睡眠性血红蛋白尿的诊断方法，掌握溶血性贫血的治疗原则。

（2）骨髓衰竭疾病

1）再生障碍性贫血：了解发病病因，熟悉发病机制，掌握临床表现、诊断方法、分型及鉴别诊断，掌握治疗方法（药物治疗、免疫治疗以及异基因造血干细胞移植），了解预后。

2）骨髓增生异常综合征：了解发病机制，掌握诊断标准（病态造血形态学表现）、WHO 分型及鉴别诊断、IPSS-R 积分，掌握该病治疗方法及预后。

（3）白血病：了解各类型白血病的发病情况

1）急性髓系白血病：了解发病原因与发病机制，掌握临床表现，掌握 FAB 分型及 WHO 分型，掌握骨髓形态报告的阅读，熟悉各亚型中免疫表型的特点，熟悉美国国家综合癌症网络（National Comprehensive Cancer Network，NCCN）指南中的危险度分层及预后，掌握化疗方案、化疗后期并发症的处理（抗感染、输血）。

2）急性早幼粒细胞白血病：熟悉发病机制，掌握临床表现及实验室检查特点，掌握危险度分层及预后，掌握分化综合征的处理方法，掌握治疗方案。

3）急性淋巴细胞白血病：了解发病原因与发病机制，掌握其发病情况，掌握 FAB 分型及 WHO 分型，掌握骨髓形态报告的阅读，熟悉国际白血病欧洲协作组（European Group of International Leukemia，EGIL）的免疫学分型，了解诊断混合表型急性白血病的 EGIL 积分系统，熟悉危险度分层及预后，掌握化疗方案。

4）慢性粒细胞白血病：熟悉发病机制，掌握其临床表现，掌握各个分期的诊断标准，掌握治疗方案，熟悉对门诊患者的长期管理。

5）慢性淋巴细胞白血病：熟悉发病人群及临床表现，熟悉诊断标准、免疫学表型及鉴别诊断，了解 Rai 及 Binet 分期，熟悉治疗原则及方案。

（4）淋巴瘤

1）霍奇金淋巴瘤：了解病理及病理分型，掌握临床表现，掌握评估的影像学手段，掌握 Ann Arbor 的临床分期与分组，掌握治疗方案。

2）非霍奇金淋巴瘤：了解病理，掌握 WHO 分类中常见病理类型的特点，掌握评估的影像学手段，掌握 Ann Arbor 的临床分期与分组、国际预后指数（International Prognostic Index，IPI）评分，掌握常用化疗方案，熟悉单克隆抗体治疗的机制，熟悉预后分层。

（5）多发性骨髓瘤：了解发病机制，掌握临床表现、诊断标准及鉴别诊断，掌握 Dunie-Salmon 和国际分期系统（International Staging Systan，ISS）分期及预后，掌握化疗方案。

（6）造血干细胞移植：了解造血干细胞移植的分类，掌握配型结果的判读，熟悉造血干细胞移植的适应证，了解造血干细胞移植过程，熟悉移植后并发症（尤其是感染、急性移植物抗宿主病）的表现及处理原则。

（7）粒细胞缺乏伴感染：掌握诊治原则，掌握常用的抗生素、抗真菌药物的抗菌谱及副作用。

（8）免疫性血小板减少症：了解发病机制，掌握临床表现、诊断方法及鉴别诊断，掌握治疗方案。

（9）血液内科急危重症：掌握肿瘤溶解综合征、噬血细胞综合征、血栓性血小板减少性紫癜的临床表现及治疗方案。

（10）血液内科少见疾病：骨髓增殖性疾病、除多发性骨髓瘤外的浆细胞疾病（POEMS 综合征）、血友病等需了解发病原因，熟悉临床表现、诊断及鉴别诊断，掌握治疗原则及预后。

（三）技能操作和辅助检查要求

1. 临床技能操作

技能操作名称	例数（≥）	要求
骨髓穿刺及活检术	30	熟练掌握
腰椎穿刺及鞘内注射术	20	熟练掌握
骨髓采集术或外周干细胞采集术	5	掌握

2. 血液内科常用辅助检查的操作方法、结果判读、临床意义

辅助检查名称	要求
铁代谢、叶酸、维生素 B_{12} 检查	掌握
溶血相关实验室检查	掌握
流式细胞仪检查	掌握
基因和染色体检查	掌握
病理学检查	掌握

（四）科研教学

1. 培训期间应结合临床实践展开临床科研，掌握临床科研的类型和学科前沿，撰写并以第一作者身份在核心期刊发表论文或文献综述一篇及以上。

2. 能熟练阅读外文书刊，并具有一定的听、说、读、写能力。

3. 协助主治医师指导低年资住院医师工作，指导实习医师工作，参与疑难病例讨论、死亡病例讨论、医疗事故／纠纷病例讨论、团队式教学等医疗、教学活动的组织及病历资料准备。

四、参考书目与扩展阅读

1．张之南．血液病学．北京：人民卫生出版社，2011.

2．黄晓军，黄河．血液内科学．北京：人民卫生出版社，2014.

3．Swerdlow SH，Campo E，Harris NL，et al. WHO Classification of Tumours of Haematopoietic and Lymphoid Tissues. Lyon：IARC；2008.

4．NCCN Clinical Practice Guidelines in Oncology（NCCN Guidelines）.

5．中国血液内科各种疾病诊治指南及专家共识。

内分泌专科医师培训细则

内分泌科是诊治各种内分泌疾病和代谢性疾病的临床三级学科。内分泌及代谢性疾病有自身特点，又与其他学科交叉重叠，要求内分泌专科医师必须有广泛而扎实的内科基础。

内分泌专科医师培训阶段为期 3 年。受训医师必须完成内科住院医师规范化培训之后方可接受本阶段培训。

一、培训目标

内分泌专科医师培训是在内科住院医师规范化培训基础上，以提高内分泌与代谢性疾病临床诊疗技能为主的专科医师培训阶段。通过全面、正规、严格的临床培训，使受培训医师能够熟练掌握内分泌与代谢病学的基本理论和诊疗技术、培养正确的临床思维、独立且规范地处理内分泌与代谢病系统的常见病和部分疑难病；能为其他科室提供相关的专科咨询、对内科住院医师进行专业指导、胜任本科生的临床教学；了解本专业的国内外新进展、了解临床科研方法、紧密结合临床实践开展临床科研活动；培养良好的医患沟通能力，达到内分泌科初年主治医师水平。

二、轮转科室和时间安排

轮转科室或专业	轮转时间（月）
内科总住院医师	10
急诊	4
呼吸监护室	2
心脏监护室	2
内分泌科病房	10
内分泌科门诊	6
内分泌临床实验室	2
合计	36

三、培训内容与要求

（一）患者管理（或会诊）的病种及例数要求（8个月）

疾病名称	例数（≥）
糖尿病	30
甲状腺疾病	3
醛固酮增多症	5
皮质醇增多症	2
嗜铬细胞瘤	有
垂体疾病	有
甲状旁腺功能异常	有
低血糖症	有
高尿酸血症或痛风	有

（二）专业理论和知识要求

1．专业基础理论

掌握垂体前叶激素、垂体后叶激素、甲状腺素、甲状旁腺激素、胰岛素、胰高血糖素、肾上腺糖皮质激素和盐皮质激素、性激素的生物学效应。

掌握下丘脑 - 垂体 - 靶腺轴（甲状腺、肾上腺、性腺）的调控。

掌握内分泌腺功能异常的定性和定位诊断方法。

熟悉激素分泌的昼夜节律和脉冲式分泌，熟悉激素测定的特殊性（时间点的选择、节律的判读）。

熟悉内分泌特异症状的鉴别诊断。

了解各腺体的解剖学和内分泌病理学。

2．专业疾病

（1）下丘脑和垂体疾病

掌握：高泌乳素血症、肢端肥大症、腺垂体功能减退、尿崩症的病因、临床表现、诊断和鉴别诊断、治疗及预后。

熟悉：Cushing病、抗利尿激素不适当分泌综合征的病因、临床表现、诊断和鉴别诊断、治疗和预后；垂体危象的临床表现和处理。

了解：淋巴细胞性垂体炎的临床表现、诊断、治疗和预后。

（2）甲状腺疾病

掌握：甲状腺功能亢进症、甲状腺功能减退症、慢性淋巴细胞性甲状腺炎、亚急性甲状腺炎的病因、临床表现、诊断和鉴别诊断、治疗和预后；抗甲状腺药物的药理机制和不良反应、放射性碘治疗甲状腺功能亢进的适应证和禁忌证、手术治疗甲状腺功能亢进的适应证。

熟悉：Graves 病特殊临床表现的诊断和治疗，黏液性水肿的治疗。

了解：甲状腺结节良恶性的鉴别、甲状腺细针穿刺细胞学检查。

（3）肾上腺疾病

掌握：Cushing 综合征、肾上腺皮质功能减退症、原发性醛固酮增多症、嗜铬细胞瘤的病因、分类、临床表现、诊断和鉴别诊断、治疗和预后。

熟悉：内分泌性高血压的常见病因、高血压伴低血钾的鉴别诊断；肾上腺危象的处理。

了解：先天性肾上腺皮质增生症的临床表现、诊断和治疗，多发性内分泌腺瘤综合征 2 型。

（4）甲状旁腺疾病

熟悉：甲状旁腺功能亢进症 / 减退症的病因、临床表现、诊断和鉴别诊断、治疗和预后。

了解：高钙危象的临床表现和治疗；多发性内分泌腺瘤综合征 1 型。

（5）糖尿病

掌握：糖尿病的诊断标准、分型、临床表现、综合治疗原则；常用口服降糖药物的药理机制和不良反应、各种类型胰岛素的使用方法；糖尿病微血管并发症的诊断和治疗；糖尿病酮症酸中毒、高渗性昏迷的诊断和治疗原则。

熟悉：糖尿病的饮食运动治疗方法。

了解：单基因遗传糖尿病，糖尿病药物治疗新进展，减肥手术治疗糖尿病，代谢综合征的诊断。

（6）低血糖症

掌握：低血糖症的定义、临床表现、诊断和鉴别诊断、处理。

熟悉：低血糖症的病因分类。

了解：胰岛素瘤的临床特点。

（7）高尿酸血症与痛风

掌握：高尿酸血症的病因和分类，痛风的临床表现

熟悉：高尿酸血症的药物治疗，痛风性关节炎的治疗。

（8）骨质疏松

熟悉：骨质疏松的病因、诊断、治疗和预后。

（9）性腺疾病

了解：先天性曲细精管发育不全、低促性腺激素性性功能减退症、多囊卵巢综合征的临床表现和治疗。

3．常用内分泌功能试验的方法和结果判读

掌握：

（1）低血糖激发试验。

（2）禁水 - 加压试验。

（3）过夜地塞米松抑制试验。

（4）小剂量地塞米松抑制试验。

（5）大剂量地塞米松抑制试验。

（6）卧立位肾素 - 血管紧张素 - 醛固酮测定。

（7）螺内酯试验。

（8）口服葡萄糖耐量试验。

（9）胰岛素 /C 肽释放试验。

熟悉：

（1）钠负荷试验。

（2）卡托普利试验。

（3）ACTH 兴奋试验。

（4）双侧肾上腺静脉取血的方法及意义。

（三）实验室检查和辅助检查的临床意义与结果判读

实验室或辅助检查名称	要求
各激素或激素代谢产物的检测	掌握
甲状腺或胰岛自身抗体的检测	掌握
垂体、甲状腺、甲状旁腺、肾上腺影像学检查	熟悉
甲状腺细针穿刺细胞学检查	了解
内分泌实验室检测技术	了解

（四）科研教学

1．培训期间应结合临床实践展开临床科研，掌握临床科研的类型和学科前沿；初步掌握流行病学研究方法和统计学方法，了解临床药物研究方法；撰写并以第一作者身份在核心期刊发表论文或文献综述一篇及以上。

2．能熟练地阅读外文书刊，并具有一定的听、说、读、写能力。

3．协助主治医师指导低年资住院医师工作，指导实习医师工作，参与疑难病例讨论、死亡病例讨论、医疗事故 / 纠纷病例讨论、团队式教学等医疗、教学活动的组织及病历资料准备。

四、参考书目与扩展阅读

1．Melmed S，Polonsky KS，Larsen PS，et al. Williams Textbook of Endocrinology. 12th ed. Philadelphia：Elsevier，2011.

2．莫朝晖，廖二元．内分泌学．2 版．北京：人民卫生出版社，2007.

3．王海燕．内科学．北京：北京大学医学出版社，2005.

4．葛均波，徐永健．内科学．8 版．北京：人民卫生出版社，2013.

感染疾病专科医师培训细则

感染疾病科是收治常见传染性疾病和感染性疾病的科室，目前以肝病、发热待查、感染性腹泻及中枢系统感染等为主要病种。病种繁杂，可累及全身各个系统，所涉及的医学知识广泛。

感染疾病科专科医师培训阶段为期3年。受训医师必须完成内科住院医师规范化培训之后方可接受本阶段培训。

一、培训目标

通过全面、系统、严格的临床培训，使受训医师具备良好的人文综合素质和医德医风、端正的工作态度，良好的医患沟通能力；掌握常见传染病的流行病学特点、临床表现、诊治方法和防控措施；能够指导低年资住院医师完成常见传染病的诊疗工作，达到感染疾病科初年主治医师水平。

二、轮转科室和时间安排

轮转科室或专业	轮转时间（月）
内科总住院医师	10
急诊	4
呼吸监护室	2
心脏监护室	2
感染科病房	6
感染科总住院医师	6
发热门诊和肠道门诊	2
机动（实验室/病房/肝炎门诊）	4
合计	36

三、培训内容与要求

（一）患者管理的病种及例数要求

（感染科12个月，如在其他科完成，请同样做好登记工作，以备检查）

疾病名称	例数（≥）
病毒性肝炎（嗜肝病毒——甲、乙、丙、丁、戊型肝炎病毒及非嗜肝病毒——EBV、CMV 等）	5
肝硬化腹水	3
肝硬化上消化道出血	3
肝硬化肝性脑病	2
肝衰竭	2
肝酶升高和 / 或黄疸	5
发热待查	5
中枢系统感染	2
感染性腹泻	5
肝癌	2
其他（流感、布鲁菌病、寄生虫病、伤寒及斑疹伤寒等）	3

（二）专科理论及知识要求

1．肝病理论知识要求

（1）掌握肝损害的常见原因分析，包括：病毒性肝炎、酒精性肝病、自身免疫性肝病、药物性肝损伤、脂肪性肝病、血吸虫及遗传代谢性肝病等，了解特发性门脉高压症及布加综合征。其中病毒性肝炎，应掌握甲、乙、丙、丁、戊型嗜肝病毒的生物学特点、传播途径及易感人群、临床表现、治疗，熟悉防治方法；了解 EBV、CMV、非嗜肝病毒等。熟悉血吸虫性肝病。

（2）掌握黄疸的鉴别诊断。

（3）掌握 HBV 感染的自然进程、监测指标、诊断标准及分期、治疗方案，了解耐药处理、母婴阻断。

（4）掌握 HCV 感染的自然进程、监测指标、诊断标准及分期、治疗方案。

（5）掌握肝硬化的病因分析、分期、失代偿期的常见并发症及治疗方法。

（6）熟悉肝癌的诊断和治疗方法。

（7）掌握上消化道出血的紧急处理。

（8）掌握肝性脑病的紧急处理。

2．发热理论知识要求

（1）发热待查的诊断思路，掌握菌血症、败血症及脓毒血症的临床表现及治疗方法。

（2）掌握伤寒和副伤寒的病原、传播途径、临床特点及分期、诊断标准、特异性检查、各期治疗重点及常见并发症。

（3）掌握布鲁菌病的病原特点、传播途径、临床特点、诊断标准、特异性检查、治疗方法。

（4）掌握肾综合征出血热的病原、传播途径、临床特点及分期、诊断标准、特异性检查、各期治疗特点。

（5）熟悉疟疾、立克次体病的诊断标准及治疗方法。

（6）熟悉 HIV 感染的病原、传播途径、临床分期、诊断标准、特异性检查及治疗方法。

（7）了解狂犬病的临床特征。

（8）了解 SARS 和禽流感临床表现的诊断标准及治疗方法。

（9）熟悉登革热及登革性出血热的病原、传播途径、临床表现、诊断标准、特异性检查及治疗方法。

（10）熟悉炭疽的病原特点、传播途径、临床表现及分型、诊断标准及治疗方法。

（11）熟悉常见发热伴出疹的传染性疾病的诊断标准及治疗方法，如麻疹、水痘、流行性腮腺炎等。

3．感染性腹泻理论知识要求

（1）掌握感染性腹泻的常见病原体。

（2）掌握细菌性痢疾的病原、传播途径、临床特点、诊断标准及治疗方法。

（3）掌握霍乱的病原、传播途径、发病机制、临床特点及分期、诊断标准、特异性检查、各期治疗特点。

（4）熟悉细菌性食物中毒的常见病原体、临床特点。

4．中枢系统感染理论知识要求

（1）掌握中枢系统感染的诊断及鉴别诊断。

（2）掌握流行性脑脊髓膜炎的病原、传播途径、诊断标准、特异性检查及治疗，了解防治方法。

（3）掌握乙型脑炎的传播途径、临床特点，诊断标准、特异性检查及治疗，了解病原及防治方法。

（4）熟悉结核性脑膜炎和隐球菌脑膜炎的临床特点、诊断方法及治疗。

（三）技能操作和辅助检查要求

1．临床技能操作

技能操作名称	例数（≥）	要求
腹腔穿刺	5	掌握
胸腔穿刺	2	掌握
腰椎穿刺	2	掌握
肝穿刺	3	熟悉

要求：掌握临床技能操作和治疗技术的适应证、禁忌证、并发症、临床应用原则。

2．辅助检查要求

（1）掌握化验单（ALT、AST、GGT、ALP、TBIL、DBIL、TP、ALB、PA、凝血指标、

乙肝五项、丙肝抗体、戊肝抗体、HBV-DNA、HCV-RNA、AFP、PIVKA）、腹部超声及肝弹性检测结果的解读。

（2）掌握感染相关检测，如 PCT、TB-elispot、肥达外斐试验、布氏杆菌凝集试验、EBV 和 CMV-IgM 和 IgG、EBV-DNA、CMV-DNA、肾综合征出血热和乙型脑炎特异性抗体、霍乱弧菌的动力及制动试验等。

（3）了解肝病的病理表现。

（四）科研教学

1．培训期间应结合临床实践开展临床科研，撰写并以第一作者身份在核心期刊发表论文或文献综述一篇及以上。

2．协助主治医师指导低年资住院医师工作，指导实习医师工作，参与疑难病例讨论、死亡病例讨论、医疗事故／纠纷病例讨论、团队式教学等医疗、教学活动的组织及病历资料准备。

四、参考书目与扩展阅读

1．叶任高，陆再英．内科学．6 版．北京：人民卫生出版社，2005.

2．彭文伟．传染病学．4 版．北京：人民卫生出版社，1997.

3．刘人伟．检验与临床．北京：化学工业出版社，2002.

风湿免疫专科医师培训细则

风湿性疾病是泛指影响骨、关节及其周围软组织的一组疾病。其发病原因多种多样，可以侵犯多器官、多系统，临床表现复杂多变。风湿性疾病有自身特点，又与其他学科交叉重叠，因此要求风湿免疫专科医师必须有广泛而扎实的内科基础。

风湿免疫专科医师培训阶段为期3年。受训医师必须完成内科住院医师规范化培训之后方可接受本阶段培训。

一、培训目标

风湿免疫专科医师培训是以提高普通和危重风湿免疫病临床诊疗能力为主，通过全面、正规、严格的临床培训，使受训医师熟练掌握风湿免疫病学的基本理论和诊疗技术，能独立、正确地处理常见风湿性疾病和部分疑难病，并能为其他科室提供相关的专科咨询；能对内科住院医师进行业务指导，胜任本科生的临床教学工作；充分了解本专业的国内外新进展，了解临床科研方法，能紧密结合临床实践开展临床科研活动，达到风湿免疫科初年主治医师水平。

二、轮转科室和时间安排

轮转科室或专业	轮转时间（月）
内科总住院医师	10
急诊	4
呼吸监护室	2
心脏监护室	2
风湿免疫科病房	9
风湿免疫科临床实验室或门诊	3
风湿免疫科总住院医师	6
合计	36

三、培训内容与要求

（一）患者管理的病种及例数要求（**9个月**）

疾病名称	例数（≥）
系统性红斑狼疮	15
类风湿关节炎	15
干燥综合征	5
血清阴性脊柱关节病	5
成人 Still's 病	有
抗磷脂综合征	有
炎性肌病（多肌炎 / 皮肌炎 / 无肌病皮肌炎）	有
Behcet 病	有
ANCA 相关小血管炎	有
多发性大动脉炎	有
系统性硬化症	有
痛风	有

（二）专业理论和知识要求（分级）

1．基础专业理论

（1）熟悉骨、关节、滑膜、软骨及结缔组织的基本生理生物学知识。

（2）熟悉自身免疫和炎症的参与细胞及效应机制。

（3）抗风湿药物：掌握非甾体抗炎药、糖皮质激素、免疫抑制剂、改善病情药、抗细胞因子及细胞靶向治疗药物、降尿酸药物；熟悉风湿免疫病的常用镇痛药物。

（4）熟悉风湿免疫病的流行病学、健康状态评估、肿瘤发生风险、心血管疾病发生风险及妊娠风险和管理。

2．专业疾病

（1）掌握风湿免疫常见病、多发病的病因、发病机制、临床表现、诊断及鉴别诊断、并发症、治疗、预后及相关进展。

1）类风湿关节炎。

2）系统性红斑狼疮及抗磷脂综合征。

3）脊柱关节病：强直性脊柱炎、银屑病关节炎、肠病性关节炎、反应性关节炎。

4）硬皮病。

5）炎性肌病。

6）重叠综合征。

7）干燥综合征。

8）血管炎：血管炎的分类、巨细胞动脉炎、多发性大动脉炎、结节性多动脉炎、ANCA 相关血管炎、白塞病。

9）晶体性关节炎：痛风。

10）骨关节炎。

11）成人 still 病。

12）混合结缔组织病及未分化结缔组织病。

（2）熟悉下列疾病的病因、发病机制、临床表现、诊断及鉴别诊断和临床处理。

1）糖皮质激素性骨质疏松。

2）IgG4 相关疾病。

3）结节病。

4）原发胆汁性肝硬化。

5）自身免疫性肝炎。

6）风湿性多肌痛。

7）纤维肌痛综合征。

（3）了解少见病的病因、发病机制、临床表现、诊断及鉴别诊断和临床处理原则

1）免疫复合物介导的小血管炎及原发性中枢血管炎。

2）冷球蛋白血症血管炎。

3）感染性关节炎。

4）钙晶体疾病。

5）复发性多软骨炎。

6）代谢性骨病及常见遗传性风湿免疫病。

7）淀粉样变。

8）血友病性关节炎。

（三）技能操作和辅助检查要求

1．临床技能操作和治疗技术的适应证、禁忌证、并发症、临床应用原则

技能操作名称	要求
关节的基本检查法	熟练掌握
关节穿刺	熟练掌握
腰椎穿刺及鞘内注射	掌握
免疫净化技术的临床应用	掌握

2．风湿免疫科常用辅助检查的操作方法、结果判读、临床意义

辅助检查名称	要求
自身抗体检测的原理、结果判读及临床意义	掌握
急性炎症反应物的意义	掌握
关节液及关节滑膜病理检查的结果判读及临床意义	掌握
影像学检查的适应证、禁忌证及结果判读	掌握

（四）科研教学

1．培训期间应结合临床实践，参与一项临床研究项目，撰写并以第一作者身份在核心期刊发表论文或文献综述一篇及以上。

2．协助主治医师指导低年资住院医师工作，指导实习医师工作，参与疑难病例讨论、死亡病例讨论、医疗事故／纠纷病例讨论、团队式教学等医疗、教学活动的组织及病历资料准备。

四、参考书目与扩展阅读

1．Gary S. Firestein，Ralph C. Budd，Sherine E. Gabriel. Kelley's Textbook of Rheumatology，9th ed. Philadelphia：Elsevier Saunders，2012.

2．Gary S. Firestein. 凯利风湿病学．8 版．栗占国，唐福林译．北京：北京大学医学出版社，2011.

老年内科专科医师培训细则

老年内科是诊治老年患者各种内科疾病的临床三级学科。老年患者的生理及代谢均有自身特点，又与其他学科交叉重叠，要求老年内科专科医师必须有广泛而扎实的内科基础。

老年内科专科医师培训阶段为期 3 年。受训医师必须完成内科住院医师规范化培训之后方可接受本阶段培训。

一、培训目标

老年内科专科医师培训以提高老年疾病临床诊疗技能为主，通过全面、正规、严格的临床培训，使受训医师能够熟练掌握老年医学的基本理论和诊疗技术、培养正确的临床思维、独立规范地处理老年内科的常见病和部分疑难病；及时关注本学科的国内外进展；完成对住院医师的教学指导；具备良好的医德医风及较强的沟通能力；具有一定的临床科研及教学能力，达到老年内科初年主治医师水平。

二、轮转科室和时间安排

轮转科室或专业	轮转时间（月）
内科总住院医师	10
急诊	4
呼吸或综合监护室	2
心脏监护室	2
老年内科病房	10
老年内科门诊	2
功能检查室 *	3
机动	3
合计	36

* 功能检查室包括超声心动室、Holter 室、运动心电图室、肺功能室、运动心肺功能、睡眠监测、气管镜等。

三、培训内容与要求

（一）患者管理（或会诊）的病种及例数要求

疾病名称	例数（≥）
冠心病（稳定型和不稳定型心绞痛、急性心肌梗死）	15
高血压	10
心力衰竭	5
血脂异常	10
各种类型心律失常	10
各种心脏瓣膜疾病	有
各种类型心肌病	有
心包疾病	有
外周血管疾病	有
支气管哮喘	有
慢性阻塞性肺疾病	10
呼吸道感染	10
呼吸衰竭，包括急性呼吸窘迫综合征、阻塞性肺疾病的急性和慢性呼吸衰竭	3
肺部肿瘤	5
间质性肺疾病	5
胸膜疾病	有
肺栓塞、深静脉血栓	5
肺动脉高压	有
睡眠呼吸紊乱	有
胃食管反流病	4
慢性胃炎	4
消化性溃疡	4
炎症性肠病	有
功能性胃肠病	2
黄疸	有
腹水	有
慢性肝病、脂肪肝	有
急性胰腺炎	有
消化道出血	5
消化系统肿瘤	5

续表

疾病名称	例数（≥）
老年人代谢、内分泌疾病	5
老年人常见血液系统疾病	3
老年人多脏器或多系统功能衰竭	有
老年人急性肾衰竭及慢性肾脏病	5

（二）专业理论和知识要求

1．老年人特点

掌握老年人生理变化特点，熟悉老年病特点（老年综合征、老年共病、失能与衰弱、心理和情绪管理）、老年综合评估、老年药物代谢特点及药物不良反应。

2．心血管系统

（1）熟悉心血管系统应用解剖，包括心瓣膜结构、冠状动脉分布、房/室间隔、心室肌、主动脉及其主要分支等心脏及大血管结构。

（2）掌握心血管系统生理及衰老的变化，包括心动周期及心肌细胞电生理、心排血量及血压调节、心肌代谢等。

（3）了解常见心血管病如心肌梗死、高血压心脏损害、心肌病、心肌炎、瓣膜病、主动脉夹层等的病理改变。

（4）掌握老年心血管系统常见病，包括高血压、冠心病、心力衰竭、心律失常、退行性心脏瓣膜病、心包疾病、外周血管疾病、血脂异常等的病因、发病机制、临床表现、诊断及鉴别诊断、并发症、治疗、预后、预防与康复及相关进展。

（5）掌握心血管临床药理，包括血管活性药、降压药、抗心律失常药、强心药、利尿药、抗血小板药、抗凝药、溶栓药、他汀类药物等。

（6）了解心血管流行病学基础、循证医学基础、心血管病预防、医学伦理学基础、心理学基础、相关管理法规。

3．呼吸系统

（1）熟悉呼吸系统疾病影像学特点。

（2）掌握老年人肺部感染、气道阻塞性疾病、肺栓塞和深静脉血栓的诊治进展；熟悉肺癌及其他肺部肿瘤的诊治进展，熟悉肺间质疾病及全身疾病的肺部表现。

（3）掌握老年人抗生素选择原则，掌握常见呼吸系统疾病药物的应用。

（4）掌握老年呼吸生理和血气分析，掌握常见呼吸系统疾病肺功能特点以及对老年人的影响；熟悉机械通气技术和呼吸危重症患者的生理监测。

（5）熟悉睡眠呼吸障碍的诊治和无创通气应用。

4．消化系统

（1）熟悉消化系统解剖、生理学及老龄改变，了解消化系统影像学。

（2）熟悉消化系统恶性肿瘤的诊治进展。

（3）掌握酸及幽门螺杆菌相关性疾病、胃肠动力和功能性疾病（包括胃食管反流病、功能性消化不良、肠易激综合征、慢性便秘）的临床表现、诊断和治疗。

（4）熟悉常见的胃肠道炎症和感染性疾病的发病、诊断与治疗，了解粪便检查、粪便毒素检测。

（5）熟悉脂肪肝、药物性肝损伤及自身免疫性肝病的诊断与治疗，熟悉急性肝衰竭、肝硬化规范化诊治，了解病毒性肝炎的诊断和治疗，了解胆道系统疾病、急性胰腺炎、慢性胰腺炎的临床表现、诊治原则。

（6）了解消化系统解剖，了解消化内镜检查及治疗的适应证、禁忌证、围术期处理、并发症诊断和治疗；能够正确评估消化内镜的检查结果。

5．其他系统

（1）熟悉老年人糖尿病的诊治原则，常用降糖药物的机制和不良反应；熟悉糖尿病酮症酸中毒、高渗性昏迷的诊断和治疗原则。

（2）了解老年人甲状腺疾病的临床表现、诊断和治疗。

（3）了解老年人骨质疏松、骨关节病的诊断和治疗。

（4）熟悉老年人贫血的病因、诊断和治疗。

（5）了解慢性肾脏病的临床表现和综合管理，了解急性肾衰竭诊治、肾脏替代治疗。

（6）了解老年康复。

（三）技能操作和辅助检查要求

1．临床基本技能

技能操作名称	要求
心肺复苏	熟练掌握
心包穿刺	见习，模拟操作
深静脉置管	见习，熟悉操作流程，辅助实际操作
临时起搏	见习，熟悉操作流程，辅助实际操作
非心脏手术的心血管风险评估	熟悉
胸腔穿刺术（推荐超声定位）	掌握
气道管理、气管插管	见习，模拟操作
支气管镜操作	见习，模拟操作
中心静脉置管、肘静脉压测定	熟悉
储氧面罩和持续正压通气面罩供养、湿化器、雾化器以及肺功能仪的使用	掌握
腹腔穿刺术	掌握
胃管、空肠营养管、小肠减压管置入术	见习和了解
三腔两囊管压迫术	见习，模拟操作

2．老年内科常用辅助检查的操作方法、结果判读、临床意义

辅助检查名称	要求
心电图	熟练掌握
动态心电图	掌握
动态血压	掌握
运动负荷心电图	掌握
经胸超声心动图	熟悉
食管超声	了解
脉搏波速度及踝臂指数	了解
痰、支气管肺分泌物、胸腔积液实验室检查结果解读	熟练掌握
血气分析结果判读	掌握
肺功能检测结果判读	熟悉
多导睡眠监测判读	熟悉
内镜检查和治疗结果解读	熟悉
影像学检查结果解读（X线胸片、肺部CT、冠状动脉CT血管造影、心血管放射性核素检查、肺动脉CT血管造影、血管彩超、腹部X线平片、消化道造影、腹部B超、腹部CT/MRI等）	掌握
食管pH检测和消化道动力检查结果解读	见习和了解
甲状腺相关抗体及甲状腺功能检测	掌握
^{13}C尿素呼气试验	熟悉
胃肠镜检查	见习和了解

3．熟悉以下治疗技术的适应证、禁忌证、并发症、临床应用原则、术前准备、术后处理及出院后随访主要内容

（1）冠状动脉、外周动脉介入治疗。

（2）心脏永久起搏器、心律转复除颤器（implantable cardioverter defibrillator，ICD）等植入。

（3）心律失常的射频消融治疗。

（4）电子支气管镜活检和肺泡灌洗。

（5）结构性心脏病的介入治疗。

（6）内镜下止血治疗。

（7）经皮内镜下胃造瘘术。

（8）内镜下息肉切除术。

4．熟悉以下评估量表

（1）简易营养状态评估（mini nutritional assessment，MNA）。

（2）房颤抗凝及出血风险评估（CHA2DS2-VESc 评分及 HAS-BLED 评分）。

（3）心功能评估（NYHA 分级及 Killip 分级）。

（4）心血管危险分层。

（5）FRAIL 量表。

（6）功能独立性评定（FIM 量表）。

（7）谵妄评估（CAM-CR）。

（8）简易智能状态检查表（MMSE）。

（9）汉密顿抑郁量表（HAMD）。

（10）抑郁量表（GDS）。

（四）科研教学

1. 培训期间应结合临床实践展开临床科研，掌握临床科研的类型和学科前沿；初步掌握流行病学研究方法和统计学方法，了解临床药物研究方法；撰写并以第一作者身份在核心期刊发表论文一篇及以上。

2. 能熟练地阅读外文书刊，并具有良好的听、说、读、写能力。

3. 协助主治医师指导低年资住院医师工作，指导实习医师工作，参与疑难病例讨论、死亡病例讨论、医疗事故 / 纠纷病例讨论、团队式教学等医疗、教学活动的组织及病历资料准备。

四、参考书目与扩展阅读

1. 刘梅林 . 老年医学高级教程 . 北京：人民军医出版社，2012.

2. 葛均波，徐永健 . 内科学 . 8 版 . 北京：人民卫生出版社，2013.

3. 刘梅林 . 老年心血管病学习题集 . 北京：人民卫生出版社，2017.

普通外科专科医师培训细则

普通外科也称基本外科，是所有临床外科专业的基础。普通外科是以腹部疾病（特别是消化系统疾病）的病因、发病机制、诊断和治疗为主要工作领域，兼顾甲状腺、乳腺、腹壁、血管等疾病，以外科手术为最重要治疗手段的外科专业学科。现代普通外科学已开始分化出结直肠外科、肝胆胰外科、内分泌外科、血管外科、腹壁外科等亚专业。

普通外科专科医师培训阶段为期3年。受训医师必须完成外科住院医师规范化培训之后方可接受本阶段培训。

一、培训目标

通过规范化的普通外科医师培训，使受训医师具备从事普通外科临床医疗、教学、科研工作所需的思想品德素质和人文综合素质，系统掌握普通外科相关的医学基础和临床理论，深入了解普通外科常见疾病的病因和发病机制，能够独立地对普通外科常见疾病进行诊断、治疗、指导预防与随访，具备比较熟练的普通外科手术操作技能；对普通外科罕见或疑难疾病具备初步的认识，初步胜任急重病症的抢救和疑难病例的诊疗工作；具备初步的临床医学教学意识和临床科研能力，具备阅读外文文献和进行国际交流所需的专业外语能力；临床经验、临床思维能力和临床实践操作技能达到普通外科初年主治医师水平。

二、轮转科室和时间安排

普通外科医师的培训阶段为期3年，其中包括21个月的普通外科各亚专业轮转，12个月的总住院医师训练，3个月的机动时间（科研或临床）。

轮转科室或专业	轮转时间（月）
胃肠专业	6
肝胆胰专业	6
甲状腺乳腺疝专业	4
血管专业	1
门急诊	3
病理和内镜	1
总住院医师	12

轮转科室或专业	轮转时间（月）
机动	3
合计	36

三、培训内容与要求

（一）病种要求

高年住院医师期间，日均管理病床 6～8 张，书写普通外科住院志 150 份，其中住院病历不少于 10 份。累计诊治或作为总住院医师参与诊治患者 200 例以上。

疾病名称	例数（≥）
甲状腺和甲状旁腺疾病	20
乳房疾病	20
周围血管疾病	10
腹外疝	20
胃、十二指肠疾病	20
小肠结肠疾病	20
阑尾疾病	20
肛管、直肠疾病	15
肝、门静脉高压症、脾疾病	15
胆道疾病	30
胰腺疾病	10

（二）专业理论和知识要求

1. 掌握普通外科常见病、多发病的发病机制、临床表现，能独立完成诊断和鉴别诊断，并确立治疗原则。

2. 熟悉普通外科基本理论，对相关实践问题有较深入的认识和较为丰富的临床经验，包括：

（1）消毒与无菌。

（2）水电解质平衡。

（3）外科休克。

（4）多器官功能障碍。

（5）创伤。

（6）外科感染。

（7）心肺复苏。

（8）外科营养。

（9）围术期处理。

3．了解普通外科常见疾病诊治的最新进展。

（三）技能操作和辅助检查要求

1．能独立完成部分普通外科常规手术，如甲状腺切除、乳房单纯切除、静脉曲张手术、疝修补、肠切除肠吻合、阑尾切除、胆囊切除等。

在上级医师指导下能完成较为复杂的普通外科手术，包括：甲状腺功能亢进或较复杂甲状腺切除、乳癌改良根治、胃大部切除、胆总管探查、胆肠吻合等。

参加胃癌根治、结直肠癌根治、肝切除或门静脉高压手术、胰腺手术、胆道肿瘤根治等大型手术，并熟悉其手术指征、主要手术步骤和围术期处理。

培训期间要求独立完成或在上级医师指导下完成下列手术：

手术或操作名称	例数（≥）
甲状腺手术（包括甲状腺功能亢进或较复杂的甲状腺切除）	20
乳癌改良根治术（包括乳房单纯切除）	10
血管疾病的手术治疗	5
疝修补术	20
肠梗阻手术或肠部分切除吻合术	5
阑尾切除术	20
胃大部切除术	2
胆囊切除术	15
胆总管探查术（含胆管空肠吻合术）	10

培训期间要求参加下列手术：

手术或操作名称	例数（≥）
胃癌根治术	10
结直肠癌根治术	15
肝切除术或门静脉高压手术	10
胰腺手术（胰十二指肠切除／胰体尾切除）	10
胆囊癌／胆管癌根治术	10

2．熟悉普通外科相关的影像学检查，如常见疾病的超声、CT、MRI 检查等；了解普通外科常用的检查治疗技术，包括经内镜逆行性胰胆管造影、经皮肝穿刺胆道造影、

纤维胆道镜、纤维胃镜、纤维肠镜、临床病理等。

（四）科研教学

能够承担见习医师、实习医师和住院医师的临床带教工作，具备临床病例分析总结和临床研究能力，能够熟练查阅本专业外文文献资料，撰写并以第一作者身份在核心期刊发表论文或文献综述一篇及以上。

四、参考书目与扩展阅读

1. 吴孟超，吴在德. 黄家驷外科学. 7 版. 北京：人民卫生出版社，2008.

2. Courtney M. Townsend. 克氏外科学. 19 版. 彭吉润，王杉译. 北京：北京大学医学出版社，2015.

3. 黄志强，金锡御. 外科手术学. 3 版. 北京：人民卫生出版社，2005.

4. 期刊：Annals of Surgery；The American Journal of Surgery；Surgery；Surgical Clinics of North America；中华外科杂志；中华普通外科杂志.

骨科专科医师培训细则

骨科是研究运动系统疾病的学科。

骨科专科医师培训阶段为期 3 年。受训医师必须完成外科住院医师规范化培训之后方可接受本阶段培训。

一、培训目标

通过全面、系统、规范的骨科专科医师培训，受训医师在完成培训后，具有独立从事骨科学医疗活动的能力，能够对骨科常见疾病进行诊断、治疗、预防、随访，对骨科少见或疑难病症的诊断与治疗、急症和危重症的急救与抢救具备初步的认识和经验，具备比较熟练的骨科手术技能，能指导医学本科生和下级医师完成教学任务，具有一定的临床科研能力和论文撰写能力，具备阅读英文文献和进行国际交流所需的专业英语能力，达到骨科初年主治医师水平。

二、轮转科室和时间安排

轮转科室或专业	轮转时间（月）
创伤骨科	6
骨关节科	6
脊柱科	6
骨肿瘤科	3
骨科门诊	3
骨科总住院医师	9 ~ 12
机动*	0 ~ 3
合计	36

* 机动时间可选择手外科或整形外科专业轮转

三、培训内容与要求

（一）知识和技能要求（分级）
知识要求分级

1. 高级：掌握当前的共识、争议、理论概念和基础研究背景。

2．实用级：掌握专业教科书中的内容，以及掌握综述性文献、教学性课程及相关主要参考文献中的知识。

技能（包括患者管理和手术操作）分级

A：完成训练之后，能够对所面临的问题独自进行评估和处理，无需向他人寻求咨询或协助。

B：完成训练之后，能够对所面临的问题进行评估和处理，但缺乏专家级的能力（如独立完成某项手术的能力）。

C：完成训练之后，能够对所面临的问题进行分类选择，让有专门知识和技能的人去完成全面的评估和处理。

1．基础知识

内容	知识要求
软骨、骨、韧带和肌腱、骨骼肌、周围神经、骨骺的组织结构的解剖、功能、生物化学、生物力学、对损伤的反应	2
骨科中的组织移植	2
遗传学原理在骨骼肌肉系统中的应用	2
检查技术的基础知识 X线、B超、骨扫描、CT、MRI、电生理检查	2
生物力学 基础理论、静力学、动力学、运动学、生物摩擦学、假体设计	2
生物材料 材料科学基础知识、金属、聚合体、陶瓷、合成物、生物可吸收材料	2
运动机能学 关节稳定、运动的控制、主要关节的结构和功能	2
炎症和肿瘤的分子和细胞生物学 分子生物学、肿瘤学基础、免疫生物学、炎症和自身免疫性疾病、肿瘤性疾病、感染	2
实验设计和医学统计	2
康复的原则 行走辅助物的使用、石膏及牵引装置的使用、支具的原则和应用、物理治疗、截肢知识、假肢和矫形器	2

2．创伤

（1）创伤基础知识

内容	患者管理	手术	知识要求
骨折治疗的原则 骨折的描述、分类、生物力学、骨折和脱位的临床特征			2

内容	患者管理	手术	知识要求
闭合治疗	A		2
常见骨折的闭合治疗、石膏和合成材料、功能性支具的使用			
手术治疗骨折的原则			2
内固定的原理、外固定的原理、髓内钉固定的原理（包括指征、生物力学和操作技术）			
骨折修复生物学			2
骨的解剖和生物力学、一期和二期愈合、手术治疗对骨折愈合的影响			
软组织损伤生物学			2
多发损伤患者的处理	B	B	2
复苏的基本原则、治疗类选法、处理的优先次序			
开放骨折的处理			2
定义和分类、伤口评估和初步处理、清创的原则、骨折的稳定、伤口覆盖、二期处理和并发症的处理			
创伤性截肢		A	2
早期截肢或保肢、常规截肢的手术技术和指征			
创伤的早期并发症	B	B	2
全身性并发症、局部并发症（重点为破伤风、气性坏疽）、感染、反射性交感神经营养不良症、间室综合征			
病理性骨折和应力性骨折	B	B	2

（2）上肢创伤

内容	患者管理	手术	知识要求
桡骨远端	A	A	2
损伤的分类和机制、治疗方法			
前臂骨干骨折	A	A	2
尺桡骨双骨折、Monteggia 骨折、Galeazzi 骨折			
肘关节骨折脱位	A	B	2
桡骨头骨折、肱骨远端骨折、肘关节脱位、尺骨鹰嘴骨折			
肱骨干骨折	A	A	2
分类、治疗方法、常见并发症			
肱骨近端骨折	A	B	2
分类、闭合治疗、手术治疗的指征、手术治疗方法、康复			
肩关节周围骨折	B	B	2
锁骨骨折、AC 关节脱位、肩胛骨骨折			
肩关节脱位	A	B	2
分类、评估方法、治疗方法			

（3）手部创伤

内容	患者管理	手术	知识要求
基本原则			
解剖、手术入路、局部麻醉	A	A	1
骨关节、肌肉、肌腱和神经损伤			
急性损伤	A	A	1
复杂损伤	B	B	2
晚期处理和重建	B	B	2
臂丛损伤：成人/产伤	B	C	2
截肢和血管损伤			
紧急处理	A	A	1
再植和再血管化	B	B	2
挛缩	B	B	2
肌腱炎和腱鞘炎	A	A	1

（4）下肢创伤

内容	患者管理	手术	知识要求
骨盆骨折	B	C	2
解剖和手术入路、损伤分类和机制、临床诊断和影像、合并损伤、初步处理、最终处理、结果和并发症			
髋关节脱位	A	B	2
分类、诊断、X线阅片、治疗方法、结果和并发症			
股骨近端骨折	A	A	2
分类、股骨头的血液供应、治疗方法、结果和并发症			
股骨干骨折	A	A	2
解剖和血供、手术入路、治疗方法、潜在并发症，特殊情况：多段骨折、复合骨折、股骨颈和干骨折、漂浮膝、同侧骨干和关节内骨折			
膝关节周围骨折	A	A	2
股骨远端骨折的分类、治疗方法 髌骨骨折的分类、伸膝装置损伤的鉴别诊断、治疗方法 胫骨近端骨折 ** 半月板和副韧带损伤见运动医学部分			
胫骨干骨折	A	A	2
分类、治疗方法、结果和并发症、复合胫骨骨折的处理			
踝关节周围骨折	A	A	2
Pott 骨折及 Pilon 骨折的分类和损伤机制、解剖和手术入路、治疗方法、结果和并发症			

内容	患者管理	手术	知识要求
足部骨折脱位 距骨骨折、跟骨骨折、Lisfranc 骨折和脱位、跖骨骨折	A	A	2

(5) 脊柱损伤

内容	患者管理	手术	知识要求
脊柱损伤患者的处理原则 初期评估、脊柱损伤的生物力学、损伤的分类和机制、神经学检查、脊髓损伤的分类、影像学检查、手术入路、关于常用手术器械的知识、脊柱康复和并发症的处理			2
颈椎损伤 解剖、临床诊断和 X 线、神经学检查、分类 手术入路、治疗方法、并发症	B	B	2
胸腰段脊柱损伤 解剖、临床诊断和 X 线、神经学检查、分类 手术入路、治疗方法、并发症	B	B	2
骶骨骨折 解剖、临床诊断和 X 线、神经学检查、分类 手术入路、治疗方法、并发症	B	C	2
脊柱损伤患者的康复	B	C	2

3. 关节重建

内容	患者管理	手术	知识要求
全关节置换的一般知识 关节解剖、生物力学、运动学、下肢力线、材料学、骨水泥固定技术、术后的随访及长期结果			2
假体设计、生物力学和运动学 髋关节假体：水泥固定型、非水泥固定型、混合型、股骨头大小及其对髋关节活动及聚乙烯磨损的影响			2
膝关节假体的设计和原理			
感染预防 手术室环境、抗生素的预防性应用及不同方法的争议点、晚期感染及预防性应用抗生素			2
术前计划和患者评估 模板、确定假体尺寸、平衡肢体长度、骨缺损及其处理、软组织平衡、X 线评估及假体选择	A		2

续表

内容	患者管理	手术	知识要求
麻醉、支持治疗和血液保存			
各种麻醉方式的优缺点	A		2
输血相关知识	A	B	2
血栓栓塞性疾病的预防和处理	A		2
深静脉血栓形成的发病学和局部表现、危险因素、治疗、预防			
髋关节和膝关节的手术入路	A	B	2
全关节置换手术技术			2
髋关节			
水泥型假体	A	A	
非水泥型假体、Hybrid 型假体	A	B	
膝关节	B	B	
内、外翻以及屈曲挛缩时的软组织平衡，限制型膝关节假体及其应用指征，截骨对线，髌骨对线和外侧松解，骨缺损的处理			
全关节置换的并发症			2
主要血管、神经损伤	B	C	
术中骨折避免及处理、脱位和处理、异位骨化的预防和处理	B	B	
无菌性松动	B		2
机制、小颗粒病各种表现和处理、诊断及 X 线阅片			
翻修术	B	C	2
髋关节：术前评估和计划、手术入路的选择、假体的选择、手术技术、去除骨水泥的工具和去除方法、股骨重建、植骨和植骨打压技术、高位髋中心概念			
膝关节：全膝关节置换翻修术的原则、术前计划、假体各部分的取出技术、限制型膝关节假体及其应用			
关节置换术后的康复	A		2
髋关节：稳定的位置、物理治疗的原则、一般康复项目、步态训练			
膝关节：一般康复项目、下肢关节康复器使用的争议点、术后屈曲挛缩及其处理			
关节炎及其药物治疗			2
骨性关节炎、创伤后关节炎、骨坏死	A	B	
类风湿性关节炎、强直性脊柱炎	B	B	
急性、亚急性、慢性骨髓炎、化脓性关节炎、骨结核	A	B	
其他关节重建方法（除关节成形术）	A	B	2
髋、膝融合术、各种截骨术			

4. 脊柱

（1）脊柱基础知识

内容	患者管理	手术	知识要求
脊柱的胚胎学、脊柱和脊髓的解剖、全面的神经检查及其解释（包括神经缺陷的类型）、脊柱疾病的 X 线评估、脊柱生物力学的基本原理			2

（2）手术方法

内容	患者管理	手术	知识要求
入路			2
从枕骨至骶骨的后侧入路，寰枢区的特别注意事项	A	B	
C2 ~ C7 的前侧入路	A	B	
开胸术、胸腹联合入路	B	C	
腰椎的腹膜后入路	A	B	
使用器械	B	B	2
脊柱各节段前后路内固定、人工椎体、融合器等			

（3）脊柱疾病

内容	患者管理	手术	知识要求
退行性病变			2
颈椎：颈椎病后纵韧带骨化	A	B	
胸椎	B	B	
腰椎			
腰椎退行性疾病	A	B	
腰椎手术失败综合征	B	C	
急性椎间盘突出	A	B	2
颈椎、腰椎			
不稳定			2
颅颈段、颈椎	B	C	
胸腰段	A	B	
腰骶段	A	C	
椎管狭窄	B	B	2
创伤	A	B	2
颈椎、胸腰椎			
肿瘤	B	B	2
原发性、继发性			
感染	A	B	2
化脓性脊柱炎、结核性脊柱炎、非脊柱源性腰大肌脓肿			

续表

内容	患者管理	手术	知识要求
炎症性疾病			2
强直性脊柱炎	A	B	
其他脊柱关节炎	B	C	
脊柱畸形			2
侧弯			
青少年特发性	B	C	
其他	C	C	
后突	C	C	
椎骨分离（滑椎）	A	B	

5．骨与软组织肿瘤

（1）骨与软组织肿瘤基础知识

内容	患者管理	手术	知识要求
病因学、发病学、流行病学			2
骨肉瘤、软骨肉瘤、尤因肉瘤、骨巨细胞瘤等主要肿瘤的表现及其鉴别			2
临床影像表现	A		
病理学表现	C		
分类、外科分期的原则及其意义	A		2
良性骨肿瘤、恶性骨肿瘤、软组织肿瘤、转移性肿瘤、肿瘤样病变			
影像检查方法的使用	A		2
X线、CT、MRI、核医学检查、血管造影			

（2）外科治疗

内容	患者管理	手术	知识要求
活检	A	A	2
处理原则、闭合及开放活检			
手术治疗的原则	A		2
间室的概念、外科边界、切除类型			
良性肿瘤的切除	A	A	2
骨软骨瘤、内生软骨瘤、骨囊肿、脂肪瘤等			
恶性肿瘤切除和重建方法			2
截肢术			
简单截肢（如小腿、大腿截肢）	A	A	
复杂截肢（如肩胛带、半盆截肢）	A	B	

续表

内容	患者管理	手术	知识要求
保肢手术			
适应证	B	C	
重建方法：自体骨、异体骨、内固定、人工关节假体等	B	C	

（3）辅助检查及其他

内容	患者管理	手术	知识要求
化疗、放疗、其他治疗	C	C	2
骨转移瘤 临床特征、X 线表现、处理原则	B	C	2

6．运动医学

内容	患者管理	手术	知识要求
足踝			
应力骨折	A	B	1
Mortons 神经瘤	A	A	1
三角骨	A	C	2
跟腱周围炎	B	A	2
跟腱断裂	A	A	1
踝关节韧带损伤	A	A	1
骨软骨病变	B	B	2
小腿			
应力骨折	A	A	1
慢性间室综合征	A	A	1
小腿夹板	A	A	2
神经卡压	B	B	2
小腿肌肉断裂	A	A	1
膝关节			
前交叉韧带断裂	A	B	1
后交叉韧带断裂	B	C	2
内侧副韧带断裂	A	B	1
半月板撕裂	A	B	1
骨软骨病变	B	B	2
髌骨脱位	A	B	2
膝前痛	A		2
髂胫束综合征	A		2

续表

内容	患者管理	手术	知识要求
肩关节			
游泳者肩	A	B	2
急性盂肱关节脱位	A	A	1
复发性不稳定	A	B	1
多方向不稳定	A	B	1
撞击	B	B	1
肩袖损伤	B	B	2
肩锁关节损伤	B	B	2
肩部牵涉痛	B	B	2
肘关节			
投球手肘	B	B	2
小联盟肘	B	B	2
外上髁炎	A	B	1
软骨病变	B	C	2
二头肌腱断裂	B	B	2

（二）患者管理的病种和例数要求

轮转各亚专业时负责管理病床 6 ～ 8 张，收治以下病种：

	疾病名称	例数（≥）
创伤	常见部位骨折、关节脱位	30
	复杂骨关节创伤（脊柱骨折、骨盆髋臼骨折等）	15
	骨折不愈、延迟与畸形愈合	5
	周围神经损伤	5
	血管损伤	5
	手部外伤	5
关节	骨与关节感染性炎症（化脓性骨关节炎、急性与慢性血源性骨髓炎、骨关节结核等）	5
	骨与关节非感染性炎症（骨关节炎、类风湿关节炎、强直性脊柱炎等）	40
	股骨头坏死	10
	先天性髋臼发育不良	10
	骨关节畸形	10
脊柱	颈椎病	20
	胸椎管狭窄	5
	腰椎间盘突出症	15
	腰椎管狭窄	15

续表

疾病名称		例数（≥）
脊柱	腰椎滑脱	15
	脊柱侧弯	5
	脊柱感染	5
肿瘤	四肢肿瘤	10
	骨盆肿瘤	10
	脊柱、骶骨肿瘤	10
运动医学	运动系统慢性损伤（肌腱炎、腱鞘炎、滑膜炎、腰背筋膜炎等）	10
	膝关节韧带损伤	10
	肩关节韧带损伤	10

（三）临床基本技能要求

掌握骨科临床常用治疗技术的具体操作，要求例数如下：

手术或操作名称	例数（≥）
骨折、关节脱位的手法复位	10
夹板、石膏外固定	20
皮牵引	5
骨牵引	5
局部封闭	20
关节腔穿刺	20
止血带	20

（四）手术要求

专业	手术类别	完成例数	参加例数
创伤	开放损伤的清创	20	20
	骨折、脱位的切开复位内固定（钢板、髓内钉、外固定支架）	20	30
	游离植皮、皮瓣转移移植修复	10	10
	周围神经损伤的修复	5	10
	血管损伤的修复	5	10
	手外伤的清创、修复、闭合伤口	10	10
关节	普通人工髋关节置换术	5	20

续表

专业	手术类别	完成例数	参加例数
创伤	普通人工膝关节置换术	5	20
	普通人工肩关节置换术	5	10
	四肢关节感染性／非感染性关节炎症手术	5	5
	骨关节畸形矫正手术	5	5
脊柱	颈椎手术	10	20
	胸椎手术	10	20
	腰椎手术	20	20
肿瘤	简单四肢良性肿瘤手术	10	10
	复杂四肢恶性肿瘤手术	5	10
	骨盆肿瘤手术	0	10
	脊柱、骶骨肿瘤手术	0	10
运动医学	膝关节镜	20	40
	髋关节镜	0	10
	肩关节镜	0	10
	踝关节镜	0	10

（五）科研教学

受训者完成培训后应掌握骨科常用英文词汇，能阅读国内外骨科学文献；可以协助进行临床、实验室研究；具有较强的教学能力，能独立带教实习医师，指导低年住院医师处理骨科的常见病、多发病。

培训期间应结合临床实践开展临床科研，撰写并以第一作者身份在骨科医学统计源核心期刊发表论文一篇及以上。

四、参考书目与扩展阅读

1．吴孟超，吴在德．黄家驷外科学．7 版．北京：人民卫生出版社，2008.

2．胥少汀．实用骨科学．北京：人民军医出版社，2006.

3．邱贵兴，戴尅戎．骨科手术学．3 版．北京：人民卫生出版社，2006.

4．吕厚山．现代人工关节外科学．北京：人民卫生出版社，2006.

5．S. Terry Canale. Combell's Operative Orthopaedics，11th ed. Philadelphia：Elsevier，2003.

6．期刊：中华外科杂志；中华骨科杂志；中国脊柱脊髓杂志；JBJS CORR BJJ Spine.

泌尿外科专科医师培训细则

泌尿外科是诊治泌尿系统、男生殖系统和肾上腺外科疾病的外科专业。

泌尿外科专科医师培训阶段为期3年。受训医师必须完成外科住院医师规范化培训之后方可接受本阶段培训。

一、培训目标

通过全面、正规、系统的泌尿外科专科医师培训，受训医师在完成培训后，应该达到泌尿外科初年主治医师水平，具体目标如下：

1. 全面系统地掌握泌尿外科基础知识和基本理论。
2. 掌握正确的临床思维与临床工作方法，具有泌尿外科疾病多学科综合治疗理念；
3. 熟悉并且能够正确使用各种泌尿外科诊疗技术。
4. 能够独立对泌尿外科常见疾病进行诊断、治疗、预防与随访。
5. 对泌尿外科少见或疑难病症的诊断与治疗、急症和危重病症的急救与抢救具备一定的认识和经验。
6. 具备比较熟练的泌尿外科手术操作技能，能够完成常用泌尿外科手术。
7. 能够完成指导医学本科生及下级医师的教学任务。
8. 具有一定的临床科研能力，以及文献阅读评价与论文撰写能力。

二、轮转科室和时间安排

轮转科室或专业	轮转时间（月）
泌尿外科病房	18
泌尿外科门急诊	3
泌尿外科特殊检查	2
体外冲击碎石	1
泌尿外科总住院医师	12
合计	36

三、培训内容与要求

（一）门诊

掌握：泌尿外科及男生殖系统常见疾病的诊断和治疗。

熟悉：肾上腺和男生殖系统疾病诊治的基本知识。

了解：泌尿影像和腔镜在泌尿生殖系统疾病诊治的意义。

（二）泌尿外科特殊检查

1．超声 培训时间 1 个月。

掌握：超声检查基本原理和操作规程、泌尿外科常见疾病的超声检查指征。

熟悉：泌尿外科常见疾病的超声表现、超声介入的指征和操作规程。

2．尿动力学 培训时间 1 个月。

掌握：尿动力学检查的基本原理和基本操作规程。

熟悉：尿动力学检查的适应证和禁忌证。

了解：泌尿外科常见膀胱尿道功能障碍的尿动力学表现和相应的治疗原则。

（三）体外冲击波碎石

培训时间 1 个月。

掌握：体外冲击波碎石机的工作原理和操作规程。

了解：体外冲击波碎石的适应证和禁忌证。

（四）病房住院医师

培训时间为 18 个月。需完成住院记录 180 份，应掌握以下手术：包皮环切，输精管结扎，膀胱镜检查，逆行造影，经尿道膀胱镜 D-J 管置入术，耻骨上膀胱穿刺造瘘术，膀胱血块冲洗术，尿道扩张，睾丸活检，鞘膜翻转或切除术，精索静脉结扎术，睾丸切除术，附睾切除术，经尿道膀胱肿瘤或前列腺切除术，输尿管镜手术，腹腔镜肾囊肿去顶术，腹腔镜肾上腺瘤切除术等。以上手术可单独完成或在上级医师指导下完成。完成总手术例数不应少于 160 例。

作为术者或一助需完成的基本操作与手术类别及其例数要求：

手术或操作名称	例数（≥）
膀胱镜检查	50
逆行造影	10
经膀胱镜 D-J 管置入术	5
耻骨上膀胱穿刺造瘘术	5
尿道扩张术	10

续表

手术或操作名称	例数（≥）
包皮环切术	10
精索静脉结扎术（包括腹腔镜）	5
睾丸、附睾和其他阴囊部位手术	10
输尿管镜手术	10
经尿道手术	20
经皮肾镜取石术	5
腹腔镜手术	20

（五）总住院医师

培训时间 12 个月。应掌握或参与以下手术：阴茎部分或全切除术，经尿道膀胱肿瘤切除术，肾盂切开取石术，单纯肾切除术，根治性肾切除术，肾输尿管全长切除术，肾部分切除术，根治性膀胱切除及尿流改道术，睾丸根治性切除术，腹膜后淋巴结清扫术，前列腺癌根治手术，肾盂输尿管连接部成形术，输尿管膀胱再植术，经尿道前列腺切除术，腹腔镜手术，尿道手术等。术者或第一助手为有效训练手术病例，有效训练手术病例不应少于 150 例。

作为术者或 I 助需完成的手术类别及其例数要求：

手术或操作名称	例数（≥）
经尿道膀胱肿瘤电切术	20
经尿道前列腺电切术	10
肾盂切开取石术或经皮肾镜取石术	10
单纯肾切除术（包括腹腔镜）	5
根治性肾切除术（包括腹腔镜）	20
肾输尿管全长切除术（包括腹腔镜）	10
肾部分切除术（包括腹腔镜）	10
肾盂输尿管连接部成形术（包括腹腔镜）	3
输尿管膀胱再植术	2
输尿管镜碎石取石术	10
腹腔镜肾囊肿去顶术	10
肾上腺肿瘤切除术（包括腹腔镜）	10
根治性膀胱切除及尿流改道术	10
前列腺癌根治术（包括腹腔镜）	5
其他（包括阴茎、尿道手术，根治性睾丸切除术等）	10

（六）科研教学

1．初步掌握临床科研方法，能结合临床实践参与临床科研，撰写并以第一作者身份在核心期刊发表论文或文献综述一篇及以上。

2．能担任指导本科生生产实习和协助指导下级医师的教学工作，具备初步的教学能力。

四、参考书目与扩展阅读

1．吴阶平．吴阶平泌尿外科学．济南：山东科学技术出版社，2005．

2．梅骅．泌尿外科手术学．3 版．北京：人民卫生出版社，2008．

3．Arthur D.Smith．Smith 腔内泌尿外科学．2 版．郭应禄主译．北京：北京大学出版社，2011．

4．郭应禄，胡礼泉．男科学．北京：人民卫生出版社，2005．

5．郭应禄．泌尿外科内镜诊断治疗学．北京：北京大学医学出版社，2004．

胸外科专科医师培训细则

　　胸外科是以胸部疾病（主要是肺部、食管、纵隔疾病）的病因、发病机制、诊断和治疗为主要工作领域，以外科手术为主要治疗手段的外科专业学科。

　　胸外科专科医师培训阶段为期 3 年。受训医师必须完成外科住院医师规范化培训后方可接受本阶段培训。

一、培训目标

　　通过规范的胸外科专科医师培训，对受训医师在知识、技能、职业素养三个方面达到胸外科初年主治医师水平，具体如下：

　　1．全面系统地掌握胸外科基础知识和基本理论，熟悉胸外科及相关领域的新进展。

　　2．熟悉并能正确使用胸外科各种常用诊断技术和特殊检查方法；掌握胸外科基本手术技能，能够完成常规胸外科手术及操作；能够独立对胸外科常见疾病进行诊断和治疗，对疑难、急症和危重病症的诊疗具备一定的认识和经验。

　　3．掌握正确的临床思维方法，具有多学科综合治疗理念，具备较好的沟通交流技巧与医疗服务能力。

　　4．能够完成指导医学本科生及下级医师的教学任务。

　　5．具有一定的临床科研能力，具备在实践中自我学习不断提高的能力。

年度培训目标

培训目标	第一年 高年住院医师	第二年 总住院医师	第三年 初年主治医师
技能	支气管镜检查术 胸腔闭式引流术 淋巴结活检 / 胸壁肿物切除 VATS 切口及扶镜 VATS 探查与简单粘连分解	开胸探查术 VATS 肺楔形切除术 纵隔肿物切除 气胸肺大泡切除术 交感神经链切断术	肺叶切除 纵隔肿物切除 食管癌根治 食管平滑肌瘤剥除术
知识	系统地掌握胸外科基础知识和基本理论 典型胸部 CT 阅读，各种常用检查结果的解读	熟悉胸外科及相关领域的新进展、新知识 复杂胸部 CT 阅片能力	对专科理论知识有深入的理解

续表

培训目标	第一年	第二年	第三年
	高年住院医师	总住院医师	初级主治医师
医疗服务能力	胸外科患者日常管理 正确使用胸外科常用诊断技术和特殊检查方法 简单的沟通交流与咨询服务	胸外科急症的急救处理 多学科合作会诊能力 病房/医疗工作管理能力 教学查房与床旁带教	独立诊治胸外科常见疾病 疑难、重症诊治能力 较好的沟通交流技能 较强理论与实践教学能力

二、轮转科室和时间安排

胸外科专科医师的培训阶段为期 3 年，其中包括 18 个月的胸外科病房培训，12 个月的总住院医师训练，3 个月的心外科训练，3 个月的机动时间（科研或临床），具体轮转安排计划由各个基地根据自身情况安排。

轮转科室或专业	轮转时间（月）
胸外科病房	18
总住院医师	12
心外科	3
机动	3
合计	36

三、培训内容与要求

（一）病种及数量要求

胸外科专科医师培训期间，日均管理病床 5～6 张，住院病历不少于 150 份。其中肺癌患者管理不少于 50 例，食管癌/贲门癌患者管理不少于 10 例，纵隔肿瘤患者管理不少于 10 例，其他病种不限，各基地根据自身情况安排，但总的管理患者数量不少于 150 例。

疾病名称	例数（≥）
肺癌	50
食管癌/贲门癌	10
纵隔肿瘤	10
其他胸外科疾病	不限
如：胸部外伤、支气管扩张症、气管疾病	
肺大泡、食管良性疾病、手汗症等	
合计	150

（二）专业理论和知识要求

1. 掌握胸外科常见病、多发病的发病机制及临床表现，能独立完成诊断和鉴别诊断，并确立治疗原则。

2. 掌握胸外科基本理论，对相关实践问题有较深入的认识和较为丰富的临床经验。

3. 熟悉胸外科常见疾病诊治的最新进展。

（三）技能操作和辅助检查要求

1. 独立完成下列手术或操作

手术或操作名称	例数（≥）
支气管镜检查术	30
胸腔闭式引流术	10
开胸探查术/VATS切口及探查术	20
VATS肺楔形切除术	10
淋巴结活检/胸壁肿物切除	5
合计	75

2. 作为第一助手在上级医师指导下完成下列手术

手术或操作名称	例数（≥）
肺叶切除术	5（VATS至少2例）
纵隔肿物切除术	5（VATS至少2例）
下段食管癌根治术	2
合计	12

3. 作为助手参与下列手术

手术或操作名称	例数（≥）
贲门/食管癌根治术	10
肺叶切除术或肺段切除术	30
复杂肺叶切除（包括复合肺叶、全肺、支气管袖等）	5
纵隔肿物切除术	10
食管良性疾病治疗（包括贲门肌层切开术、食管平滑肌瘤剥除、食管憩室切除等）	5
合计	60

4．胸外科相关的辅助检查

（1）掌握纤维气管镜、肺功能检查、肺灌注显像、六分钟步行试验、常见疾病的胸部 X 线平片、CT、PET-CT。

（2）熟悉纤维胃镜、纵隔镜、临床病理等。

（3）了解支气管内超声、超声胃镜、食管运动及 pH 监测、肌电图等检查技术。

5．参加模拟训练

专科医师培训期间参与基地组织的基础腹腔镜外科（fundamental laparoscopic surgery，FLS）培训课程（20 学时），并获得合格证书。

（四）科研教学

1．初步掌握临床科研方法，培训期间应结合临床实践开展临床科研，撰写并以第一作者身份在核心期刊发表论文或文献综述一篇及以上。

2．熟悉先进的教学理念，协助主治医师指导低年资住院医师工作，指导实习医师工作，参与疑难病例讨论、死亡病例讨论、医疗事故 / 纠纷病例讨论、团队式教学等医疗、教学活动的组织及病历资料准备。

四、参考书目与扩展阅读

1．胡盛寿，王俊．外科学，胸心外科分册．北京：人民卫生出版社，2015.

2．李辉．胸外科学．北京：北京大学医学出版社，2010.

3．Pearson FG，Cooper JD，Deslauriers J．Pearson's Thoracic Surgery. 3rd ed. New York：Churchill Livingstone，2008.

4．Ferguson MK. Difficult Decisions in Thoracic Surgery：An Evidence-Based Approach. 3rd ed. London：Springer，2014.

心血管外科专科医师培训细则

心血管外科是外科学的分支学科，其特点是应用基本外科技术结合相关基础理论和现代高新技术治疗心脏、大血管及心包疾病。

心血管外科专科医师培训阶段为期 3 年。受训医师必须完成外科住院医师规范化培训后方可接受本阶段培训。

一、培训目标

通过系统、严格、规范化的培训，使受训医师诚实而富有爱心，具备较好的人文综合素质、严谨的工作态度及团队合作精神；掌握与心血管外科相关的专业理论和专业知识；对心血管外科常见疾病的病因、发病机制、临床表现、诊断与鉴别诊断、门急诊处理、围术期管理等具有一定的独立处理能力；能依据患者个体需要提供符合医学伦理和道德的医疗服务；在上级医师指导下完成本专业的基本手术操作及临床技能；具有一定的科研、教学及外语等综合能力，达到心血管外科初年主治医师水平。

二、轮转科室和时间安排

心血管外科专科医师培训时间为三年，包括两个阶段：第一阶段为期一年，接受心血管外科及其相关的基本知识和技能培训，第二阶段为期两年，接受先天性心脏病、获得性心脏病、大血管以及心包疾病等临床专业知识和技能的培训。

轮转科室或专业	轮转时间（月）
第一阶段	12
心血管麻醉	2
体外循环	2
心外监护	3
影像/介入技术	3
心内科病房/监护室	2
第二阶段　心血管外科	24
高年住院医师	12
总住院医师	12
合计	36

三、培训内容与要求

（一）第一阶段

1．掌握心血管外科的基础理论和基本知识

（1）心血管疾病的实验室检查与应用。

（2）心血管疾病的诊断与鉴别诊断、处理常规。

（3）心血管影像学方法及适应证。

（4）心脏及血管外科疾病介入诊断和治疗的基本方法及适应证。

（5）心血管外科手术后病理生理改变、术后监护要点及处理常规。

（6）心血管药物的使用：心脏肌力药物，抗心律失常药物，血管活性药物。

（7）心血管麻醉的基本方法及常用麻醉药物应用。

（8）心血管外科伤口并发症的预防与处理：包括感染、纵隔炎。

（9）心脏病患者术后多器官并发症的诊断和处理原则。

（10）体外循环的基本原理及管理要点。

（11）了解心血管外科常用的临床研究方法。

2．心血管外科基本技能要求

（1）独立完成一般伤口清创术。

（2）掌握胸腔穿刺及置管引流术。

（3）独立完成深静脉和桡动脉穿刺与置管术。

（4）在上级医师指导下能完成主动脉内球囊反搏置入术。

（5）掌握心脏临时起搏器的使用。

（6）掌握血流动力学指标及其监测方法。

（7）掌握呼吸机的使用及血气分析的临床应用。

（8）了解床旁血滤机的使用原理及适应证。

（9）能够正确阅读常见心血管疾病的影像资料，并做出合理的分析与判断。

（10）熟悉体外循环管路，包括血泵和氧合器的安装及基本操作。

3．基本训练要求

培训项目	例数（≥）	要求
心血管手术麻醉	20	参加
体外循环的准备与管理	10	参加
心血管导管检查／介入（包括右心导管检查、冠状动脉造影、大血管造影、心脏与周围血管介入／治疗等）	30	参加
心血管手术后管理	100	参与
合计	160	

（二）第二阶段

作为高年资住院医师期间日均管理病床 6 ～ 8 张，完成病历 100 ～ 150 份，通过考核担任心血管外科总住院医师工作一年。通过培训能达到以下要求：

1．心血管外科的基础技能

（1）掌握常规开、关胸手术（包括胸骨正中及侧切口）。

（2）掌握胸骨及纵隔感染的清创术。

（3）掌握心包穿刺、置管术。

（4）熟悉二次开胸术（包括紧急开胸止血、再次手术）。

（5）熟悉各类微创心血管外科手术的入路及方法。

2．有关体外循环及重要脏器的保护

（1）基础理论及专业知识

1）掌握心肌损伤的机制及其预防。

2）掌握心肌保护的各种措施及效果的评价。

3）熟悉体外循环并发症的预防、多器官损伤与保护。

4）熟悉心脏辅助的原理和基本应用技术。

（2）临床技术

1）能独立完成体外循环的建立。

2）能正确处理体外循环过程中的突发事件。

3）掌握床旁血滤的置管术。

4）了解心室辅助及体外膜肺氧合的应用及安装方法。

3．缺血性心脏病

（1）基础理论及专业知识

1）掌握冠状动脉解剖及生理学。

2）掌握冠状动脉粥样硬化和急性心肌缺血的病理生理学。

3）掌握缺血性心脏病的诊断技术、原则与应用（包括心电图、运动负荷实验、冠状动脉造影、心肌核素显像、超声心动图）。

4）掌握缺血性心脏病的内、外科治疗基本方法，包括再血管化的适应证、时机和预后。

5）熟悉心肌梗死的治疗及其并发症，包括：缺血性室间隔穿孔、室壁瘤、心脏破裂和二尖瓣功能不全（乳头肌功能不全）的处理原则。

6）熟悉冠心病杂交手术的适应证及手术方法。

（2）临床技术

1）掌握冠心病外科手术的围术期处理方法。

2）掌握大隐静脉和桡动脉获取术。

3）在上级医师指导下完成内乳动脉获取术。

4．心脏瓣膜病

（1）基础理论及专业知识

1）掌握心脏瓣膜的解剖学及生理学。

2）掌握各类心脏瓣膜病的病理改变、临床表现及自然病程。

3）掌握心脏瓣膜病诊断技术的原则与应用，包括心脏听诊、超声心动图（包括经食管超声心动图）、心导管检查及血流动力学评估、磁共振检查。

4）掌握心脏瓣膜病的治疗原则，熟悉内科与外科治疗的适应证。

5）熟悉瓣膜疾病的相关指南。

6）熟悉各类瓣膜手术的要点及并发症处理原则。

7）了解介入治疗瓣膜疾病的基本方法及进展。

（2）临床技术

1）掌握各类瓣膜手术的围术期处理方法（包括抗凝治疗）。

2）掌握生物瓣膜与机械瓣膜的选择原则。

3）熟悉标准的主动脉瓣和二尖瓣置换及修复手术。

4）了解复杂瓣膜外科手术。

5）了解瓣膜手术以及合并房颤的外科技术。

5．胸主动脉疾病

（1）基础理论及专业知识

1）掌握主动脉的解剖学及生理学。

2）熟悉常见主动脉疾病的病理解剖及病理生理改变（包括胸主动脉及胸腹主动脉动脉瘤、主动脉夹层，马方综合征等）。

3）熟悉胸主动脉疾病的诊断与处理原则。

4）熟悉主动脉疾病的常规内科治疗和外科干预的适应证。

5）了解主动脉手术的体外循环方法。

6）了解主动脉疾病介入治疗原则及适应证。

（2）临床技术

1）掌握胸主动脉手术的围术期处理方法。

2）熟悉胸主动脉及胸、腹主动脉疾病的基本外科技术及手术并发症的预防。

6．心脏移植和心功能不全

（1）基础理论及专业知识

1）熟悉心功能不全的病理生理学。

2）熟悉终末期心功能不全患者的治疗原则。

3）熟悉心脏移植的适应证，包括对有原发或继发肺动脉高压患者进行心肺联合移植和肺移植联合心脏病变修复。

4）了解外科治疗心力衰竭的适应证和并发症，包括常规的再血管化手术、瓣膜手术、心脏辅助（主动脉内球囊反搏、体外膜肺氧合心室辅助）和人工心脏、心脏移植，以及一些其他非常规治疗措施（包括激光心肌血运重建术、左室减容术、心肌动力成形术）。

5）了解暂时性和永久性机械心脏辅助装置的适应证和并发症。

（2）临床技术

1）掌握主动脉内球囊反搏、心脏外膜临时起搏器的使用。

2）熟悉机械辅助装置及体外膜肺氧合置入。

3）了解获取供体心脏与心脏移植的基本方法。

7．心律失常

（1）基础理论及专业知识

1）掌握心外膜临时起搏器植入的适应证及其并发症的处理。

2）熟悉常见心律失常的病理生理学和电生理学、临床表现及诊断方法。

3）熟悉内科治疗心律失常常用药物的药理学及适应证。

4）熟悉心律失常内科和外科介入治疗的适应证及基本方法。

5）了解可植入式自动心脏除颤器（AICDs）及其并发症的处理。

（2）临床技术

1）掌握心外膜电极的置入、临时起搏器的操作。

2）了解各种单腔和双腔、可植入式自动心脏除颤器、心内膜和心外膜导线的植入技术。

3）了解心房纤颤的外科手术及杂交手术。

8．心脏肿瘤

（1）基础理论及专业知识

1）掌握心脏肿瘤的发病率、病理、自然病程和临床表现。

2）掌握心脏肿瘤的处理原则。

3）熟悉心脏肿瘤诊断技术的原则和运用，包括超声心动图、心导管检查、CT 和 MRI。

4）熟悉心脏肿瘤的手术适应证及手术方法。

（2）临床技术

熟悉各种常见心脏肿瘤切除（如左房黏液瘤）的外科技术及术后处理。

9．心包疾病

（1）基础理论及专业知识

1）掌握心包的解剖学与生理学。

2）掌握心包的病理生理学，包括先天性和获得性心包疾病。

3）掌握急性心包填塞和慢性缩窄性心包炎的病理生理学。

4）掌握心包疾病诊断原则和运用（包括超声心动图、CT 和 MRI）。

5）熟悉心包疾病内科治疗和外科手术的适应证。

（2）临床技术

1）掌握心包疾病患者术后处理的方法。

2）掌握心包穿刺、活检术、引流术。

3）上级医师指导下完成简单心包剥脱术。

10．先天性心脏病

（1）基础理论及专业知识

1）掌握先天性心脏病的胚胎学、解剖学和专用术语。

2）掌握胎儿、新生儿和小儿循环的生理学和病理生理学。

3）熟悉小儿心脏病重症监护治疗的原则（包括呼吸机管理、心肌血管药物、小儿心律失常的治疗和肺动脉高压的控制）。

4）熟悉小儿体外循环管理的原则：心肌保护策略、深低温和停循环的应用。

5）熟悉小儿循环衰竭支持技术的原则和运用。

6）熟悉先天性心脏病诊断技术的原则与应用（包括超声心动图、心脏造影和血流动力学检查、MRI）。

7）熟悉各类先天性心脏病的病理解剖及病理生理学。

8）熟悉先天性心脏病的处理原则，包括肺血管疾病的病理生理学和评价、修补手术的适应证和禁忌证。

（2）临床技术

1）熟悉儿童体外循环的建立。

2）熟悉常见先天性心脏病的围术期管理。

3）熟悉常见先天性心脏病的外科治疗适应证及基本方法（包括四联症、主动脉缩窄、动脉导管未闭、房间隔缺损、部分房室共同通道、室间隔缺损）。

4）了解先天性心脏病的姑息性手术。

（三）基本要求

1．基本操作（手术）种类和例数要求

手术操作种类	例数（≥）	要求
开、关胸术	40	独立完成
二次开胸术（探查 / 清创）	3	参加
深静脉及动脉穿刺置管术	10	独立完成
获取大隐静脉	60	独立完成
获取桡动脉	10	独立完成
获取乳内动脉	10	上级医师指导下完成
冠状动脉搭桥术近端吻合	5	上级医师指导下完成
安置心外膜起搏导线	5	上级医师指导下完成
安置主动脉内球囊反搏	5	上级医师指导下完成
放置漂浮导管、床旁血滤导管、体外膜肺管道	5	上级医师指导下完成
建立体外循环	5	上级医师指导下完成
心包穿刺术 / 引流术	5	上级医师指导下完成
经皮气管切开	3	上级医师指导下完成
合计	166	

2．手术和例数要求

参加 145 例以上心血管手术，其中在上级医师的指导下作为主刀或第一助手完成 10 例手术。

手术名称	例数（≥）	
	参加	术者／一助
先天性心脏病	30	5
获得性心脏病		
各类瓣膜置换与成型手术	30	5
冠心病手术（冠状动脉搭桥术、室壁瘤切除术、室间隔穿孔修补术等）	60	
胸主动脉置换与腔内支架置入术	10	
心包剥脱术及心包开窗引流术	5	
心脏肿瘤手术（心房肿瘤摘除术等）	5	
心律失常手术（心房纤颤射频消融术等）	5	
合计	145	10

注：应包括 3 例二次手术

（四）科研教学

1．培训期间应结合临床实践开展临床科研，撰写并以第一作者身份在核心期刊发表论文或文献综述一篇及以上。

2．协助主治医师指导低年资住院医师工作，指导实习医师工作，参与疑难病例讨论、死亡病例讨论、医疗事故／纠纷病例讨论、团队式教学等医疗、教学活动的组织及病历资料准备。

3．参与各类临床病例讨论会，作为主讲人完成临床病例分析、读书报告会、科研讨论会等 10 次。

四、参考书目与扩展阅读

1．Kirklin WW，Barrat-Boyes BB. Cardiac Surgery. 4th ed. New York：Churchill Livingstone，2013.

2．朱晓东，张宝仁．心脏外科学．北京：人民卫生出版社，2007.

3．解基严，周清华主译．心胸外科学精要．2 版．天津：天津科技翻译出版公司，2010.

神经外科专科医师培训细则

神经外科学是运用外科学的基本原则和方法，诊治中枢神经系统和外周神经系统疾病的医疗实践科学，是外科学的一个重要分支。由于神经外科学是处理人体最高中枢问题的科学，因此对神经外科医师的培训标准应有更高的要求。为系统、规范地开展神经外科专科医师培训工作，特制定本细则。

神经外科专科医师培训阶段为期 3 年。受训医师必须完成外科住院医师规范化培训后方可接受本阶段培训。

一、培训目标

通过全面、系统、规范的神经外科专科医师培训，使受训医师系统掌握神经外科相关的专业理论、专业知识和基本专科技能，能够独立对神经外科常见疾病进行诊断、治疗、指导预防与随访，具备较为熟练的神经外科手术操作技能，初步胜任神经外科危急重症的抢救治疗，具备初步的临床教学意识和教学能力，并具有一定的临床科研能力和创新思维，具备阅读英文文献和进行国际交流所需的专业英语能力，达到神经外科初年主治医师水平。

二、轮转科室和时间安排

轮转科室或专业	轮转时间（月）
颅脑创伤专业	3
颅脑肿瘤专业	5
脑血管疾病专业	5
脊柱脊髓疾病专业	5
功能神经外科及其他	3
神经内科	1
总住院医师	12
机动	2
合计	36

三、培训内容与要求

（一）患者管理的病种及例数要求

疾病名称	例数（≥）
颅脑创伤	30
颅脑肿瘤	40
脑血管病	40
脊柱脊髓疾病	40
功能神经外科及其他疾病 （癫痫、周围神经病、运动障碍、脑积水等）	30
合计	180

（二）专业理论和知识要求

1．掌握神经外科常见、多发、危重疾病的发病机制、临床表现，掌握其诊治原则，能独立完成诊断和鉴别诊断并确立治疗原则，包括手术策略的制定。

2．熟悉神经外科基本理论，对相关实践问题有较深入的认识，包括：

（1）掌握头颈部解剖和神经解剖。

（2）掌握神经系统病史询问、神经系统查体和病历书写规则。

（3）掌握神经外科急症的理论基础和处理规范。

（4）熟悉神经外科危重患者的病情评估和处理原则。

（5）熟悉常见神经外科疾病影像学表现。

（6）熟悉神经眼科及神经耳科相关知识。

（7）了解神经系统肿瘤的病理学特征。

（8）了解神经电生理基本原理和分析方法。

（9）了解脑血流超声评价。

（10）了解神经系统疾病的核医学表现。

（11）了解神经外科新技术、新进展。

（三）技能操作和辅助检查要求

1．能独立完成常见神经外科手术操作，在上级医师指导下独立完成或参加部分手术。

手术或操作名称	例数（≥）	
	术者 / 一助	参加
颅脑损伤手术	20	
颅脑肿瘤手术	10	20
高血压脑出血手术	10	
其他脑血管病手术（脑动脉瘤、动静脉畸形等）	10	10
神经血管疾病介入手术		15
脊柱脊髓手术	10	20
脑积水脑室腹腔分流术	10	
周围神经疾病手术		10
神经内镜手术		15
腰大池置管术	10	
脑室穿刺术	10	
合计	90	90

2．掌握神经外科常见疾病的影像学诊断技能，熟悉神经影像基本理论及神经外科各类疾病的影像学诊断；熟悉神经眼科及神经耳科相关辅助检查流程及结果判读；熟悉神经标本处理过程及神经疾病病理分类和病理学特征；了解神经电生理的基本原理和数据分析方法；了解神经系统疾病的核医学表现。

（四）科研教学

1．培训期间应结合临床实践开展临床科研，撰写并以第一作者身份在核心期刊发表论文或文献综述一篇及以上。

2．协助主治医师指导低年资住院医师和实习医师，参与疑难病例讨论、死亡病例讨论、医疗事故 / 纠纷病例讨论、团队式教学等医疗、教学活动的组织及病历资料准备。

3．鼓励受训医师参与基地内科研项目或申请开展各类相关研究。

4．熟练掌握英语，能够熟练查阅本专业英文文献资料。

四、参考书目与扩展阅读

1．王忠诚．王忠诚神经外科学．武汉：湖北科学技术出版社，2005.

2．中华医学会．临床诊疗指南 神经外科学分册．北京：人民卫生出版社，2006.

3．Winn HR，Kliot M. Youmans Neurological Surgery，5th ed．Philadelphia：Elsevier，2004.

4．Schmidek H，Sweet W. Schmidek and Sweet's Operative Neurosurgical Techniques．6th ed. Philadelphia：Elsevier，2012.

整形与美容专科医师培训细则

整形与美容外科是采用组织移植或代用品置入的方法、对人体先天或后天性组织、器官的缺损和畸形的形态修复和功能重建，以及对人类容颜和形态的美进行重塑的外科专业。开始分化出普通整形外科（含烧伤后期整形、康复治疗）、手、四肢、躯干整形外科（含显微外科、泌尿生殖器整形、再造）、颅颌面和面部器官整形外科（含模型技工室）、美容外科（含激光治疗科）、整形外科基础研究等亚专业。

整形与美容专科医师培训阶段为期 3 年。受训医师必须完成外科住院医师规范化培训之后方可接受本阶段培训。

一、培训目标

通过全面、系统、规范的整形和美容专科培训，受训医师在完成培训后能够熟悉和掌握整形与美容外科的基本理论、基本技能和基本操作，培养整形外科疾病诊断与治疗的临床思路和创新能力，达到整形与美容科初年主治医师水平。

二、轮转科室和时间安排

在整形和美容外科进行轮转培训，第一年为整形外科住院医培训阶段，安排在整形外科病房工作，参与患者管理和手术，完成病历记录；第二年为整形外科总住院医师培训阶段，安排在整形外科病房工作，指导住院医师管理患者，安排及参与手术；第三年为美容外科技能培训阶段，安排在美容外科门诊和病房工作，主要观摩学习及参与美容外科手术。

三、培训内容和要求

（一）第 1 ～ 6 个月：整形外科基本知识、基本技术培养
1．基础理论

内容	要求
整形外科学的定义、治疗范围及简史（标准诊断和手术名称）	掌握
身体各部位的解剖学名称、标准诊断和常见手术名称	掌握
整形外科手术的麻醉特点	掌握

续表

内容	要求
整形美容心理学基础	掌握
标准化整形患者收治流程	掌握
整形外科医学摄影及整形外科各部位病灶影像资料留取标准	掌握
皮片移植、皮瓣移植术的适应证、优缺点及相关并发症的防治方法	掌握
取皮术与植皮术操作要点	掌握
体表肿物（良、恶性小肿物）的治疗原则及手术方法	掌握
瘢痕及瘢痕疙瘩的病理、生理、预防、治疗原则和方法	掌握

2. 课程学习

课程名称	学分	课程名称	学分
整形外科概论	0.5	外生殖器整形	0.5
瘢痕的实验研究	0.5	瘢痕治疗、注射美容	0.5
皮片移植	0.5	体表血管瘤整形美容治疗	0.5
皮瓣移植	0.5	医学摄影、美学	0.5
组织工程概述	0.5	眼部相关解剖	0.5
整形外科病历书写	0.5	激光在整形外科中应用	0.5
体形雕塑	0.5	脂肪注射	0.5
外耳整形	0.5	现代乳房整形；乳房缩小整形	0.5
足外科	0.5	鼻整形	0.5
内镜除皱	0.5	显微外科在整形外科中的应用	0.5
面部除皱术及相关解剖	0.5	国外整形外科介绍	0.5
重睑和眼袋	0.5	乳房美学及隆胸	0.5
手外伤	0.5	上睑下垂矫形术	0.5
体表恶性肿瘤切除及修复	0.5	整形外科与先天畸形	0.5
颅面外科基础	0.5	整形外科皮瓣应用	0.5
乳房美容整形术	0.5	瘢痕的治疗	0.5

备注：总分16分，1～12个月需参加80%理论课程，累计13学分

3. 临床操作

手术名称	例数（≥）	要求
中小肿物切除术	3	独立完成
局部浸润麻醉	3	独立完成

续表

手术名称	例数（≥）	要求
眶下神经阻滞麻醉	3	独立完成
创面止血	3	独立完成
皮肤层缝合	3	独立完成
皮下减张缝合	3	独立完成
清创术	3	
包扎	3	

（二）第 7 ～ 12 个月：整形外科临床技能培养

1．基础理论

内容	要求
组织工程概述	掌握
生物材料在整形外科的应用	掌握
激光在整形外科中的应用	掌握
显微缝合技术、微创处理方法及显微外科血管术后的处理与常用药物	掌握
局部皮瓣的常用设计方法（推进皮瓣、旋转皮瓣、交错皮瓣）	
临床常用轴型皮瓣及肌皮瓣的应用解剖	掌握
筋膜瓣、肌皮瓣移植	掌握
其他组织移植（黏膜、脂肪、神经、毛发等）	掌握
皮肤软组织扩张术的适应证，扩张器的种类及植入方法，相关并发症的处理方法	掌握
术后并发症处理原则，能够处理绝大部分术后情况（如伤口渗血、移植物发白或发绀、术后伤口疼痛等）	掌握
皮肤放射性损伤的整形治疗原则和方法	
深度烧伤和放射性损伤的整形外科治疗	

2．课程学习：同第 1 ～ 6 个月。

3．临床操作

手术名称	完成例数（≥）	一助例数（≥）
瘢痕切除缝合术	3	5
瘢痕松解术	3	5
皮片移植术（全厚皮片）	3	5
皮片移植术（滚轴刀）	3	5
皮片移植术（鼓式）	3	5

续表

手术名称	完成例数（≥）	一助例数（≥）
脂肪瘤	3	5
皮肤囊肿切除术	3	5
皮肤软组织扩张器埋置术	3	5
软腭裂修复重建术		5
头皮缺损修复术		5
局部皮瓣转移术		3
皮管成形术		3
先天性唇裂修复术		3
睑外翻整复术		3
上睑下垂整复术		3
歪鼻矫正术		3
斜颈整复术		3
小口开大术		3
大口畸形整复术		3
上肢畸形整复术		2
下肢畸形整复术		2
游离皮瓣移植术		2
先天性复杂腭裂修复		2
乳房再造术		2
巨乳缩小术		2
尿道下裂修复术		2
鼻再造术		2
外耳再造术		2
面神经瘫痪筋膜悬吊术		1

（三）第 13 ～ 24 个月：整形外科综合能力培养

1．基础理论

内容	要求
头皮与颅骨损伤	掌握
唇颊部畸形与缺损及面部烧伤整形	掌握
颌面外伤	掌握

续表

内容	要求
先天性唇腭裂	掌握
颅面外科	掌握
手及上肢瘢痕挛缩畸形	掌握
颈部畸形和缺损	掌握
躯干畸形和缺损	掌握
下肢畸形和缺损	掌握
肢体淋巴水肿	掌握
外生殖器、会阴及肛周畸形和缺损	掌握
性别畸形	掌握
眼部畸形和缺损	掌握
鼻部畸形和缺损	掌握
耳郭畸形和缺损	掌握
乳房畸形和缺损	掌握
内镜在整形美容外科的应用	掌握

2. 临床操作

手术名称	完成例数（≥）	一助例数（≥）
瘢痕切除缝合术	5	5
瘢痕松解术	5	5
皮片移植术（全厚皮片）	5	5
皮片移植术（滚轴刀）	5	5
皮片移植术（鼓式）	5	5
脂肪瘤	5	5
皮肤囊肿切除术	5	5
皮肤软组织扩张器埋置术	5	5
局部皮瓣转移术	5	5
皮管成形术	5	5
先天性腭裂修复术	5	10
先天性唇裂修复术	5	
睑外翻整复术	5	6
上睑下垂整复术	5	6
歪鼻矫正术	5	6

续表

手术名称	完成例数（≥）	一助例数（≥）
鼻再造术		6
外耳再造术		6
菜花耳整复术		2
面神经瘫痪筋膜悬吊术		2
斜颈整复术	5	6
上肢畸形整复术	5	6
下肢畸形整复术	5	6
头皮缺损修复术	5	6
游离皮瓣移植术	5	10
乳房再造术		6
巨乳缩小术	5	6
小口开大术	5	6
大口畸形整复术	5	6
尿道下裂修复术		6
阴道再造术		2
阴茎再造术		2
两性畸形整复术		2

（四）第 25 ~ 36 个月：美容外科专科培养

1．基础理论

内容	要求
正常人体测量方法及参数范围	掌握
美容外科患者心理特征及特殊要求	掌握
美容医疗纠纷的处理技巧	掌握
人体美学理论及绘画基本技术，人体主要骨、软骨、肌肉在体表的美学表现点，面部器官的美学亚单位构成	掌握
内镜在美容外科的应用范围、手术适应证	掌握
激光在美容外科的应用	掌握
皮肤磨削术与化学剥脱术	掌握
眼部整形与美容	掌握
鼻部整形与美容	掌握

续表

内容	要求
耳郭整形与美容	掌握
面部皱纹的整形与美容	掌握
面部轮廓的整形与美容	掌握
乳房美容	掌握
手术减肥与体形塑造	掌握

2. 课程学习

课程名称	学分
美容外科患者心理特征及特殊要求	0.5
美容医疗纠纷的处理技巧	0.5
人体美学理论及绘画基本技术，人体主要骨、软骨、肌肉在体表的美学表现点，面部器官的美学亚单位构成	0.5
内镜在美容外科的应用范围、手术适应证	0.5
激光在美容外科的应用	0.5
皮肤磨削术与化学剥脱术	0.5
眼部整形与美容	0.5
鼻部整形与美容	0.5
耳郭整形与美容	0.5
面部皱纹的整形与美容	0.5
面部轮廓的整形与美容	0.5
乳房美容	0.5
手术减肥与体形塑造	0.5

备注：总分 6.5 分，25 ～ 36 个月需参加 80% 理论课程，累计 5.5 学分

3. 临床操作

手术名称	完成例数（≥）	一助例数（≥）
重睑术	10	20
提眉术	10	10
眼袋去除术	10	20
隆鼻术	10	20
躯干部吸脂术	5	20

续表

手术名称	完成例数（≥）	一助例数（≥）
面部吸脂		2
上睑下垂矫正术	4	5
颞部充填术	4	5
腋臭根治术	4	4
重睑修复术	2	10
隆乳术	2	20
面部肉毒毒素注射除皱术	5	20
全颜面除皱	2	10
上面部除皱		5
内镜除皱		5
鼻头缩小术	2	10
驼峰鼻／宽鼻矫正术		10
继发唇裂畸形矫正术	2	2
面部游离脂肪移植术	2	10
招风耳矫正术	2	5
酒窝成形术	2	5
面部轮廓整形术（下颌角、颧骨部分去除等）		10
皮肤磨削术	2	10
乳房缩小术	2	6
乳头内陷矫正术	2	6
乳房上提术		4
毛发移植术	2	2
处女膜修补术	2	2
阴道紧缩术	2	2
男性乳房肥大		2

（五）科研教学

1. 初步掌握临床科研方法，能结合临床实践参与临床科研，撰写并以第一作者身份在核心期刊发表论文或文献综述一篇及以上。

2. 协助主治医师指导低年资住院医师和实习医师工作，具备初步的教学能力。

四、参考书目与扩展阅读

1．曹宜林，祁佐良，王炜．整形外科学高级教程．北京：人民军医出版社，2014.

2．朱洪荫．中国医学百科全书 整形外科学．上海：上海科学技术出版社，1986.

3．中华医学会．临床技术操作规范 整形外科分册．北京：人民军医出版社，2010.

4．中华医学会．临床技术操作规范 美容医学分册．北京：人民军医出版社，2010.

5．吴念．整形外科诊疗常规．北京：中国医药科技出版社，2012.

运动医学专科医师培训细则

运动医学是一门医学与体育运动相结合的综合性应用科学。研究与体育运动有关的医学问题，运用医学的知识和技术对体育运动参加者进行医学监督和指导，从而达到防治伤病、保障运动者的健康、增强体质和提高运动成绩的目的。运动医学与临床各科关系密切，通过运动医学住院医师规范化培训，能够对运动医学科常见疾病进行诊断、治疗、预防及随访，对运动医学科少见或疑难病症的诊断与治疗、急症和危重病症的急救与抢救具备初步认识和经验。

运动医学专科医师培训为期 3 年。受训医师必须完成外科住院医师规范化培训之后方可接受本阶段培训。

一、培训目标

掌握运动医学科常见疾病的诊断和处理方法；熟练掌握运动医学科常用操作技能。培训结束时，医师具有良好的职业道德和人际沟通能力，具有独立从事运动医学科专科临床工作的能力，并具有一定的科研和外语交流能力，达到运动医学科初年主治医师水平。

二、轮转科室和时间安排

轮转科室或专业	轮转时间（月）
肩肘关节专业组	6
膝关节专业组	10
髋关节专业组	6
踝关节专业组	6
运动医学康复组	4
总住院医师（兼）	12
机动	4
合计	36

机动时间：4 个月，可以根据需要安排专项工作，如下运动队或临床科研等。

三、培训内容与要求

运动医学专科培训采取在运动医学（专业）科室内轮转的形式进行。通过管理患者、参加门、急诊工作和各种教学活动，完成规定的病种和基本技能操作数量，深入学习和掌握运动医学专业的临床技能和理论知识；规范地书写病历；参与见习医师、实习医师和低年资住院医师的临床教学工作。

（一）专业理论和技能要求
1．熟练掌握运动创伤检查法（肩、肘、膝、踝、髋、脊柱）。
2．独立处理常见运动创伤。
3．独立处理常见骨折与脱位（包括手法复位、外固定术）。
4．掌握运动医学及骨科常见病（如膝、肩、肘、踝等关节疾患、脊柱疾患）的诊断、鉴别诊断、保守和手术治疗的原则。
5．掌握运动医学常规手术的术前准备和术后处理原则。
6．初步掌握膝关节镜常规技术，深入了解其他关节镜技术。
7．掌握常见运动伤病的康复。
8．了解常见的运动员伤病。

（二）管理患者要求
管理床位 3 ～ 6 张，书写完整住院病历不少于 30 例，门诊每周 1 次，急诊每月 2 ～ 3 次。下运动队：3 ～ 5 次。康复指导：常见韧带损伤、软骨损伤，肌腱损伤的术后康复，10 ～ 20 例。

（三）参与或独立完成手术要求
独立完成下列手术：

手术名称	例数（≥）
膝半月板切除术	10
膝关节游离体取出术	2
膝关节软骨修复术	5
肌腱修复手术	15

参加下列手术

手术名称	例数（≥）
膝半月板缝合术	10
膝关节韧带断裂缝合修补或重建术	50
全膝人工关节置换术	30
髌骨脱位矫正术	20
关节滑膜全切除术	2
肩袖缝合修补术	30
肩不稳矫正术	10
肘关节韧带断裂缝合修补术	2
踝关节韧带断裂缝合修补术	10

（四）总住院医师

在科主任和主治医师的指导下，全面负责病房管理工作，学会常规手术的术前准备、特殊器械准备、术后处理；负责院内急诊及手术、病房会诊工作；参加病房手术，负责每天的病房巡视和本科生的日常教学工作。

（五）科研教学

1．培训期间应结合临床实践展开临床科研，撰写并以第一作者身份在核心期刊发表论文或文献综述一篇及以上。

2．协助主治医师指导低年资住院医师工作，指导实习医师工作，参与疑难病例讨论、死亡病例讨论、医疗事故/纠纷病例讨论、团队式教学等医疗、教学活动的组织及病历资料准备。

四、参考书目与扩展阅读

1．曲绵域，于长隆．实用运动医学．4版．北京：北京大学医学出版社，2003．

2．敖英芳．膝关节交叉韧带外科学．北京：北京大学医学出版社，2012．

3．Canale ST，Beaty JH. Campbell's Operative Orthopaedics. 12th ed. Philadelphia：Mosby，2012.

妇产科专科医师培训细则

妇产科学是专门研究妇女特有的生理和病理的一门学科，包括普通妇科、妇科肿瘤、产科、计划生育、生殖医学专业。妇产科学也是一门实践性较强的临床学科，妇产科专科医师规范化培训是通过临床技能的训练，结合理论知识的学习，使培训者获得本专业的基础理论、基础知识和基本技能，从而为将要从事的妇产科临床工作打下基础。

妇产科专科医师培训阶段为期3年，受训医师必须完成妇产科住院医师规范化培训之后方可接受本阶段培训。前2年为妇产科强化培训，第3年可以选择妇科、妇科肿瘤、产科和生殖内分泌等亚专科进行培训。

第一节　妇产科强化培训细则

一、培训目标

通过2年妇产科和计划生育科门诊和病房轮转，达到能够比较全面、系统地掌握妇产科各专业常见疾病的基础理论知识和规范诊疗常规，初步掌握诊疗技术，正确分析判断各项辅助检查结果报告；独立或者在上级医师指导下完成门诊手术和急诊患者的紧急接诊、药物治疗和手术治疗。在病房，能够独立完成所管患者的病历记录，术前检查；与患者和家属沟通，解释诊疗过程和目的，与其签署知情同意书；每日查看患者病情变化，及时与上级医师商讨诊治方案；安排患者入院和出院等日常医疗工作。指导本科生和下级医师教学查房。对急症和危重症的急救与抢救具有初步的认识和经验，具有一定的临床科研能力和论文撰写能力，有阅读专业英文文献和英语交流的能力。达到高年住院医师水平。

二、轮转科室和时间安排

轮转科室或专业	轮转时间（月）
妇科病房	4
产科病房	4
计划生育病房	1
妇科门诊	1
产科门诊	1

续表

轮转科室或专业	轮转时间（月）
计划生育门诊	1
妇科总住院医师	6
产科总住院医师	6
合计	24

三、培训内容与要求

（一）妇产科门诊和计划生育门诊

1. 轮转要求：妇科门诊、产科门诊和计划生育门诊各1个月。

2. 专业理论、知识和临床技能要求

（1）妇产科门诊、急诊常见病的诊断、鉴别诊断和治疗原则，能够独立完成妇产科和计划生育门诊的每日工作量。在上级医师指导下参加危急症患者的抢救，熟练掌握抢救、收入院，向家属交代病情，知情同意书签字和安排急诊手术流程。

（2）熟悉妇产科和计划生育正常生理和常见疾病的理论知识，诊断和鉴别诊断程序以及治疗原则。常见疾病包括：女性生殖道炎症，各种妇科良、恶性肿瘤，滋养细胞肿瘤，女性内分泌疾病，异常子宫出血，流产，早产，常见妇科急腹症，子宫内膜异位症，女性生殖道损伤，盆底功能障碍性疾病。计划生育的相关政策，避孕和绝育的理论知识和方法，熟悉适应证、禁忌证和并发症的处理原则。了解不孕症的检查，诊断和治疗方法。

（3）了解产前诊断的目的和方法。掌握产前保健各个环节的目的和要求。掌握产科常见病的相关理论知识和诊断处理原则。常见疾病包括：妊娠高血压疾病，先兆子痫，子痫，前置胎盘，胎盘早期剥离，产后出血，过期妊娠，高危妊娠，骨盆异常，软产道异常，胎位异常，胎儿宫内生长受限，胎盘功能低下，各种妊娠合并症等。

（二）产科病房

1. 轮转要求：轮转4个月，管理床位 ≥ 6张，重点管理重症患者，指导下级医师书写住院志50份。

2. 专业理论和知识要求

（1）掌握：产前保健各个环节的目的和要求；产科常见并发症的临床表现、能独立完成诊断和鉴别诊断，并确立治疗原则，包括妊娠期高血压疾病、妊娠期糖尿病、产前和产后出血、多胎妊娠、早产和先兆早产、过期妊娠等高危妊娠、产褥感染等；诊断和处理常见的内外科合并症；胎心监护的正确使用、及时的诊断和处理，恰当选用其他胎儿监护手段，如超声；产程中发现异常情况能准确识别及时处理（如宫缩乏力、产程延长等），会判断头盆不称与头位难产、胎位异常。

（2）熟悉：晚期妊娠引产的适应证，熟悉各种催引产方法的使用（如前列腺素制剂、催产素、水囊等）；参与产科常见危、急、重症的抢救与处理，如子痫、出血性休克、羊水栓塞、DIC 及新生儿窒息抢救等。掌握分娩并发症、产后出血、子宫破裂的初步诊断及处理。

（3）了解：了解妊娠期高血压疾病、妊娠期糖尿病等产科常见并发症的发病机制，产前诊断的目的和方法，胎儿疾病及宫内治疗。

3．手术和技能操作要求

独立或在上级医师指导下完成部分手术操作。

手术或操作名称	术者例数（≥）	助手例数（≥）
接生	5	15（指导低年住院医师）
会阴侧切缝合术	10	
产钳或胎头吸引术	3	
复杂剖宫产（包括臀位、双胎、剖宫产史）	25	10
阴道／宫颈裂伤缝合术	2	
胎盘剥离术	5	
羊水穿刺术		5
新生儿复苏	5	

（三）妇科病房

1．轮转要求：轮转 4 个月，管理床位 6 张，重点管理重症患者。

2．专业理论和知识要求

（1）掌握妇科常见病的诊断、鉴别诊断和治疗原则。每日定时查房，完成手术和病历记录，认真观察患者病情变化，耐心向患者和家属解释病情，手术范围和病理结果。独立完成与患者和家属的知情同意签字。参加急症和危重症患者的抢救，及时主动向上级医师汇报患者病情，跟踪辅助检查结果。

（2）熟悉常见妇科恶性肿瘤的诊断分期，治疗方案，化疗药物，化疗疗程，药物副反应及处理原则。

（3）了解女性生殖道畸形，损伤和盆底功能障碍性疾病的诊断方法和处理原则。

（4）学习和了解宫腔镜和腹腔镜手术器械的结构，使用方法，手术指征，手术禁忌证，手术并发症以及处理方法。

3．手术和技能操作要求

（1）熟练掌握基本手术操作，如切皮、缝合、打结、止血技术。独立或在上级医师指导下完成部分手术操作。独立完成各种手术伤口（腹部、会阴）护理换敷料和拆线。

（2）独立或在上级医师指导下完成部分手术操作。

续表

手术或操作名称	术者例数（≥）	助手例数（≥）
宫颈冷刀锥切术（包括 LEEP 手术）	2	15
困难刮宫术	10	
子宫全切术	-	15
妇科恶性肿瘤手术		3
阴式妇科手术		8
附件手术	5	10
宫腔镜检查术	5	5
腹腔镜手术		20

（四）计划生育病房（1 个月）

1．轮转要求：轮转 1 个月

2．专业理论和知识要求

（1）掌握：计划生育基本理论知识及国际国内新进展；熟练掌握计划生育手术操作（早孕期人工流产术、药物流产术、中期妊娠引产术、宫内节育器放置及取出术、女性绝育术）的适应证、禁忌证、手术步骤、术前准备、术后处理及注意事项；基本的宫腔操作、钳刮技术和高危妊娠的处理；门诊患者避孕指导；计划生育手术常见并发症的识别、诊断技术与处理。对于特殊部位的妊娠（包括宫颈妊娠、剖宫产切口妊娠、宫角妊娠、间质部妊娠等），需要准确识别并能够初步处理。

（2）熟悉：国家有关计划生育的政策、基本法规，常见手术并发症的处理；熟悉特殊部位妊娠的手术方式、手术常见并发症及处理原则；宫腔镜和腹腔镜技术在计划生育手术中的应用。

（3）了解：生殖健康理念，腹腔镜及宫腹腔镜联合手术在计划生育手术中的应用。

3．手术和技能操作要求

手术或操作名称	例数（≥）	要求
人流或清宫术	20	术者
取环、放环术	10	术者
高危人流	5	术者
宫腔镜手术	10	术者
合计	45	

（五）总住院医师

担任妇科病房和产科病房总住院医师各 6 个月，共计 12 个月。全面提升理论知识、临床技能和病房管理能力，增强教学意识和能力，能够独立完成病房基本医疗工作。

总住院医师培训要求：

1．掌握妇产科急救：参加全科危重患者的抢救，协助组织各病房重症抢救；要求独立处理异位妊娠、异常分娩；做查房或者病历讨论的主要发言人，包括文献综述或临床总结。

2．手术和技能操作要求：能够作为术者进行子宫下段剖宫产、简单的子宫全切术、低位产钳助产、附件肿物剥除术，附件切除术，作为助手参加一些难度较大的手术。

（1）妇科手术和操作要求：

手术或操作名称	术者例数（≥）	助手例数（≥）
宫颈 Leep、冷刀锥切术	10	10
疑难刮宫术（包括瘢痕妊娠、葡萄胎）	10	30
妇科恶性肿瘤手术		10
附件手术（含腹腔镜）	20	5
子宫全切术或肌瘤切除术（含腹腔镜）	10	30
宫腔镜检查术	10	5
合计	60	90

（2）产科手术和操作要求：

手术或操作名称	例数（≥）	要求
接生	15	指导低年住院医师
会阴侧切缝合术	15	指导低年住院医师
剖宫产（包括臀位、多胎、前置胎盘、剖宫产史）	50	术者
产钳或胎头吸引术	10	术者
阴道 / 宫颈裂伤缝合术	3	术者
会阴Ⅲ度裂伤缝合术或复杂软产道裂伤	2	术者或一助
胎盘剥离术	5	术者
羊水穿刺术	10	一助
新生儿复苏	5	术者
合计	115	

3．培养教学意识和教学工作能力，应以高度的责任感积极参加教学工作，掌握一定的教学工作方法，负责实习医师的临床教学计划安排和实施，收治实习需要的病种，指导和检查实习医师及各级住院医师的临床和教学工作完成情况。参与医学生、进修医师和低年住院医师的教学工作，临床病历讨论、专题讨论和教学查房。

4．培养行政管理能力：参与安排妇产科值班表，参与安排和督促各级医师在科内轮转。参与病房医疗、行政等管理工作。

第二节 妇产科亚专科培训细则

一、培训目标

具有良好的职业素养、扎实的医学理论知识和临床技能，能独立规范地承担妇产科多发疾病、常见疾病和某些疑难疾病诊疗工作，能够参与多系统复杂疾病的诊疗工作并有独立见解，能指导下级医师。掌握本专科最新的理论进展，了解本专科及相关学科最新诊疗手段适用范围；具备疾病预防观念和整体临床思维、解决临床实践问题以及自主学习和提高的能力；能够运用循证医学的基本方法，做出尽可能符合患者最大利益的诊疗决策。培训时间一年，达到专科初年主治医师标准。

妇产科专科医师培训设置妇科、妇科肿瘤、产科、生殖内分泌4个亚专科。

二、轮转科室和时间安排

妇科亚专科：轮转妇科病房10个月，计划生育2个月。

妇科肿瘤亚专科：轮转妇科肿瘤病房12个月，含化疗。

产科亚专科：轮转产科病房或门诊12个月。

生殖内分泌亚专科：轮转生殖内分泌病房或门诊12个月。

三、培训内容与要求

（一）妇科亚专科：

1．轮转安排：妇科病房10个月，计划生育2个月。

2．专业理论和知识要求

在完成总住院医师培训的基础上，掌握女性生殖道良恶性肿瘤、内分泌疾病、盆底功能障碍性疾病和女性生殖器官炎症的规范诊疗规程。能够带领下级医师管理患者，完成日常工作。独立处理妇科急腹症，完成急诊手术。熟悉腹腔镜和宫腔镜手术器械的组成，使用方法，手术指征和注意事项。能够使用腔镜完成简单的手术。能够对疑难病例和复杂病情及时准确地向上级医师汇报，共同商讨诊治方案。掌握盆底功能障碍性疾病的检查方法，POP-Q分期，熟悉盆底手术的新进展和各种修补术的指征、方法、并发症及处理原则。

3．手术和技能操作要求

手术和技能操作名称	例数（≥）	要求
子宫手术（含腹腔镜）	30	术者或一助
附件手术（含腹腔镜）	30	术者或指导下级医师

续表

手术和技能操作名称	例数（≥）	要求
阴式手术	20	术者或一助
宫颈手术	20	术者或一助
妇科恶性肿瘤手术	10	术者或一助
宫腔镜手术	30	术者或一助
人工流产术	30	术者
放、取环术	10	术者
合计	180	

（二）妇科肿瘤亚专科

1. 轮转安排：妇科肿瘤病房 12 个月，含化疗。主要收治和管理妇科恶性肿瘤患者，床位≥ 6 张。

2. 专业理论和知识要求

在完成总住院医师培训的基础上，掌握妇科恶性肿瘤（卵巢癌、卵巢交界性肿瘤、宫颈癌、子宫内膜癌、子宫肉瘤、滋养细胞肿瘤）的发病机制、临床特征、诊断和鉴别诊断方法、手术治疗原则。在上级医师指导下，作为术者或者助手完成妇科恶性肿瘤的手术。掌握肿瘤临床病理分期和手术病理分期，辅助放疗与化疗方案的选择，各种化疗药物的作用机制，药物毒副作用的临床表现与处理方法。熟悉外阴癌的手术病理分期和治疗原则。熟悉恶性肿瘤患者保留生育能力的指征和方法。了解如何随访患者，如何向患者交代病情预后。能够与上下级医师密切合作，对疑难病例和病情变化有观察力和分析能力。具有邀请多学科协诊和查找文献解决疑难问题的能力。有请示汇报的工作习惯。

3. 手术和技能操作要求

手术或操作类型	例数（≥）	要求
妇科恶性肿瘤手术	40	术者或一助
子宫手术（含腹腔镜）	40	术者或一助
附件手术（含腹腔镜）	40	术者或一助
化疗（含腹腔化疗）	10	术者
宫颈手术	20	术者或一助
宫腔镜手术	30	术者或一助
合计	180	

（三）产科亚专科

1. 轮转安排：产科病房或门诊 12 个月。

2．专业理论和知识要求

掌握：在产科总住院医师培训基础上，除掌握产科常见疾病、并发症合并症的诊断和治疗之外，进一步提高危、急、重症的抢救与处理，如子痫、凶险性前置胎盘、出血性休克、羊水栓塞、DIC 及新生儿窒息抢救等。掌握各种催引产指征及方式。掌握各种胎儿监护手段、判读和处理。掌握异常产程和难产的及时识别和处理。掌握较高难度的剖宫产、产钳或胎吸助产、会阴Ⅲ度裂伤缝合术及外阴阴道血肿缝合等。指导低年资医师接诊和处理患者、病历书写及手术操作。

熟悉：胎儿疾病的宫内诊断和治疗、产科超声、胎儿核磁、脐带血穿刺、绒毛穿刺活检。

了解：胎儿镜检查、射频消融减胎术、胎儿镜激光凝固术等。

3．手术和技能操作要求

手术或操作名称	例数（≥）	要求
疑难剖宫产（臀位、多胎、剖宫产史、凶险性前置胎盘）	50	术者或一助
产钳或胎头吸引术	15	术者
阴道 / 宫颈裂伤缝合术	5	术者
会阴Ⅲ度裂伤缝合术 / 会阴阴道血肿清除术或复杂软产道裂伤缝合术	3	术者或一助
绒毛活检术 / 脐血穿刺术	5	参与
新生儿窒息复苏	5	术者
羊水穿刺术	5	术者
合计		

（四）生殖内分泌亚专科

1．轮转安排：生殖内分泌门诊或病房 12 个月。

2．专业理论和知识要求

掌握：妇科内分泌和生殖调控的基本理论知识；掌握闭经、高泌乳素血症、多囊卵巢综合征、异常子宫出血、围绝经期综合征等妇科内分泌疾病的诊治流程，掌握生育调控相关方法的诊治流程；熟练掌握基本的宫腔操作技术（宫腔镜内膜病变手术）、输卵管功能检查（输卵管通液或造影术）、人工授精等基本操作技术；能够识别辅助生殖技术并发症并进行初步处理和转诊。掌握辅助生殖技术实施的适应证与禁忌证。

熟悉：国家有关计划生育及辅助生殖技术的政策、法规，熟悉高危计划生育手术、体外受精 - 胚胎移植技术操作流程，熟悉微创技术在妇科内分泌疾病及生育调控中的应用。

了解：生殖健康理念，生殖伦理及心理问题。

3．学习病种及例数

续表

疾病名称	例数（≥）
闭经（不包括多囊卵巢综合征）	25
多囊卵巢综合征	25
高泌乳素血症	15
异常子宫出血	10
围绝经期综合征	5
子宫内膜异位症	20
输卵管因素不孕	50
男方因素不孕	50
卵巢过度刺激综合征	10
多胎妊娠（减胎术）	5
多部位妊娠	2
合计	217

4．基本技能操作及例数

操作技术名称	例数（≥）
内膜活检术	50
宫腔内人工授精	50
宫腔镜检查	25
卵泡发育监测	50
腹腔镜手术（术者/助手）	25
多胎妊娠减胎术（助手）	5
多部位妊娠手术（助手）	4
阴道B超监测下取卵术（助手）	25
胚胎移植术（助手）	25
合计	259

（五）科研教学

1．培训期间应结合临床实践开展临床科研，撰写并以第一作者身份在核心期刊发表论文或文献综述一篇及以上。

2．协助主治医师指导低年资住院医师工作，指导实习医师工作，参与疑难病例讨论、死亡病例讨论、医疗事故/纠纷病例讨论、团队式教学等医疗、教学活动的组织及病历资料准备。

3．能够熟练查阅本专业外文文献资料。

四、参考书目与扩展阅读

1．谢幸，苟文丽．妇产科学．8 版．北京：人民卫生出版社，2014.

2．曹泽毅．中华妇产科学．3 版．北京：人民卫生出版社，2014.

3．Cunningham F，Leveno K，Bloom S，et al. Williams Obstetrics. 24th ed. New York：Mc Graw-Hill，2014.

4．Berek JS. Berek and Novak's Gynecology.15th ed. Philadelphia：Lippincott Williams and Wilkins，2012.

5．期刊：中华妇产科杂志；中华围产医学杂志；中国实用妇科与产科杂志；实用妇产科杂志；现代妇产科进展。

儿科专科医师培训细则

儿科学是一门研究儿童各年龄阶段的生长发育、卫生保健及疾病诊治和预防等方面问题的综合性医学科学，其对象包括胎儿至青春期的儿童，是儿童相关临床各科的基础。为强化儿科各专科医师的综合治疗理念，加强急危重症的诊疗能力，具备更全面、深入的综合（普通）儿科基础知识和临床实践能力，住院医师在完成儿科住院医师规范化培训后，还需要加强儿科急症和危重症抢救治疗等方面的培训，完成儿科总住院医师培训，才能进入儿科各专科培训。因此儿科各专科培训细则规定了统一的综合儿科轮转时间和要求，即必须担任儿科总住院医师 8～12 个月、完成儿童监护病房 3～6 个月、门急诊 3～6 个月，共 18 个月。

第一节　儿科总住院医师和儿童重症监护室轮转要求

一、儿科总住院医师的职责

1．在科主任、医疗秘书及病房主治医师领导下，协助科主任做好科内日常医疗和教学的行政管理工作，并检查督促各项医疗规章制度。

2．掌握病房急重患儿的病情变化，协助病房主治医师及时处理急症，参加急重患儿的会诊及抢救。

3．协助科主任和主治医师加强对住院医师、进修医师、实习医师的培训和管理以及业务水平的检查和考核，在上级医师的指导下承担部分对住院医师及实习医师的小讲课。

4．带住院医师做好晚查房和巡视工作。

5．负责节假日和夜间二线值班，指导一线值班医师对新患儿和急重症患儿的诊治。

6．主治医师不在时，代行主治医师职责。负责院内急会诊。

二、儿科各专业专科医师培训期间儿童重症监护室轮转要求

1．管理患者要求

病种	例数（≥）
各型休克	2
呼吸衰竭（包括呼吸窘迫综合征）	2

续表

病种	例数（≥）
心跳呼吸骤停	2
脓毒症与多脏器功能衰竭	2
严重水、电解质、酸碱平衡紊乱	2
其他危急症	有

注：其他危急症包括哮喘持续状态、心源性休克、严重心律失常、癫痫持续状态、代谢危象等。轮转期间未管理过要求的病种时，应有病例讨论、团队式教学等形式弥补。

2．临床技能要求

（1）掌握新生儿窒息复苏。

（2）掌握儿童心肺复苏。

（3）掌握气管插管和气道管理。

（4）掌握呼吸机调节。

（5）熟悉脐静脉插管。

（6）熟悉肾脏替代治疗。

三、儿科各专业专科医师培训期间门急诊轮转要求

1．熟练掌握儿童门急诊常见的呼吸道疾病、消化道疾病、传染性疾病以及各系统常见疾病。

2．熟练掌握儿童常见症状的鉴别诊断，给予初步处理，必要时给予恰当的专科转诊。

3．掌握儿童门急诊危重症的识别，及时给予恰当的处理与转诊。

第二节　综合儿科专科医师培训细则

综合儿科专科医师培训阶段为期2年，受训医师必须完成儿科住院医师规范化培训之后方可接受本阶段培训。

一、培训目标

通过全面、系统、严格的临床培训，受训医师能够进一步熟练掌握儿童发育、保健、常见疾病诊疗方面的专业理论、知识和技能，具有对于儿童疑难重症综合的临床思维和处理能力，具备良好的沟通、合作、领导力、职业素养等人文综合素质，初步具备临床科研和教学能力，参与患者教育和健康宣教，达到综合儿科初年主治医师水平。

二、轮转科室和时间安排

轮转科室或专业	轮转时间（月）	备注
通科阶段（共18个月）		
儿科总住院医师	8～12	负责病房抢救、急会诊等工作、协助病房管理
儿科门急诊	3～6	普通儿科门急诊轮转
儿童监护病房	3～6	新生儿重症监护病房、儿童重症监护病房
专科阶段（共6个月，以下可选转）	6	
综合儿科病房（高年住院医）	3	主治医师助理
儿童耳鼻喉科	1	常见儿童耳鼻喉科疾病
儿童皮科	1	常见儿童皮科疾病
儿童精神科	1	常见儿童精神疾病
科研	3	临床科研训练
其他专科	3	加强部分专科训练
合计	24	

三、培训内容与要求

（一）按照总则的要求轮转儿科总住院医师、儿科门急诊和儿童监护病房。

（二）高年住院医师轮转综合儿科病房的内容与要求

1．辅助病房主治医师各项工作

（1）掌握轮转病房所有患者的病情及动态变化。

（2）协助组织完成教学查房（主治医师必须参与），并提出自己的分析和观点。

（3）参加下班时主治医师与总住院医师的交接班，并提出自己的观点。

2．指导低年住院医师各项工作

（1）强调对住院医师床旁带教，随时对其问诊、查体及其他临床技能进行指导。

（2）监控病历质量，提出对住院医师病历的评价。

（3）指导并协助住院医师与家长沟通和交流。

（4）指导并协助住院医师团队与其他专业的愉快有效的合作（会诊科室、辅助科室等）。

（5）协助组织各种住院医师活动（团队式教学等）及科内学习安排，并在主治医指导下对住院医师进行小讲课。

（6）陪同完成住院医师各项考核，从中汲取经验，并对住院医师做出评价。

（三）科研教学

1. 培训期间应结合临床实践开展临床科研，撰写并以第一作者身份在核心期刊发表论文或文献综述一篇及以上。

2. 协助主治医师指导低年资住院医师工作，指导实习医师工作，参与疑难病例讨论、死亡病例讨论、医疗事故／纠纷病例讨论、团队式教学等医疗、教学活动的组织及病历资料准备。

四、参考书目与扩展阅读

1. 江载芳，申昆玲，沈颖．诸福棠实用儿科学．8版．北京：人民卫生出版社，2015.

2. 申昆玲，姜玉武．儿科学．3版．北京：北京大学医学出版社，2013.

3. 期刊：中华儿科杂志；中国实用儿科杂志；中华实用儿科临床杂志；中国当代儿科；临床儿科杂志.

4. 电子数据库：Up to date、Best Practice、Medline、万方、中国知网 CNKI 等.

第三节　发育行为儿科专科医师培训细则

发育行为儿科学是生物－心理－社会医学模式下发展起来的一门新兴儿科学分支，以维护儿童发展潜能及社会适应行为为宗旨，涵盖正常儿童健康保障，高危与发展障碍儿童发育监测、筛查、诊断、处理，以及心理行为问题的诊断处理等。由于该学科的跨专业特点，要求儿科学、发展心理学、神经与精神病学及康复医学等多学科的基础知识与技能，需要系统、规范地开展发育行为儿童专科医师培训工作，特制定本细则。

发育行为儿科专科医师培训阶段为期3年。受训医师必须完成儿科住院医师规范化培训之后方可接受本阶段培训。

一、培训目标

通过全面和系统的培训，使受训医师掌握发育与行为儿科基础知识和技能，掌握常用儿童发育与心理行为评估方法的临床应用，对儿童发育与行为障碍具备一定诊治能力，并具有一定的临床科研和教学能力，达到发育行为儿科初年主治医师水平。

二、轮转科室和时间安排

轮转科室或专业	轮转时间（月）	备注
通科阶段（共 18 个月）		
儿科总住院医师	8 ~ 12	
门急诊	3 ~ 6	
儿童监护病房	3 ~ 6	
专科阶段（共 18 个月）		
儿童发育与行为	4	儿童发育行为评估、诊断与处理
儿童精神 / 心理科	1	儿童精神疾病的诊断与处理
儿童神经电生理	2	脑电图、诱发电位、肌电图
儿童神经影像学	1	头颅 B 超、CT、MRI 等
儿童遗传代谢	1	常见遗传代谢疾病诊疗
儿童神经	3	神经系统疾病的诊断与处理
营养与内分泌	1	儿童常见营养与内分泌疾病诊断及处理
儿童保健	1	儿童预防接种与保健常规
儿童康复	1	儿童康复评定与康复训练
机动	3	科研等
合计	36	

三、培训内容与要求

（一）患者管理的病种及数量要求

疾病名称	例数（≥）
发育迟缓	30
视听觉障碍	5
脑性瘫痪	5
精神发育迟缓	5
孤独症	5
注意缺陷多动障碍	10
语言障碍	2
行为问题	10
抽动障碍	5
特殊学习障碍	2

续表

疾病名称	例数（≥）
精神疾病（抑郁症、强迫症、精神分裂症等）	有
吞咽障碍	有
睡眠障碍	有
运动协调障碍	有
儿童虐待与忽视	有

（二）专业理论和知识要求

1．发育行为儿科基础

（1）掌握发展各领域及正常发展里程碑。

（2）了解发展心理学的主要理论及其应用和局限性。

（3）了解发展和行为的生物学基础，包括中枢神经系统的发育及其功能组织、神经遗传学基础。

（4）掌握影响神经系统正常发育的生物学危险因素。

（5）熟悉影响儿童正常发展的心理与社会危险因素。

（6）熟悉发育与心理行为评估的基础知识。

（7）掌握发育与心理行为评估的方法与结果解释。

（8）掌握发育与心理行为评估技能，包括晤谈、问卷、行为观察等基本技能和标准化发育筛查/诊断方法。

（9）熟悉发育与行为干预的基本知识与方法。

2．掌握常见的发育与行为障碍的诊断与处理

（1）视听觉障碍。

（2）运动发育障碍与脑性瘫痪。

（3）语言与言语发育障碍。

（4）特殊学习障碍。

（5）精神发育障碍。

（6）孤独症谱系障碍。

（7）注意缺陷多动障碍。

（8）抽动障碍。

（9）情绪、情感和应激相关障碍。

（10）睡眠障碍。

（11）成瘾行为。

（12）儿童虐待和忽视。

3．熟悉常见神经系统疾病的诊断与治疗

（1）癫痫及惊厥性疾病。

（2）锥体外系疾病。

（3）小脑共济失调。

（4）上运动单元疾病。

（5）下运动单元疾病。

（6）累及神经系统的遗传代谢病。

（7）中枢神经系统感染。

（8）神经系统自身免疫性疾病。

（9）脑血管性疾病。

（10）中枢神经系统占位性病变。

（三）技能操作及辅助检查

1．常用发育与心理行为评估方法操作与结果解读

评估方法	要求
丹佛发育筛查	掌握
儿童发育筛查量表	掌握
汉语沟通量表	掌握
瑞文测验	掌握
Peabody 词汇	掌握
0- 初中生社会能力	掌握
注意缺陷多动障碍评估量表	掌握
ABC 量表	熟悉
发育诊断评估量表	熟悉
新生儿神经行为评估	熟悉
儿童韦氏智力测验	熟悉

2．常用辅助检查结果解读

辅助检查名称	要求
脑电图结果判读	掌握
肌电图结果判读	掌握
视、听、体感诱发电位结果判读	掌握
神经影像阅读	掌握
血尿代谢筛查结果判读	熟悉
染色体、基因检测结果判读	熟悉
神经病理结果判读	了解

（四）科研与教学

1．培训期间应结合临床实践开展临床科研，撰写并以第一作者身份在核心期刊发表论文或文献综述一篇及以上。

2．协助主治医师指导低年资住院医师工作，指导实习医师工作，参与疑难病例讨论、医疗事故／纠纷病例讨论、团队式教学等医疗、教学活动的组织及病历资料准备。

四、参考书目与扩展阅读

1．金星明．发育与行为儿科学．北京：人民卫生出版社，2014.

2．Subspecialty training requirements in developmental pediatrics. The Royal College of Physicians and Surgeons of Canada. 2013.

3．ACGME program requirements for graduate medical education in Developmental-Behavioral Pediatrics.Accreditation Council for Graduate Education. 2013.

4．William B，Allen C，William L，et al. Developmental-Behavioral Pediatrics. 4th ed. Philadelphia：Elsevier Saunders，2009.

5．Robert M，Bonita F，Joseph W，et al. Nelson Textbook of Pediatrics. 19th ed. Philadelphia：Elsevier Saunders，2011.

第四节　新生儿专科医师培训细则

新生儿专科是研究新生儿保健、医疗和教学的一门学科。随着新生儿重症监护病房的建立，早产儿和危重新生儿的成活率有了显著提高，新生儿学得到了迅速和稳定的发展。

新生儿专科医师培训阶段为期 3 年。受训医师必须完成儿科住院医师规范化培训之后方可接受本阶段培训。

一、培训目标

掌握新生儿专业疾病的诊断、治疗和临床操作，并熟练用于临床实践；参与新生儿专业的住院医师教学活动；参与新生儿专业的相关科研项目；参与新生儿专业的患者教育、健康宣教，达到新生儿科初年主治医师水平。

二、轮转科室和时间安排

轮转科室或专业	轮转时间（月）	备注
通科阶段（共 18 个月）		
儿科总住院医师	8 ~ 12	
门急诊	3 ~ 6	
儿童监护病房	3 ~ 6	
专科阶段（共 18 个月）		
新生儿重症监护病房	6	危重新生儿管理
新生儿病房	6	常见新生儿疾病
产科新生儿	2	疾病识别、产房急救
新生儿随访	1	出院后管理
机动	3	床旁超声、心电图、放射科、血液实验室、科研等
合计	36	

三、培训内容与要求

（一）患者管理的病种及例数要求

疾病名称	例数（≥）
新生儿窒息	20
新生儿复苏	10
新生儿败血症	10
新生儿细菌性脑膜炎	2
侵袭性真菌感染	有
新生儿高胆红素血症	30
新生儿胆红素脑病	有
湿肺	20
新生儿呼吸窘迫综合征	20
吸入综合征	10
感染性肺炎	30
肺出血	5
胸腔积液	2

续表

疾病名称	例数（≥）
新生儿气漏	3
支气管肺发育不良	10
呼吸衰竭	20
新生儿持续肺动脉高压	5
胃食管反流	5
新生儿坏死性小肠结肠炎	3
消化道畸形和／或消化道穿孔	有
先天性心脏病	5
心律失常	2
休克	2
心力衰竭	3
新生儿／早产儿贫血	20
新生儿溶血病	10
新生儿红细胞增多 - 高黏滞度综合征	有
新生儿急性肾损伤	有
缺氧缺血性脑病	5
颅内出血	5
早产儿脑白质损伤	5
新生儿惊厥	2
先天性甲状腺功能减低症	有
糖代谢异常	10
电解质紊乱	10
产伤	10

（二）专业理论和知识要求

1．掌握

（1）理论知识：新生儿／早产儿特点、胎龄评估及新生儿体温调节。

（2）技能：新生儿体格检查、新生儿复苏、呼吸支持及早产儿营养管理。

（3）感染性疾病诊断和处理：新生儿败血症、新生儿细菌性脑膜炎、TORCH 感染及新生儿真菌感染。

（4）新生儿黄疸：生理性与病理性黄疸特点、高未结合胆红素血症的常见病因、诊断及治疗，新生儿胆红素脑病。

（5）呼吸系统疾病诊断和处理：新生儿窒息及多器官功能损害，湿肺、呼吸窘迫综合征、吸入综合征、感染性肺炎、肺出血、气漏综合征、支气管肺发育不良及呼吸衰竭。

（6）消化系统疾病诊断和处理：胃食管反流、新生儿腹泻、坏死性小肠结肠炎及消化道穿孔。

（7）心血管系统疾病：常见先天性心脏病的诊断和内科处理；各种原因的休克、心力衰竭及持续性肺动脉高压的诊断和处理。

（8）血液系统疾病诊断和处理：新生儿/早产儿贫血、新生儿溶血病、新生儿出血症、弥散性血管内凝血及新生儿红细胞增多 - 高黏滞度综合征。

（9）神经系统诊断和处理：缺氧缺血性脑病、颅内出血、早产儿脑白质损伤/脑室周围白质软化及新生儿惊厥。

（10）泌尿系统：新生儿肾功能特点，急性肾衰竭。

（11）内分泌系统：先天性甲状腺功能减低症。

（12）代谢紊乱：各种电解质紊乱、酸碱失衡、糖代谢紊乱，钙、磷及镁代谢紊乱。

（13）产伤性疾病：头颅血肿、帽状腱膜下血肿、损伤性颅内出血、软组织损伤、神经损伤及骨折。

2．熟悉

（1）黄疸：产科新生儿黄疸出院前监测和出院后随访、高结合胆红素血症的诊断和鉴别诊断以及治疗。

（2）新生儿听力筛查、新生儿疾病筛查及出生缺陷。

（3）呼吸系统疾病诊断和处理：脓胸和脓气胸。

（4）消化系统疾病诊断和处理：胎粪性便秘和胎粪性腹膜炎、细菌性腹膜炎。

（5）心血管系统：胎儿和新生儿循环特点，心肌炎、心肌病、心内膜弹力纤维增生症、新生儿高血压及心律失常的诊断和处理。

（6）血液系统疾病诊断和处理：类白血病样反应。

（7）神经系统：神经系统生理特点、新生儿神经系统临床检查方法及发育评估，新生儿脑梗死的诊断和处理。

（8）泌尿系统疾病诊断和处理：肾小管性酸中毒。

（9）内分泌系统疾病诊断和处理：早产儿暂时性甲状腺功能低下、先天性肾上腺皮质增生症。

（10）早产儿代谢性骨病的诊断和处理。

（11）新生儿外科急症的识别。

（12）新生儿破伤风的高危因素、诊断和处理。

3．了解

（1）胎儿宫内窘迫。

（2）新生儿呼吸系统解剖生理特点、呼吸系统先天性畸形及乳糜胸和乳糜腹。

（3）新生儿消化系统解剖生理特点、先天性消化道畸形。

（4）泌尿和生殖系统胚胎发育、先天性泌尿生殖系统畸形。

（5）内分泌系统：性分化异常。

（三）技能操作和辅助检查要求

1．临床技能操作

技能操作名称	例数（≥）	要求
腰椎穿刺术	5	独立完成
骨髓穿刺术	2	独立完成
气管插管	10	独立完成
正压人工呼吸	20	独立完成
脐静脉插管	10	独立完成
无创通气操作	30	独立完成
有创通气操作	10	独立完成
新生儿复苏	10	独立完成
侧脑室穿刺	有	熟悉
换血术	有	熟悉
床旁超声（简单观察动脉导管未闭、脑室内出血）		了解
新生儿抚触		了解

2．儿科常用辅助检查的操作方法、结果判读、临床意义

辅助检查名称	要求
心电图判读	掌握
新生儿胸 / 腹部 X 线平片判读	掌握
血气分析	掌握
新生儿行为神经测评	掌握
骨密度	了解
Peabody 运动发育量表	了解

（四）科研教学

1．培训期间应结合临床实践开展临床科研，撰写并以第一作者身份在核心期刊发表论文或文献综述一篇及以上。

2．协助主治医师指导低年资住院医师工作，指导实习医师工作，参与疑难病例讨论、死亡病例讨论、医疗事故 / 纠纷病例讨论、团队式教学等医疗、教学活动的组织及病历资料准备。

四、参考书目与扩展阅读

1．邵肖梅，叶鸿瑁，邱小汕．实用新生儿学．北京：人民卫生出版社，2011.

2．Gleason CA，Devaskar SU. Avery's Diseases of the Newborn，9th ed. Philadelphia：Elsevier，2012.

3．Buonocore G，Bracci R，Weindling M. Neonatology：A Practical Approach to Neonatal Diseases. Milan：Springer-Verglag，2012.

第五节　儿童呼吸专科医师培训细则

儿童呼吸系统疾病是儿科最常见的疾病。儿童呼吸专科主要涉及肺部和其他呼吸系统相关器官疾病的病因、发病机制、诊断、治疗与预防，是儿科学非常重要的专科。

儿童呼吸专科医师培训阶段为期 3 年。受训医师必须完成儿科住院医师规范化培训之后方可接受本阶段培训。

一、培训目标

掌握儿童呼吸系统相关疾病的诊断、治疗和临床操作，并熟练用于临床实践；参与儿童呼吸专业的住院医师教学活动；参与儿童呼吸专业的相关科研项目；参与儿童呼吸专业的患者教育、健康宣教，达到儿童呼吸专科初年主治医师水平。

二、轮转科室和时间安排

轮转科室或专业	轮转时间（月）	备注
通科阶段（共 18 个月）		
儿科总住院医师	8 ~ 12	
门急诊	3 ~ 6	
儿童监护病房	3 ~ 6	
专科阶段（共 18 个月）		
儿科呼吸病房	6	儿童呼吸系统常见疾病
呼吸重症监护	2	儿童呼吸危重症和重症患儿的呼吸管理
儿童呼吸专业门诊	3	儿童门诊呼吸系统常见疾病
肺功能室	1	儿童各种肺功能检测方法及结果判读
气管镜室	2	气管镜操作及结果判读
呼吸影像	1	阅读 X 线胸片、肺部 CT 等影像

续表

轮转科室或专业	轮转时间（月）	备注
机动	3	科研 / 皮肤点刺 / 病原检验、免疫检验 / 睡眠监测 / 耳鼻喉科
合计	36	

三、培训内容与要求

（一）患者管理的病种及例数要求

疾病名称	例数（≥）
重症肺炎（难治性肺炎、支原体肺炎、脓胸、脓气胸、肺大疱、坏死性肺炎）	20
支气管哮喘严重发作	10
间质性肺疾病（闭塞性细支气管炎、纤毛不动综合征、支气管扩张、弥漫性细支气管炎、肺含铁血黄素沉着症等）	5
支气管肺发育不良	5
胸腔积液	5
急性呼吸衰竭	5
先天性气道疾病（气道软骨软化、结构异常、气道及肺畸形等）	有

（二）专业理论和知识要求

1. 专业基础理论

（1）熟练掌握儿童呼吸系统解剖学、生理学和病理生理学特点。

（2）掌握儿童免疫系统的发育特点。

（3）熟练掌握儿童呼吸系统常用药物的适应证、剂量选择、禁忌证等。

2. 掌握儿童呼吸系统常见病、多发病的病因、发病机制、临床表现、诊断及鉴别诊断、并发症、治疗、预后、预防与康复及相关进展。

（1）熟练掌握儿童呼吸系统感染性疾病的诊治。

（2）熟练掌握儿童哮喘、过敏性鼻炎的诊治和评估。

（3）熟练掌握儿童过敏性疾病的诊治和评估。

（4）熟练掌握儿童呼吸危重症（如哮喘急性发作、呼吸衰竭）的救治。

（5）掌握儿童呼吸慢性疾病（如肺间质性疾病、慢性肺疾病）的诊治。

（6）掌握儿童呼吸系统先天性疾病的诊治。

（7）掌握严重过敏反应的抢救操作及药品使用。

（三）技能操作和辅助检查要求

1．临床操作技能

技能操作名称	例数（≥）
动脉穿刺与血气分析	50
胸腔穿刺	5
胸腔闭式引流	2
肺功能检查操作	100
支气管镜检查	30
睡眠监测操作	10
人工气道建立（气管插管）与呼吸管理	10

2．儿童呼吸科常用辅助检查的操作方法、结果判读、临床意义

辅助检查名称	要求
呼吸系统相关化验结果解读（细菌培养、免疫、过敏原判读）	掌握
支气管镜检查和结果解读	掌握
影像学检查结果解读（胸部 X 线平片、CT、血管造影等）	掌握
肺功能（常规肺功能、潮气、呼出气一氧化氮、脉冲震荡以及肺功能激发试验和舒张试验，签发肺功能报告）	掌握
睡眠监测结果解读	掌握

（四）科研教学

1．掌握呼吸生理学、细胞生物学和分子生物学的原理、基本的实验室技术；能确立研究课题、给出科研技术路线、统计方法，合理地利用实验动物、细胞生物学和分子生物学的技术；掌握科研文献阅读分析方法，并应用到自己的临床科研中；熟悉临床流行病学、药物临床试验质量管理规范的研究方法。

2．结合临床实践开展临床科研，撰写并以第一作者身份在核心期刊发表论文或文献综述一篇及以上。

3．协助主治医师指导低年资住院医师工作，指导实习医师工作，参与疑难病例讨论、死亡病例讨论、医疗事故 / 纠纷病例讨论、团队式教学等医疗、教学活动的组织及病历资料准备。

四、参考书目与扩展阅读

1．江载芳，申昆玲，沈颖．诸福棠实用儿科学．8 版．北京：人民卫生出版社，2015．

2．赵鸣武，孙永昌．支气管镜诊断图谱．北京：北京大学医学出版社，2006.

3．郑劲平．肺功能检查使用指南．北京：人民卫生出版社，2009.

4．朱蕾．机械通气．上海：上海科学技术出版社，2012.

5．朴镇恩．动脉血气分析快速解读．北京：中国医药科技出版社，2013.

6．顾瑞金．变态反应学．北京：中国协和医科大学出版社，2000.

7．朱蕾，刘又宁，钮善福．临床呼吸生理学．北京：人民卫生出版社，2008.

8．钟南山．支气管哮喘基础与临床．北京：人民卫生出版社，2006.

9．Global Strategy for Asthma Management and Prevention（GINA）/www.ginasthma.org.

第六节　儿童神经专科医师培训细则

儿童神经专科是儿科学中重要的专科之一，其病种复杂，涉及儿童中枢及周围神经系统多部位，包括先天遗传性及后天获得性多种复杂病因。为系统、规范地开展儿童神经专科医师培训工作，特制订本细则。

儿童神经专科医师培训阶段为期 3 年。受训医师必须完成儿科住院医师规范化培训之后方可接受本阶段培训。

一、培训目标

掌握儿童神经系统疾病的诊断标准、治疗原则和临床操作，并熟练用于临床实践；参与儿童神经专业的住院医师教学活动；参与儿童神经专业的相关科研项目；参与儿童神经专业的患者教育、健康宣教，达到儿童神经专科初年主治医师水平。

二、轮转科室和时间安排

轮转科室或专业	轮转时间（月）	备注
通科阶段（共 18 个月）		
儿科总住院医师	8 ~ 12	
门急诊	3 ~ 6	
儿童监护病房	3 ~ 6	
专科阶段（共 18 个月）		
儿童神经病房	4	掌握神经系统常见疾病及操作
儿童神经电生理	3	了解脑电图、诱发电位、肌电图
儿童神经影像	2	掌握头颅、脊髓影像的判读
儿童遗传代谢	2	了解血尿代谢筛查、遗传基因检测、染色体核型的结果判读

续表

轮转科室或专业	轮转时间（月）	备注
儿童物理康复	1	了解不同康复手段及适应证
儿童神经病理	1	了解神经肌肉活检
发育儿科学	1	了解各种发育评估
儿童神经外科	1	了解颅内占位、脑积水等处理
机动	3	科研/儿童精神/成人神经病房/儿童癫痫中心
合计	36	

三、培训内容与要求

（一）患者管理的病种及数量要求

疾病名称	例数（≥）
癫痫	20
锥体外系疾病	2
小脑共济失调	1
中枢神经系统脱髓鞘疾病	3
遗传代谢病/神经变性病	3
下运动单元疾病	2
中枢神经系统感染	2
自身免疫性脑炎	2
发育落后/智力障碍	2
脑血管病	1

（二）专业理论和知识要求

1．专业基础理论

（1）掌握神经系统疾病解剖及发育。

（2）掌握神经系统疾病的定位定性诊断思路。

（3）熟悉神经系统药物：抗癫痫药物的作用机制及应用。

（4）熟悉临床遗传病学基本知识。

2．掌握儿童神经系统常见病、多发病的病因、发病机制、临床表现、诊断及鉴别诊断、并发症、治疗、预后、预防与康复及相关进展

（1）癫痫及惊厥性疾病的诊断、治疗，包括癫痫持续状态的诊断及处理。

(2) 锥体外系疾病的诊断及治疗。

(3) 小脑共济失调的诊断及处理。

(4) 上运动单元疾病的诊断及处理。

(5) 下运动单元疾病的诊断及处理。

(6) 累及神经系统的遗传代谢病。

(7) 神经发育性疾病。

(8) 中枢神经系统感染的诊断及治疗。

(9) 中枢及外周神经系统自身免疫性疾病的诊断及处理。

(10) 脑血管性疾病的诊断及处理。

(11) 中枢神经系统占位性病变的诊断。

(12) 智力障碍、行为异常的诊断及处理。

(13) 颅内高压的诊断及处理。

(14) 儿童脑积水、硬膜下积液的处理。

(15) 儿童颅脑外伤的处理。

(16) 注意缺陷多动障碍的诊断及治疗。

(17) 孤独症谱系障碍的诊断及处理。

(三) 技能操作和辅助检查要求

1. 临床基本技能

技能操作名称	要求
儿童神经系统检查	熟练掌握
儿童腰椎穿刺	熟练掌握
儿童硬膜下穿刺	掌握
儿童脑电图检查	了解
儿童肌电图检查	了解
儿童视、听、体感诱发电位	了解
神经肌肉活检及病理标本处理	了解
各种发育评估	了解

2. 儿童神经常用辅助检查的操作方法、结果判读、临床意义

辅助检查名称	要求
脑电图结果判读	掌握
肌电图结果判读	掌握
视、听、体感诱发电位结果判读	掌握

续表

辅助检查名称	要求
神经影像阅读	掌握
血尿代谢筛查结果判读	了解
染色体、基因检测结果判读	了解
神经病理结果判读	了解

3．掌握以下治疗技术的适应证、禁忌证、并发症、临床应用原则等

（1）不同康复手段以及适应证。

（2）生酮饮食治疗的适应证、禁忌证、并发症、临床应用及注意事项。

（3）癫痫外科治疗的种类及适应证。

（四）科研教学

1．培训期间应结合临床实践开展临床科研，撰写并以第一作者身份在核心期刊发表论文或文献综述一篇及以上。

2．协助主治医师指导低年资住院医师工作，指导实习医师工作，参与疑难病例讨论、死亡病例讨论、医疗事故／纠纷病例讨论、团队式教学等医疗、教学活动的组织及病历资料准备。

四、参考书目与扩展阅读

1．吴希如，林庆．小儿神经系统疾病基础与临床．2版．北京：人民卫生出版社，2009.

2．Swaiman KF. Swaiman's Pediatric Neurology：Principles and Practice. 2nd ed. Philadelphia：Elsevier，2012.

3．美国、欧洲和中国神经系统各种疾病诊治指南和专家共识.

第七节　儿童肾脏专科医师培训细则

儿童肾脏专科是一个主要从事各种原发性、继发性和先天遗传性肾小球和肾小管间质性疾病，以及各种原因导致的急、慢性肾衰竭的诊断、治疗和预防的三级临床学科。儿童肾脏专科的专业性强，且与众多临床学科、基础医学研究联系紧密。

儿童肾脏专科医师培训阶段为期3年。受训医师必须完成儿科住院医师规范化培训之后方可接受本阶段培训。

一、培训目标

通过全面、系统、严格的培训，使受培训医师具有良好的医德医风，系统掌握儿童肾脏专科的基础理论和专业知识，了解国内外本学科的新进展；掌握儿童肾脏专业疾病的诊断标准、治疗原则和临床操作，并熟练用于临床实践，能独立处理本学科常见病及某些疑难病症，参与儿童肾脏专业的患者教育、健康宣教；具备一定的临床科研和教学能力，参与儿童肾脏专业的住院医师教学活动，能对下级医师进行业务指导，参与儿童肾脏专业的相关科研项目；达到儿童肾脏专科初年主治医师水平。

二、轮转科室和时间安排

轮转科室或专业	轮转时间（月）	备注
通科阶段（共 18 个月）		
儿科总住院医师	8 ~ 12	
门急诊	3 ~ 6	
儿童监护病房	3 ~ 6	
专科阶段（共 18 个月）		
肾脏替代治疗	6	血液透析、腹膜透析、连续性肾脏替代治疗
儿科肾脏病房（高年住院医）	4	常见、疑难肾脏疾病的诊治
肾脏病理	2	肾脏穿刺和病理诊断
影像科 / 超声	2	泌尿系统超声、CT、磁共振和造影等
泌尿外科	1	儿童泌尿外科疾病的诊治
机动（选转）	3	科研 / 成人肾脏内科
合计	36	

三、培训内容与要求

（一）患者管理的病种及例数要求

疾病名称	例数（≥）
急性肾小球肾炎	10
原发性肾病综合征（除 IgA 肾病外）	15
IgA 肾病	15
紫癜性肾炎	10
狼疮性肾炎	10

疾病名称	例数（≥）
乙型肝炎病毒相关性肾炎	3
抗中性粒细胞胞浆抗体（antineutrophil cytoplasmic antibody，ANCA）相关血管炎或抗肾小球基底膜病	有
肾小管间质疾病	5
血栓性微血管病	3
高血压	5
先天／遗传性肾脏疾病	10
急性肾损伤	10
慢性肾脏病（慢性肾炎＋肾脏替代治疗）	15
孤立性血尿	5
孤立性蛋白尿	5
泌尿系感染	15
遗尿症	5

（二）专业理论和知识要求

1. 病房

掌握：急性肾小球肾炎的诊断及治疗、包括严重病例的诊断及处理，迁延性、慢性肾小球肾炎的诊断及治疗，肾病综合征的诊断及治疗、包括常见并发症的诊断及处理，继发性肾脏疾病的诊断及管理，先天遗传性肾脏疾病的诊断及处理；急性肾损伤的诊断及治疗，慢性肾脏病的诊断和管理；血尿蛋白尿的诊断与鉴别诊断；肾脏疾病检查的正常值及临床意义，各种肾功能检查的运用和结果判断。

熟悉：肾小管间质疾病的诊断及治疗，血栓性微血管病的诊断和治疗，肾血管疾病的诊断及治疗，儿童高血压的诊断和治疗。

了解：儿童泌尿系统疾病的诊断和鉴别诊断，肾移植前准备、术后管理。

2. 肾脏替代疗法

掌握：血液透析、血液滤过、血液灌流、血浆置换治疗的原理和适应证，血液净化治疗抗凝方法，连续性肾脏替代治疗的适应证和应用，腹膜透析适应证、原理和禁忌证，腹膜透析充分性评估和腹膜平衡试验。

熟悉：腹膜透析常见急、慢性并发症的防治，深静脉置管术，血液透析充分性评估，患儿（家属）的培训和随访流程。

了解：血液透析永久性血管通路建立，腹膜透析置管术。

3. 门诊

掌握：泌尿系感染的诊断及治疗，尿频的诊断和鉴别诊断，血尿和（或）蛋白尿的诊断和鉴别诊断；急性肾小球肾炎、肾病综合征的诊断、鉴别诊断和治疗原则。

熟悉：遗尿症的诊断和治疗；儿童先天性肾脏和尿路畸形的诊治原则。

4．肾脏病理

掌握：肾穿刺适应证及术前准备。

熟悉：通过积极参加儿童肾脏专业临床病理讨论会学习肾脏病理诊断，即肾小球疾病的病理分型和诊断；肾穿刺操作。

了解：肾组织标本处理与染色。

5．影像科和超声

熟悉：腹部超声检查，肾脏影像学的读片，包括泌尿系 CT、磁共振尿路水成像。

了解：肾动态和肾静态检查。

6．泌尿外科

熟悉：儿童泌尿系统疾病的诊断和处理。

了解：肾移植手术。

7．成人肾脏内科

了解成人肾脏疾病谱。

8．胜任力

初步体会作为专业的儿童肾脏医师应具备的综合能力，具体包括：专业技能的掌握、学者、交流者、合作者、管理者及健康倡导者。

（三）技能操作和辅助检查要求

操作名称	例数（≥）	要求
肾脏穿刺	10	助手或见习
股静脉置管	5	助手或见习
颈静脉置管	3	见习或助手
腹膜透析置管	3	见习或助手
动静脉内瘘吻合	2	见习或助手

（四）科研教学

1．进行儿童肾脏专科基本临床科研思路的培养及基本研究方法的培训，以下方向可任选其一：临床研究、遗传学、分子生物学、细胞生物学、肾脏免疫学、肾脏病理学等。

2．参与儿童肾脏专科的临床或基础研究，积极参加儿童肾脏专科读书报告会并做至少一次读书报告；撰写并以第一作者身份在核心期刊发表论文或文献综述一篇及以上。能较熟练地阅读外文书刊，并具有一定的听、说、读、写能力。

3．协助主治医师指导低年资住院医师工作，指导实习医师工作，参与疑难病例讨论、死亡病例讨论、医疗事故／纠纷病例讨论、团队式教学等医疗、教学活动的组织及病历资料准备。

四、参考书目与扩展阅读

1．杨霁云．小儿肾脏病基础与临床．北京：人民卫生出版社，2000．

2．丁洁主译（Man Chun Chiu，Hui Kim Yap 主编）．实用儿科肾脏病学——最新实践进展．北京：北京大学医学出版社，2007．

3．王海燕．肾脏病学．3版．北京：人民卫生出版社，2008．

4．邹万忠．肾脏活检病理诊断图鉴．2版．北京：人民卫生出版社，2000．

5．Avner ED．Pediatric Vephology．7th ed．Berling：Springer，2016．

6．期刊：中华儿科杂志；Pediatric Nephrology；J Am Soc Nephrology；Kidney International。

第八节　儿童消化专科医师培训细则

儿童消化专科是研究食管、胃、小肠、大肠、肝、胆及胰腺等疾病为主要内容的儿科三级学科。儿童消化系统疾病种类繁多，医学知识面广，操作复杂而精细，需要受培训医师具有扎实的普通儿科学基础及较强的动手能力。

儿童消化专科医师培训阶段为期3年，受训医师必须完成儿科住院医师规范化培训之后方可接受本阶段培训。

一、培训目标

通过全面、系统、严格的临床培训，使受训医师具备良好的人文综合素质和医德医风、端正的工作态度，良好的沟通能力；能够系统掌握儿童消化系统疾病相关的专业理论、专业知识和专业技能，了解国内外新进展；具有一定的临床经验和较系统的临床思维能力，初步达到独立诊治儿童消化系统常见疾病的能力，并知晓诊治消化系统疑难疾病的方法，为其他科室提供专业咨询；具有一定的临床科研和教学能力，达到儿童消化专科初年主治医师水平。

二、轮转科室和时间安排

轮转科室或专业	轮转时间（月）	备注
通科阶段（共18个月）		
儿科总住院医师	8 ～ 12	
门急诊	3 ～ 6	
儿童监护病房	3 ～ 6	
专科阶段（共18个月）		

续表

轮转科室或专业	轮转时间（月）	备注
消化专业病房	6	管理消化专业患者
消化专业及营养门诊	2	营养风险筛查评估与干预
消化内镜*	3	初步了解胃镜、肠镜、小肠镜、胶囊内镜、经内镜逆行性胰胆管造影等操作的适应证和禁忌证
消化影像	2	腹部 X 线平片，上、下消化道造影，小肠造影，腹部超声
胃电图、病理、胃肠动力	2	24 小时 pH 加阻抗检测、胃肠道测压、生物反馈、胃肠道组织学
机动	3	消化病实验室、科研
合计	36	

* 第 1 个月：熟悉消化内镜构造、工作原理和消毒保养流程。

第 2 个月：跟随上级医师学习观察消化道病变，报告规范。

第 3 个月：跟随上级医师学习内镜操作，了解内镜治疗，模拟内镜学习（学习结束时在上级医师指导下独立完成 2 例胃镜检查）。

三、培训内容与要求

（一）患者管理的病种及例数要求

疾病名称	例数（≥）
黄疸（感染性、梗阻性、代谢性）	3
上消化道出血	5
下消化道出血	5
慢性腹泻	2
胃食管反流病	2
消化性溃疡	2
慢性胃炎合并 Hp 感染	5
功能性胃肠病	5
食物过敏性胃肠道疾病	10
先天性肥厚性幽门狭窄	1
胃肠道穿孔	1
其他先天性胃肠道畸形	1
炎症性肠病	2
轮状病毒肠炎合并脱水	10
其他感染性腹泻	5

续表

疾病名称	例数（≥）
结肠息肉	2
巨细胞病毒肝炎	1
胆汁淤积性肝病	1
肝豆状核变性	1
脂肪肝	3
急性胰腺炎	2
慢性胰腺炎	1
腹型过敏性紫癜	3
阑尾炎	1
肠套叠	1

（二）专业理论和知识要求

1．儿童胃肠道疾病的症状诊断及鉴别诊断

掌握：食欲低下及厌食、腹痛、呕吐、腹泻、腹胀、便秘、呕血和便血的诊断及鉴别诊断思路；胃肠道疾病常用辅助检查的适应证及结果判读。掌握消化道出血的处理。

了解：儿童胃肠系统发育、解剖学及生理学。

2．胃肠道发育异常

熟悉：胃肠道发育异常的临床表现、诊断及鉴别诊断、相关辅助检查，包括食管畸形、肠闭锁及肠狭窄、先天性肥厚性幽门梗阻、肠旋转不良、梅克尔憩室、先天性巨结肠、先天性肛门闭锁。

了解：胃肠道发育异常的胚胎发生与畸形成因；外科治疗方式。

3．酸及 H.pylori 相关性疾病

掌握：掌握消化性溃疡病的诊断、鉴别诊断和治疗。掌握 H.pylori 感染的诊断方法、根除适应证和根除方案。

熟悉：酸和（或）幽门螺杆菌（H.pylori）相关疾病的自然病史、流行病学、并发症；H.pylori 感染和非甾体抗炎药（NSAIDs）的致病作用。

了解：食管、胃、十二指肠的解剖学、生理学和病理生理学知识。酸和（或）H.pylori 相关疾病治疗的药理学、药物不良反应及适应证、内镜和（或）手术治疗，包括指征、近期和远期并发症及不良反应。

4．胃肠动力和功能性疾病

熟悉：不同年龄段儿童胃肠功能性疾病的定义、流行病学、诊断标准、治疗原则（罗马Ⅳ标准）；胃肠功能性疾病与器质性疾病的鉴别诊断；胃肠功能性疾病与胃肠动力性疾病的不同。

了解：胃肠运动和感觉功能异常在胃肠功能性疾病发病中的作用；胃肠运动和感觉调节剂在胃肠功能性疾病治疗中的治疗作用；心理社会因素对胃肠功能性疾病患儿症状

和行为的影响；胃肠动力性疾病的治疗方法。

5．肠道感染性疾病

掌握：常见的肠道感染性疾病的发病、诊断与治疗。肠道感染主要包括：轮状病毒、肠道病毒、细菌（大肠杆菌、鼠伤寒沙门菌、结核分枝杆菌、痢疾杆菌、难辨梭状芽孢杆菌等）、寄生虫感染等相关性疾病。抗生素的选择及应用、抗生素预防治疗的指征。病原体的毒力、疾病的流行病学及临床表现；腹泻的病理生理学及机制。

熟悉：粪便检查（包括便常规及寄生虫检查）；粪便、肠液及活检标本的培养；内镜下黏膜活检；粪便、肠液的病原体抗原检测（酶联免疫、荧光抗体），粪便毒素检测。

6．炎症性肠病

掌握：儿童炎症性肠病的流行病学、临床表现和肠外表现、诊断和鉴别诊断、治疗、并发症和预后；溃疡性结肠炎与克罗恩病的异同；

熟悉：综合治疗药物的剂量、应用时机、药物副作用、耐药及抵抗的表现等。肠内营养相关知识。

了解：早发型炎症性肠病的病因；生物制剂治疗的适应证、药物剂量及相关注意事项。

拓展：粪菌移植、干细胞移植治疗炎症性肠病的适应证。

7．肝功能异常

掌握：肝功能异常的诊断及鉴别诊断思路、黄疸的鉴别诊断；急性肝衰竭及相关并发症的治疗原则。掌握巨细胞病毒性肝炎的诊断，鉴别诊断和治疗。

了解：肝的基础生物学和病理学；肝功能试验的原理和合理应用；肝炎病毒学和免疫学检查的应用；肝影像学检查（超声、CT、MRI 等）的价值；系统疾病的肝病学问题。

8．胰腺疾病

掌握：儿童急性胰腺炎常见病因、严重程度评价方法、监测及内科治疗、多器官功能不全的诊断与治疗。

熟悉：胆汁淤积的病理生理学、胆管、胰腺的先天性异常；急性胰腺炎、慢性胰腺炎的流行病学、病理生理；胰腺分裂症。慢性胰腺炎的诊断标准及治疗、胰腺外分泌功能测定方法和临床价值。

9．食物过敏性胃肠道疾病

掌握：儿童食物过敏性胃肠道疾病按免疫学机制的分类、临床表现、诊断及鉴别诊断；辅助检查及治疗方法。

了解：食物激发试验的适应证、操作流程及注意事项。

拓展：食物过敏的口服免疫治疗。

10．消化内镜

掌握：消化系统解剖；内镜设备的使用、清洗消毒和维护常识；消化内镜检查及治疗的适应证、禁忌证；正确评估消化内镜的检查结果；内镜检查及治疗的围术期处理、并发症诊断和治疗。

初步掌握胃镜检查技术。

11．营养

熟悉：正常以及消化系统疾病时营养需要的变化；吞咽、消化、吸收和代谢的基本原则、对疾病和损伤的代谢反应；评价营养状态，包括特殊的营养缺乏和过剩，蛋白质能量营养不良和肥胖；营养不良的病理生理作用；应激状态下的营养需求；营养支持的指征、方式；营养治疗，包括饮食调整、肠内营养和胃肠外营养。

了解：儿童常用的营养风险评估方法及常用营养制剂。

12．胃肠影像学

熟悉：腹部 B 超检查的适应证和禁忌证，对疾病的诊断价值、常见消化系统疾病的表现和结果判读；腹部 X 线平片检查、钡剂消化道造影、CT、MRI、胃肠血管介入技术的适应证和禁忌证、对疾病诊断价值、常见消化系统疾病的表现和结果判读。

13．儿童常见急腹症

熟悉：儿童常见急腹症（肠套叠、急性阑尾炎、嵌顿性腹股沟斜疝、肠梗阻、急性胆囊炎、急性胰腺炎、急性坏死性小肠结肠炎、梅克尔憩室炎、原发性腹膜炎、胃肠道穿孔等）的临床表现、诊断及鉴别诊断和辅助检查。

（三）技能操作和辅助检查要求

1．临床技能操作

技能操作名称	例数（≥）	要求
腹腔穿刺术	1	独立完成
24 小时食管 pH 监测	2	独立完成
胃电图	10	独立完成
胃镜检查	2	独立完成
粪 Hp 抗原检测		见习和了解
^{13}C 呼气试验		见习和了解
结肠镜检查		见习和了解
内镜下逆行胰胆管造影术及相关治疗		可选
经口内镜下肌切开术		可选
内镜下息肉切除术		见习和了解
胃肠动力检测		见习和了解

2．消化内科常用辅助检查的操作方法、结果判读、临床意义

辅助检查名称	要求
消化系统相关化验结果解读	掌握
内镜检查和治疗结果解读	熟悉
影像学检查结果解读（腹部 X 线平片、消化道造影、B 超、CT、MRI、血管造影等）	熟悉
胃电图	了解

辅助检查名称	要求
食管 pH 检测和消化道动力检查结果解读	了解
病理学检查结果解读	了解

（四）科研教学

1．掌握消化道生理学、细胞生物学和分子生物学的原理、基本的实验室技术；能确立研究课题、给出科研技术路线、统计方法，合理地利用实验动物、细胞生物学和分子生物学的技术；掌握科研文献阅读分析方法，并应用到自己的临床科研中；熟悉临床流行病学、药物临床试验质量管理规范的研究方法。

2．结合临床实践开展临床科研，撰写并以第一作者身份在核心期刊发表论文或文献综述一篇及以上。

3．协助主治医师指导低年资住院医师工作，指导实习医师工作，参与疑难病例讨论、死亡病例讨论、医疗事故/纠纷病例讨论、团队式教学等医疗、教学活动的组织及病历资料准备。

四、参考书目与扩展阅读

1．江载芳，申昆玲，沈颖．诸福棠实用儿科学．8 版．北京：人民卫生出版社，2015．

2．Robert M，Bonita F，Joseph W. Nelson Textbook of Pediatrics．19th ed．Philadelphia：Elsevier Saunders. 2011.

3．王继山，陈俭红．实用小儿胃肠病学．北京：北京医科大学中国协和医科大学联合出版社，1997．

4．Podolsky. Yamada's Atlas of Gastroenterology．5th ed. Hoboken：Wiley-Blackwell，2016．

5．Kelly D，Bremner R，Hartley J，et al. Practical Approach to Paediatric Gastroenterology，Hepatology and Nutrition. Hoboken：Wiley-Blackwell，2013．

6．中华儿科杂志；中国实用儿科临床杂志；中国当代儿科杂志；Pediatrics；中华消化内镜杂志；J Pediatr Gastroenterol Nutr；Inflamm Bowel Dis；Gastroenterology；Gut；Endoscopy.

第九节　儿童心血管专科医师培训细则

儿童心血管专科是儿科学中重要的专科之一，是覆盖儿童心血管结构与功能发育、心血管系统疾病诊治、预防以及发病机制理论的专业学科。其病种复杂，专业性强。为系统、规范地开展儿童心血管专科医师培训工作，特制订本细则。

儿童心血管专科医师培训阶段为期 3 年。受训医师必须完成儿科住院医师规范化培训之后方可接受本阶段培训。

一、培训目标

具备扎实的儿科心血管医学理论知识，掌握儿童心血管系统疾病的诊断标准、治疗原则和临床操作，并熟练应用于临床实践；能独立规范地承担本专科常见多发疾病和某些疑难疾病的诊疗工作，能够参与多系统复杂疾病的诊疗工作并有独立见解，能指导下级医师，达到儿童心血管科初年主治医师水平。

二、轮转科室和时间安排

轮转科室或专业	轮转时间（月）	备注
通科阶段（共18个月）		
儿科总住院医师	8～12	
门急诊	3～6	
儿童监护病房	3～6	
专科阶段（共18个月）		
儿童心血管病房	6	
儿童心血管自主神经功能评估	1	直立试验、直立倾斜试验
儿童心血管电生理及先天性心脏病介入治疗	2	参观动脉/深静脉穿刺置管、漂浮导管、临时起搏、心内电生理检查、室上速射频消融治疗、先天性心脏病介入治疗
心电学及相关检查	2	常规心电图、动态心电图、动态血压、心电图负荷试验等
心血管影像	1	胸部X线片、冠状动脉CT血管造影、肺动脉CT血管造影、心血管MRI、心血管核素等
超声心动图	2	能初步进行经胸超声心动图检查
儿童心外科	1	外科术前心血管风险评估及术后管理，参观心外科手术
机动	3	心血管科研等
合计	36	

三、培训内容与要求

（一）患者管理的病种及数量要求

疾病名称	例数（≥）
心肌炎	5
心肌病	6
心力衰竭	6
心律失常	12
川崎病合并心血管损害	6
晕厥与直立不耐受	12
先天性心脏病	12
高血压	5
肺动脉高压	8
感染性心内膜炎	有
血脂紊乱	有
心包疾病	有

（二）专业理论和知识要求

1．专业基础理论

（1）熟悉儿童循环系统的解剖特点：心脏、大血管、瓣膜的解剖特点。

（2）熟悉儿童循环系统的生理特点：如心脏电生理、血压调节。

（3）熟悉儿童循环系统疾病的病生理特点：如先天性心脏病、心力衰竭、休克、晕厥等的血流动力学变化。

（4）熟悉儿童各年龄心率及血压正常值。

（5）掌握心脏胚胎发育、胎儿血液循环及出生后改变：胎儿循环的特殊性、胎儿循环向新生儿循环的转换。

（6）掌握心血管临床药理：抗心律失常药、强心药、利尿药、血管活性药、降压药等的药理基础及分类。

（7）了解心血管流行病学基础、循证医学基础：先天性心脏病、高血压、血脂紊乱的流行病学和循证医学基础。

（8）了解心血管遗传学：心肌病、先天性心脏病、血脂紊乱的遗传学基础。

2．掌握心血管系统常见病、多发病的病因、发病机制、临床表现、诊断及鉴别诊断、并发症、治疗、预后、预防与康复及相关进展

（1）心肌炎的诊断及鉴别诊断。

（2）心肌病的诊断及病因分析、分类、长期治疗。

（3）心力衰竭的早期识别与处理。

（4）心律失常的辨认与诊治。

（5）川崎病的诊断与处理。

（6）晕厥的诊断流程及治疗。

（7）感染性心内膜炎的病因、发病机制及诊治。

（8）先天性心脏病的程序诊断及内科治疗。

（9）先天性心脏病的介入治疗与外科治疗指征。

（10）儿童高血压的发病机制、诊断与治疗。

（11）儿童肺动脉高压的分类及诊治。

（12）胸痛、胸闷的诊断与鉴别诊断。

（13）安装起搏器指征。

（14）射频消融术的适应证。

（三）技能操作和辅助检查要求

1．临床基本技能

技能操作名称	要求
儿童心血管系统检查法	熟练掌握
自主神经功能检查（直立试验、直立倾斜试验）	熟练掌握
心肺复苏	熟练掌握
心脏电复律及除颤	熟练掌握
心包穿刺	见习，模拟操作
有创动脉压力监测	见习，熟悉操作流程，辅助实际操作
非心脏手术的心血管风险评估	了解

2．心内科常用辅助检查的操作方法、结果判读、临床意义

辅助检查名称	要求
心电图	熟练掌握
动态心电图	掌握
动态血压	掌握
运动负荷心电图	掌握
经胸超声心动图	了解
血管内皮功能检查	了解
直立试验及直立倾斜试验	掌握

3．掌握以下辅助检查的适应证、禁忌证、结果判读、临床意义、有创检查的术前准备和术后处理

辅助检查名称
胸部 X 线片
心血管核素检查（动静态心肌显像、平面心肌显像、心血池、存活心肌评估）
心血管 CT（冠状动脉 CT 血管造影、肺动脉 CT 血管造影、大血管 CT 造影）
心血管磁共振检查
外周动、静脉超声
左、右心导管检查
左、右心室造影
肺动脉造影、冠状动脉造影、主动脉造影、肾动脉造影
心脏电生理检查

4．掌握以下治疗技术的适应证、禁忌证、并发症、临床应用原则、术前准备、术后处理及出院后随访的主要内容

治疗技术名称
心脏永久起搏器植入
心律失常的射频消融治疗
植入式心律转复除颤与三腔起搏器治疗
结构性心脏病的介入治疗

（四）科研教学

1．培训期间应结合临床实践开展临床科研，撰写并以第一作者身份发表论著或文献综述一篇及以上。

2．协助主治医师指导低年资住院医师工作，指导实习医师工作，参与疑难病例讨论、死亡病例讨论、医疗事故／纠纷病例讨论、团队式教学等医疗、教学活动的组织及病历资料准备。

四、参考书目与扩展阅读

1．杜军保．儿科心脏病学．北京：北京大学医学出版社，2013.
2．杜军保．儿科心血管系统疾病诊疗规范．北京：人民卫生出版社，2015.
3．杜军保，王成．儿童晕厥．北京：人民卫生出版社，2011.
4．申昆玲，黄国英．儿科学．北京：人民卫生出版社，2016.

第十节　儿童血液肿瘤专科医师培训细则

儿童血液肿瘤专科是儿科系统的重要组成部分，以各种血液系统疾病和肿瘤性疾病的内科诊疗以及相关研究工作为主要内容。由于儿童后续预期生命长，对生活质量要求高，儿童血液肿瘤学的发展对儿科血液肿瘤医师的要求更加严格。为了系统、规范地开展儿童血液肿瘤专科医师的培训工作，特制定本细则。

儿童血液肿瘤专科医师培训阶段为期 3 年。受训医师必须在完成儿科住院医师规范化培训之后方可接受本阶段培训。

一、培训目标

通过全面、系统、严格的临床培养，使受培训医师系统掌握儿童血液肿瘤相关的专业理论、专业知识和基本专科技能，了解国内外进展，能独立从事儿科血液肿瘤常见病、多发病的临床诊疗工作，具有一定的临床科研和教学能力，达到儿科血液肿瘤专业初年主治医师水平。

二、轮转科室和时间安排

轮转科室或专业	轮转时间（月）	备注
通科阶段（共 18 个月）		
儿科总住院医师	8 ~ 12	
门急诊	3 ~ 6	
儿童监护病房	3 ~ 6	
专科阶段（共 18 个月）		
血液肿瘤专科门诊	2	要求轮转完成后可以独立处理血液疾病的门诊随访、系统管理等问题
儿童血液肿瘤病房	9	要求轮转完成后可以独立完成疾病的诊断并制订化疗方案
实验室（骨髓室、细胞室）	1	要求轮转完成后能够独立完成基本的骨髓形态学报告
肿瘤综合治疗相关科室（病理科、影像科、放疗科、小儿外科、移植病房）	3	对常见的病理形态有基本了解；对综合治疗方案中手术、放疗有大体认识及了解；对于常见移植流程及移植方案选择有基本了解
机动	3	科研等
合计	36	

三、培训内容与要求

（一）患者管理的病种及数量要求

疾病名称	例数（≥）
贫血（营养性、药物性、溶血性、再生障碍性、慢性病等）	20
白细胞减少症、粒细胞缺乏症（感染、药物、先天等）	20
血小板减少（原发免疫性血小板减少性紫癜、再生障碍性贫血、先天性等）	20
急性髓性白血病	3
急性淋巴细胞白血病	5
淋巴瘤	3
神经母细胞瘤	3
肾母细胞瘤	3
肝母细胞瘤	2
其他实体瘤	3
噬血细胞性淋巴组织细胞增多症	有
朗格汉斯细胞组织细胞增生症	有
血友病	有
弥散性血管内凝血	有
骨髓增生异常综合征	有

（二）专业理论和知识要求

1．专业基础理论

（1）了解儿童造血功能及特点：骨髓造血、淋巴器官造血、骨髓外造血及单核 - 吞噬细胞系统造血的特点。

（2）了解血细胞的起源与分化。

（3）熟悉儿童血象、骨髓象特点。

（4）掌握儿童常见血液系统疾病的骨髓象特点。

（5）掌握儿童常见肿瘤的病理特点。

（6）掌握儿童血液肿瘤疾病常见化疗药物的临床药理。

（7）了解儿童血液肿瘤疾病流行病学基础、循证医学基础、医学伦理学基础、心理学基础、相关管理法规。

2．掌握儿童血液肿瘤常见病、多发病的病因、发病机制、临床表现、诊断及鉴别诊断、并发症、治疗、预后、预防与康复及相关进展

（1）贫血、血小板减少、中性粒细胞减少的诊断和治疗。

（2）粒细胞缺乏伴发热的诊断和治疗。

（3）全血细胞减少的诊断及处理。

（4）肝、脾和／或淋巴结肿大的诊断及处理。

（5）出血性疾病的诊断及处理。

（6）血友病。

（7）儿童组织细胞病（朗格汉斯细胞组织细胞增生症、噬血细胞性淋巴细胞组织增生症）。

（8）白血病。

（9）淋巴瘤。

（10）肝母细胞瘤。

（11）肾母细胞瘤。

（12）神经母细胞瘤。

（13）生殖细胞肿瘤。

（14）横纹肌肉瘤。

（三）技能操作和辅助检查要求

1．临床基本技能

技能操作名称	要求
骨髓穿刺	熟练掌握
腰椎穿刺	熟练掌握
鞘内注射药物	熟练掌握
骨髓活检	掌握
经外周静脉穿刺中心静脉置管	见习，熟悉操作流程，辅助实际操作
输液港植入	见习，熟悉操作流程，辅助实际操作
肿瘤患儿的手术及放疗评估	了解

2．儿童血液肿瘤常用辅助检查的操作方法、结果判读、临床意义

辅助检查名称	要求
骨髓穿刺形态学检查	掌握
脑脊液肿瘤细胞形态学检查	熟悉
染色体检查	了解
流式细胞免疫分型	了解
染色体断裂实验	了解
红细胞渗透脆性实验	了解

3．掌握以下辅助检查的适应证、禁忌证、结果判读、临床意义、有创检查的术前准备和术后处理

（1）骨髓穿刺。

（2）放射性核素骨扫描。

（3）骨髓活检。

（4）肿瘤穿刺检查。

（5）增强 CT 或 MRI。

（6）胸部 X 线。

4．掌握以下治疗技术的适应证、禁忌证、并发症、临床应用原则、术前准备、术后处理及出院后随访主要内容

（1）化疗。

（2）输血疗法。

（3）骨髓移植。

（4）鞘内注射。

（5）细胞治疗。

（6）放射治疗。

（四）科研教学

1．培训期间应结合临床实践开展临床科研，撰写并以第一作者身份在核心期刊发表论文或文献综述一篇及以上。

2．协助主治医师指导低年资住院医师工作，指导实习医师工作，参与疑难病例讨论、死亡病例讨论、医疗事故／纠纷病例讨论、团队式教学等医疗、教学活动的组织及病历资料准备。

四、参考书目与扩展阅读

1．江载芳，申昆玲，沈颖．诸福棠实用儿科学．8 版．北京：人民卫生出版社，2015.

2．王振法．血液病诊断及图谱．北京：新华出版社，1997.

3．廖清奎．小儿血液病基础与临床．北京：人民卫生出版社，2001.

4．汤静燕，李志光．儿童肿瘤诊断治疗学．北京：人民军医出版社，2011.

5．Sturrt H Orkin, David E Fisher, A Thomas Look. Oncology of Infancy and Childhood. Philadelphia：Elsevier, 2009.

6．Stuart H Orkin, David G Nathan. Hematology of Infancy and Childhood. 7th ed. Philadelphia：Elsevier, 2008.

7．Philip Lanzkowsky. Manual of Pediatric Hematology and Oncology. 5th ed. Philadelphia：Elsevier, 2011.

第十一节　儿童重症医学专科医师培训细则

儿童重症医学以各种儿童危重症的内科诊疗及其相关研究为主要工作内容。儿童重症医学专科医师培训是以儿童危重症为主的专科医师培训阶段，以满足对儿童重症医学学科发展的需要，并逐步和国际接轨。

儿童重症医学专科医师培训阶段为期 3 年。受训医师必须完成儿科住院医师规范化培训之后方可接受本阶段培训。

一、培训目标

通过全面、系统、规范的临床培训，使受培训医师能掌握儿童重症专业疾病的基础理论、专科知识和基本专科技能，了解国内外进展，能够在上级医师指导和监督下，以高效负责的技术、知识和态度对患者实施精湛的医疗行为；参与儿童重症专业的住院医师教学活动；参与儿童重症专业的相关科研项目；参与儿童重症专业的患者教育、健康宣教，达到儿童重症医学专科初年主治医师水平。

二、轮转科室和时间安排

轮转科室或专业	轮转时间（月）	备注
通科阶段（共 18 个月）		
儿科总住院医师	8 ～ 12	
门急诊	3 ～ 6	
儿童监护病房	3 ～ 6	
专科阶段（共 18 个月）		
儿科重症监护病房	8	负责危重患者处置、查房准备、病房协调、学术活动组织、了解外科患者围术期管理
新生儿重症监护病房	3	负责危重新生儿的处置、查房准备、病房协调、学术活动组织
超声室	3	了解小儿超声特点
麻醉科	1	掌握中心静脉置管、气管插管
机动（以下可选转）	3	
脑电图		了解小儿脑电图特点，掌握振幅整合脑电图在重症监护病房的应用
气管镜室		了解并学习支气管镜检查技术及重症监护病房患者气道管理的应用

轮转科室或专业	轮转时间（月）	备注
急诊科		了解成人急症的诊断及处理
外科重症监护病房		了解外科患者围术期管理
科研		
合计	36	

三、培训内容与要求

（一）患者管理

学员必须在门诊和病房具备预防、诊断、评价和处理以下疾病的能力。

1. 儿童重症监护病房

疾病名称	例数（≥）
心跳呼吸骤停	5
脓毒症	8
各型休克	8
急性肺损伤和呼吸窘迫综合征	6
急、慢性心功能不全	5
急、慢性肾功能不全	8
严重肝损害或肝衰竭	3
严重贫血、弥散性血管内凝血	3
癫痫持续状态	5
脑病及颅内高压症	5
代谢病及代谢危象	5
糖代谢异常、糖尿病酮症酸中毒	2
严重水电解质及酸碱平衡紊乱	5
严重心律失常	2
围术期管理	10
危重症患儿及其家人的心理和情绪管理	10

2．新生儿重症监护病房

疾病名称	例数（≥）
早产儿管理	10
重度新生儿缺氧缺血脑病	1
新生儿持续性肺动脉高压	1
重症肺炎	3
新生儿复苏	5
新生儿败血症	5
严重新生儿溶血病	1

（二）专业理论和知识要求

学员必须具备完备的并逐渐丰富的生物医学、临床医学、临床流行病学和社会行为科学知识，并应用于患者诊疗。学员必须具备以下知识：

1．儿童心肺复苏指南及更新

2．新生儿复苏指南及更新

3．各型休克诊治进展

4．脓毒症及脓毒症休克诊治进展

5．急性呼吸窘迫综合征诊治进展

6．神经危重症包括癫痫持续状态、脑水肿、代谢危象等诊治进展

7．心血管危重症包括心力衰竭、严重心律失常、高血压危象等诊治进展

8．急性肾损伤及肾衰竭诊治进展

9．肝损害及肝衰竭诊治进展

10．严重水电解质酸碱平衡紊乱

11．呼吸生理和血气分析

12．血流动力学监测技术的应用及进展

13．机械通气技术（包括无创、有创、高频通气）

14．血液净化治疗在重症监护病房的应用

15．危重症患儿肠内外营养支持

16．镇静与镇痛在儿科的应用

17．了解新生儿脐静脉置管术及换血术

18．了解体外膜肺氧合技术在呼吸危重症中的应用

19．危重症患者及其家属的心理和情绪影响（小组讨论和案例分析）

20．危重症中的伦理、经济和法律问题（小组讨论和案例分析）

（三）临床技能操作和辅助检查要求

1．临床技能操作

技能操作名称	例数（≥）	要求
儿童心肺复苏	8	掌握
新生儿复苏	3	掌握
血气分析	10	掌握
超声技术应用于胸腔穿刺、血管内或腔内置管	5	掌握
气道管理、气管插管	10	掌握
动脉置管	8	掌握
中心静脉置管（推荐超声引导下）		
颈内静脉	2	掌握
股静脉	4	掌握
使用床旁血流动力学监测系统	8	掌握
电除颤	4	掌握
血液净化治疗	5	掌握
呼吸机应用	10	掌握

2．掌握以下辅助检查的指征、结果判读及临床意义
（1）床旁 X 线胸片。
（2）床旁超声心动图。
（3）床旁腹部 B 超。
（4）双频脑电指数。
（5）无创心排量。
（6）床旁脑电图。

（四）科研教学

1．培训期间应结合临床实践开展临床科研，撰写并以第一作者身份在核心期刊发表论文或文献综述一篇及以上。

2．协助主治医师指导低年资住院医师工作，指导实习医师工作，参与疑难病例讨论、死亡病例讨论、医疗事故/纠纷病例讨论、团队式教学等医疗、教学活动的组织及病历资料准备。

四、参考书目与扩展阅读

1．江载芳，申昆玲，沈颖．诸福棠实用儿科学．8 版．北京：人民卫生出版社，2015.

2．喻文亮，钱素云，陶建平．小儿机械通气．上海：上海科技出版社，2011.

3．陈香美．血液净化标准操作规程．北京：人民军医出版社，2010.

4．期刊：《中国小儿急救医学》等.

眼科专科医师培训细则

眼科学是研究人类视觉器官疾病的发生发展及其防治的专门学科，有着很强的专业特点，又与其他临床学科和基础医学学科有着广泛联系。眼科学研究范围包括眼的生理、生化、药理、病理、免疫、遗传以及各种特殊检查和眼显微手术技术。

眼科专科医师培训时间为3年。受训医师需完成眼科住院医师规范化培训后方可接受本阶段培训。

一、培训目标

通过系统、规范、严格的眼科专科医师培训，使受训医师掌握眼科基础知识和基本技能；对眼科常见病、多发病的发病机制、临床表现、诊断和鉴别诊断有较详细的了解和一定处理能力；熟悉并掌握观察病程及疾病演变规律，培养临床思维能力，打好眼科临床工作基础；掌握正确书写病历、带教实习医师的技能，掌握常见病处理及危重病例抢救，达到眼科初年主治医师水平。

二、轮转科室及时间安排

轮转科室或专业	轮转时间（月）
青光眼	3
眼底病	3
基础眼科与视光	3
角膜与眼表疾病	3
斜视与小儿眼科	3
白内障与屈光手术	3
眼科总住院医师	12
特检/病理室	2
选转（科研或临床）	4
合计	36

注：1.青光眼、眼底病、基础眼科与视光、角膜与眼表疾病、斜视与小儿眼科、白内障与屈光手术为6个必转专业，应大致满足每年5个月门诊和6个月病房工作。

2.选转科室：可以选转色素膜与眼科免疫1个月、眼外伤1个月、眼眶与眼整形、泪道疾病1个月、眼病理与眼肿瘤学1个月，或进行科研训练。

三、培训内容与要求

轮转目的：眼科专科医师培训阶段，要求在眼科住院医师规范化培训基础上，能熟悉、掌握眼科常见病和较复杂眼科的诊断；熟练显微手术操作并完成相应手术；在上级医师的指导下处理常见的手术并发症；能胜任门、急诊及病房的一般诊疗工作及院内会诊。轮转病理科要求熟悉病理片的常规制作，眼球的正常组织解剖，常见眼病和肿瘤的病理特点。

1．全面掌握眼前段、高级裂隙灯检查法和眼后段检查技能。

2．能够正确处理眼科急诊（例如视网膜中央动脉阻塞、眼外伤、急性闭角型青光眼、眼内炎）。

3．掌握常见的眼前节手术（例如白内障摘除、人工晶体植入、各类抗青光眼手术）的操作及并发症处理。熟悉复杂但常见的手术问题的处理。

4．掌握青光眼、感染性眼病、玻璃体视网膜病及眼科整形等亚专业中的关键检查技术。

5．熟悉常见眼病和肿瘤的病理特点。

6．教学：协助上级医师带教实习医师；带领低年资住院医师及进修医师进行晚查房，并指导低年资医师进行常见外眼病的手术治疗操作。

7．科研：广泛阅读国内外专业文献，了解眼科的新进展、新知识和新技术，完成一篇眼科临床综述类文章（中华系列杂志论著水平），并参与临床科研工作。

（一）眼科检查要求

眼科检查名称	例数（≥）
间接检眼镜检查	20
前房角镜	20
三面镜	20
眼超声检查 A/B/UBM（审报告）	50
视野	50
眼电生理检查（审报告）	10
荧光素眼底血管造影（审报告）	50
斜视、复视检查或同视机检查	20
角膜曲率/角膜地形图	20
角膜共聚焦检查（审报告）	20

（二）眼科技能操作要求

技能操作名称	例数（≥）
泪道冲洗/探通	10
结膜下注射	10
球旁/球后注射	20
结、角膜浅层异物取出	10
结膜囊/眼组织细菌培养	10
眼周皮肤炎症病灶切开引流	10
显然验光	50
自动验光	30
视网膜检影验光	30
泪液相关试验	30

（三）病房工作

同时负责 6～8 张床/人，6 个月共计 100～120 人次，担任手术助手 100 例以上。

（四）管理患者的例数和病种要求（含病房和门诊）

疾病名称	例数（≥）
眼睑肿物	10
泪道疾患	10
角膜炎症	10
各种类型角膜炎	10
先天性白内障	10
并发性白内障	10
晶状体疾病	50
玻璃体后脱离	10
继发性青光眼	10
先天性青光眼	5
Fuchs 异色性虹膜睫状体炎	5
葡萄膜炎	20
视网膜动脉阻塞	5
视网膜静脉阻塞	10
糖尿病视网膜病变	20

续表

疾病名称	例数（≥）
高血压视网膜病变	10
中心性浆液性脉络膜视网膜病变	10
近视性黄斑变性	5
黄斑囊样水肿	5
黄斑裂孔	5
黄斑部视网膜前膜	5
视网膜脱离	5
球后视神经炎	5
视乳头水肿	5
缺血性视神经病变	5
屈光参差	10
低视力	10
非共同性斜视	5
眶蜂窝织炎	2
眼球破裂伤	2
眼球穿通伤	2
眼球内异物	2
眼化学伤	2
干燥综合征	5
增生性玻璃体视网膜病变	5
正常眼压性青光眼	5
VKH 病	5
Behcet 病	5
视网膜静脉周围炎	5
老年性黄斑变性	5
视网膜母细胞瘤	2
脉络膜黑色素瘤	2
眼球突出	2
早产儿视网膜病变	2

（五）完成手术要求

手术名称	术者例数（≥）	助手例数（≥）
睑板腺囊肿切除术	10	10
翼状胬肉切除术	5	10
睑内外翻矫正术	5	10
眼睑小肿物切除术	5	10
泪道手术	5	10
睫状体冷冻 / 光凝术	2	5
斜视矫正术	2	5
眼球穿通伤缝合术	4	5
前房穿刺术	5	10
虹膜切除术	2	5
抗青光眼小梁切除术	2	10
白内障摘除术和 / 或人工晶状体植入术	10	100
角膜移植术		5
视网膜复位术		20
玻璃体切割术		20
玻璃体注药		20
YAG 激光后囊切开		5

（六）总住院医师 12 个月

1．全面掌握眼前节和眼后节检查技能及特殊检查判读：

（1）视觉电生理。

（2）自动验光仪、散瞳验光。

（3）角膜曲率计，像差仪。

（4）角膜地形图、超声生物显微镜、光学相关断层扫描、海德堡视网膜断层扫描。

（5）自动视野计。

2．指导低年资住院医处理眼科急诊（例如，视网膜中央动脉阻塞、化学性伤、急性闭角型青光眼、眼内炎）。

3．协助病房组长的行政管理，完成病房应完成的各项指标，安排值班和手术工作。当主治医师或组长不在时，全权代理主治医师执行医疗及行政工作。

4．掌握对青光眼（例如复杂或原发性和继发性开角型及闭角型青光眼术后）、角膜

（例如罕见类型的感染性角膜炎）、眼科整形手术（例如少见、复杂的眼睑损伤、复杂或术后复发性上睑下垂）、视网膜（例如复杂的视网膜脱离、牵拉性网脱、重度增殖性糖尿病视网膜病变、增殖性玻璃体视网膜病变）和神经眼科学（例如罕见的视神经病、核上性麻痹、视野缺损）等亚专业中关键的检查技术以及复杂但常见的手术问题的处理。

5．实施常见的眼前节手术（例如白内障摘除、小梁切除术、周边虹膜切除术）及并发症处理。

6．如果可能，认识、评估并治疗主要的遗传性眼病（例如神经纤维瘤病Ⅰ、结节性硬化症、Von-Hippel-Lindau病、视网膜母细胞瘤、视网膜色素变性、黄斑营养不良）。

7．认识少见但典型的眼科组织病理学表现。

完成手术例数要求：

手术名称	术者例数（≥）	助手例数（≥）
翼状胬肉切除术	3	10
上睑下垂矫正术	0	3
睑内外翻矫正术	5	10
眼睑肿瘤切除及修复	3	5
睫状体冷冻/光凝术	2	5
斜视矫正术	2	5
眼球穿通伤缝合术	3	8
虹膜切除术	5	5
抗青光眼类手术	5	10
白内障摘除术和/或人工晶体植入术	15	40
角膜移植术	0	5
外路视网膜复位术	3	8
前部玻璃体切割术	2	5
标准三切口玻璃体切割术	0	10
玻璃体注药	5	
YAG激光操作（包括虹膜周切及晶体后囊切开术）	10	

（七）科研教学

1．培训期间应结合临床实践展开临床科研，撰写并以第一作者身份在核心期刊发表论文或文献综述一篇及以上。

2．协助主治医师指导低年资住院医师工作，指导实习医师工作，参与疑难病例讨论、死亡病例讨论、医疗事故/纠纷病例讨论、团队式教学等医疗、教学活动的组织及病历资料准备。

3．熟练掌握英语，能够熟练查阅本专业英文文献资料。

四、参考书目与扩展阅读

1．刘家琦，李凤鸣．实用眼科学．3 版．北京：人民卫生出版社，2010.

2．黎晓新．现代眼科手册．3 版．北京：人民卫生出版社，2014.

3．Riordan-Eva P，Cunningham E. Vaughan & Asbury's General Ophthalmology，18th ed. New York：McGraw-Hill，2011.

耳鼻咽喉科专科医师培训细则

  耳鼻咽喉科学是运用外科学的基本原则和方法，诊治包括耳、鼻、咽喉及头颈部疾病的医疗实践科学，是外科学的一个重要分支。耳鼻咽喉科学具有外科学的基本特点，同时由于位置特殊，解剖结构复杂，耳鼻咽喉科疾病的处理又具有特殊性。因此对耳鼻咽喉科医师的培训标准应有更高的要求。为系统、规范地开展耳鼻咽喉科专科医师培训工作，特制定本细则。

  耳鼻咽喉科专科医师培训阶段为期 3 年。受训医师必须完成耳鼻咽喉科住院医师规范化培训之后方可接受本阶段培训。

一、培训目标

  通过全面、系统、规范的耳鼻咽喉专科医师培训，使受训医师系统掌握耳鼻咽喉科相关的专业理论、专业知识和基本专科技能，能够独立对耳鼻咽喉科常见疾病及部分疑难疾病进行诊断、治疗、指导预防与随访，具备较为熟练的耳鼻咽喉科手术操作技能，初步胜任耳鼻咽喉科危急重症的抢救治疗，具备初步的临床教学意识和教学能力，并具有一定的临床科研能力和创新思维，具备阅读英文文献和进行国际交流所需的专业英语能力，达到耳鼻咽喉科初级主治医师水平。

二、轮转科室和时间安排

轮转科室或专业	轮转时间（月）
选转科室（5选4）	
耳科	3
鼻科	3
咽喉科	3
头颈外科	3
小儿耳鼻咽喉科	3
专科门急诊	3
总住院医师	12
强化培训阶段	6
科研训练	3

轮转科室或专业	轮转时间（月）
合计	36

注：1．选转科室：要求在耳科、鼻科、咽喉科、头颈外科、小儿耳鼻咽喉科5个专业方向任选4个进行轮转，完成相应培训内容与要求。可以选择在北京大学各附属医院轮转。

2．强化培训阶段可以从5个专业方向和科研训练中选择2个进行轮转，并完成相应轮转要求。所选专业方向与选转科室相同时，应双倍完成该专业轮转要求。

三、培训内容与要求

（一）耳科：**3个月**

1．管理患者的病种及例数要求

疾病名称	例数（≥）
中耳炎	12
外耳、中耳肿瘤	3
人工听觉植入	2
合计	17

2．专业理论和知识要求

掌握耳科常见、多发、危重疾病的发病机制、临床表现，掌握其诊治原则，能独立完成诊断和鉴别诊断并确立治疗原则，包括手术策略的制定。

熟悉耳科基本理论，对相关实践问题有较深入的认识，包括：

（1）掌握耳部解剖和神经解剖。

（2）掌握耳科常见手术的适应证、术前准备、并能处理术后并发症。

（3）掌握耳科急诊的理论基础和处理规范。

（4）掌握耳外科常见疾病的影像学诊断技能，熟悉耳部及颞骨影像基本理论及耳科各类疾病的影像学诊断。

（5）熟悉耳科及侧颅底外科相关知识。

（6）熟悉耳科危重患者的病情评估和处理原则。

（7）熟悉听力学及前庭功能诊断技术和方法。

（8）熟悉神经耳科及侧颅底外科相关辅助检查流程及结果判读。

（9）熟悉耳科疾病病理分类和病理学特征。

（10）了解脑神经（听、面、舌咽、迷走、舌下）神经功能及电生理基本原理和分析方法。

（11）了解耳、耳神经及侧颅底外科新技术、新进展。

3．手术操作

能独立或在上级医师指导下独立完成或参加部分手术。

手术或操作名称	例数（≥）
乳突根治术（改良乳突根治术）或鼓室成形术	24
人工耳蜗植入术	5
耳前瘘管	3（术者）
鼓膜置管术	3（术者）
合计	26

（二）鼻科：3 个月

1. 管理患者的病种及例数要求

疾病名称	例数（≥）
鼻窦炎	20
鼻中隔偏曲	10
鼻腔鼻窦肿瘤	3
鼻、鼻窦外伤	1
合计	34

2. 专业理论和知识要求

掌握鼻科常见、多发、危重疾病的发病机制、临床表现，掌握其诊治原则，能独立完成诊断和鉴别诊断并确立治疗原则，包括手术策略的制定。

熟悉鼻科基本理论，对相关实践问题有较深入的认识，包括：

（1）掌握鼻部解剖和生理。

（2）掌握鼻科疾病病史询问、专科系统查体和病历书写规则。

（3）掌握鼻科急诊的理论基础和处理规范。

（4）熟悉鼻科危重患者的病情评估和处理原则。

（5）熟悉鼻腔鼻窦常见疾病影像学表现。

（6）熟悉鼻变态反应和鼻腔功能常见诊断技术和方法。

（7）熟悉鼻 - 眼、鼻 - 颅底外科相关知识。

（8）了解鼻腔鼻窦疾病病理分类和病理学特征。

（9）了解全身疾病在鼻腔鼻窦的表现。

（10）了解鼻腔鼻窦、鼻 - 眼、鼻 - 颅底外科新技术、新进展。

（11）了解鼻变态反应性疾病、鼻腔恶性肿瘤诊治进展。

3. 技能操作和辅助检查要求

手术或操作名称	例数（≥）
鼻内镜下鼻窦开放及窦内病变去除术	30
鼻内镜下鼻中隔矫正术	10
鼻内镜下下鼻甲部分切除术	10
鼻内镜下鼻腔探查止血术	10
鼻腔鼻窦肿瘤切除术	5
合计	65

（1）能独立完成常见鼻科手术操作，在上级医师指导下独立完成或参加部分手术。

（2）掌握鼻科常见疾病的影像学诊断技能，熟悉鼻 - 鼻窦影像基本理论及鼻科各类疾病的影像学诊断；熟悉鼻科及变态反应相关辅助检查流程及结果判读；熟悉鼻科疾病病理分类和病理学特征。

（3）出科时能独立完成鼻中隔矫正术、下鼻甲手术，鼻息肉摘除术、前组鼻窦开放术。

（三）咽喉科：3 个月

1．管理患者的病种及例数要求

疾病名称	例数（≥）
腺样体肥大	6
会厌囊肿	3
食管异物	1
声带息肉（小结）	6
阻塞性睡眠呼吸暂停低通气综合征	6
咽喉部良性、恶性肿瘤	6
合计	28

2．专业理论和知识要求

掌握咽喉科常见、多发、危重疾病的发病机制、临床表现，掌握其诊治原则，能独立完成诊断和鉴别诊断并确立治疗原则，包括手术策略的制定。

熟悉咽喉科基本理论，对相关实践问题有较深入的认识，包括：

（1）掌握咽喉部临床解剖。

（2）掌握咽喉病史询问、专科系统查体和病历书写规则。

（3）掌握咽喉部急诊的理论基础和处理规范。

（4）熟悉咽喉科危重患者的病情评估和处理原则。

（5）熟悉常见咽喉部疾病的影像学表现。

（6）熟悉咽喉反流的理论基础及临床表现。

（7）了解嗓音的医学理论基础。

（8）了解咽喉科的新技术、新进展。

3．技能操作和辅助检查要求

（1）能独立完成常见咽喉部手术操作，在上级医师指导下独立完成或参加部分手术。

手术或操作名称	例数（≥）
声带息肉切除术	10
会厌囊肿切除术	5
悬雍垂腭咽成形术	10
食管异物取出术	3
咽喉部良、恶性肿瘤切除术	10
腺样体切除术	6
合计	46

（2）掌握咽喉科常见疾病的临床诊断及治疗规范，熟悉咽喉科疾病发生发展的病理生理学特征；熟悉咽喉科相关辅助检查流程及结果判读。出科时能独立完成声带息肉切除手术、悬雍垂腭咽成形术、食管异物取出术。

（四）头颈外科：3 个月

1．管理患者的病种及例数要求

疾病名称	例数（≥）
头颈部外伤	3
头颈部先天性疾病	3
头颈部良性、恶性肿瘤（其他）	5
合计	11

2．专业理论和知识要求

掌握头颈外科常见、多发、危重疾病的发病机制、临床表现，掌握其诊治原则，能独立完成诊断和鉴别诊断并确立治疗原则，包括手术策略的制定。

熟悉头颈外科基本理论，对相关实践问题有较深入的认识，包括：

（1）掌握头颈部临床解剖。

（2）掌握头颈部病史询问、专科系统查体和病历书写规则。

（3）掌握头颈外科急诊的理论基础和处理规范。

（4）熟悉头颈外科危重患者的病情评估和处理原则。

（5）熟悉常见头颈部疾病的影像学表现。

（6）熟悉头颈部肿瘤各种常见术式及颈部淋巴结清扫范围的相关知识。

（7）了解头颈部病理分类和病理学特征。

（8）了解头颈部胚胎发育过程的特征。

（9）了解头颈外科的新技术、新进展。

3．技能操作和辅助检查要求

（1）能独立完成常见头颈部手术操作，在上级医师指导下独立完成或参加部分手术。

手术或操作名称	例数（≥）
头颈部先天性病变（囊肿、瘘管等）切除术	3
气管切开术	5
头颈部清创缝合术	2
颈部淋巴结清扫术	3
头颈部良性、恶性肿物切除术	5
合计	18

（2）掌握头颈外科常见疾病的影像学诊断技能，熟悉头颈外科的影像基本理论及影像学诊断；熟悉头颈外科的相关辅助检查流程及结果判读；熟悉头颈外科病理分类和病理学特征。

（3）出科时能独立完成气管切开术。

（五）小儿耳鼻咽喉科：3 个月

1．管理患者的病种及例数要求

疾病名称	例数（≥）
气管异物	3
食管异物	3
小儿急性喉气管支气管炎	3
小儿鼻窦炎	5
小儿中耳炎	5
头颈部良恶性肿瘤	5
合计	24

2．专业理论和知识要求

掌握小儿耳鼻咽喉科常见、多发、危重疾病的发病机制、临床表现，掌握其诊治原则，能独立完成诊断和鉴别诊断并确立治疗原则，包括手术策略的制定。

熟悉小儿耳鼻咽喉科的基本理论，对相关实践问题有较深入的认识，包括：

（1）掌握小儿耳鼻咽喉部临床解剖。

（2）掌握小儿耳鼻咽喉病史询问、专科系统查体和病历书写规则。

（3）掌握小儿耳鼻咽喉部急诊的理论基础和处理规范。

（4）熟悉小儿耳鼻咽喉科危重患者的病情评估和处理原则。

（5）熟悉常见小儿耳鼻咽喉部疾病的影像学表现。

（6）熟悉急性喉阻塞的理论基础及临床表现。

（7）了解人工听觉植入的理论基础。

（8）了解小儿耳鼻咽喉科的新技术、新进展。

3．技能操作和辅助检查要求

（1）能独立完成常见小儿耳鼻咽喉部手术操作，在上级医师指导下独立完成或参加部分手术。

手术或操作名称	例数（≥）
支气管镜检查并气管异物取出术	3
硬性食管镜检查并食管异物取出术	3
小儿头颈部肿瘤切除术	5
合计	11

（2）掌握小儿耳鼻咽喉科常见疾病的临床诊断及治疗规范，熟悉小儿耳鼻咽喉科疾病发生发展的病理生理学特征；熟悉小儿耳鼻咽喉科相关辅助检查的流程及结果判读。

（3）出科时能独立完成支气管镜检查并气管异物取出术、硬性食管镜检查并食管异物取出术、腺样体刮除术、扁桃体剥离术、鼓膜切开或置管术、先天性耳前瘘管切除术、鳃裂瘘管或囊肿切除。

（六）专科门急诊：3个月

1．接诊的病种及例数要求

疾病名称	例数（≥）
耳外伤	3
急性中耳炎	10
慢性化脓性中耳炎	5
中耳胆脂瘤	3
分泌性中耳炎	10
梅尼埃病	3
良性阵发性位置性眩晕	3
突发性耳聋	3

续表

疾病名称	例数（≥）
周围性面瘫	1
变应性鼻炎	20
急性鼻窦炎	5
慢性鼻窦炎、鼻息肉	10
真菌性鼻窦炎	3
鼻骨骨折	2
鼻腔鼻窦良、恶性肿瘤	3
急性会厌炎	3
扁桃体脓肿	1
腺样体肥大	5
阻塞性睡眠呼吸暂停综合征	5
头颈部外伤	3
声带息肉（小结）	3
咽喉部良恶性肿瘤	3
头颈部先天性疾病	5
食管异物	3
合计	115

2．专业理论和知识要求

（1）掌握耳鼻咽喉科常见、多发疾病的发病机制、临床表现、诊断思路、治疗原则。

（2）掌握耳鼻咽喉科及相关科室急症患者的正确识别、抢救原则、转诊流程。

3．手术操作

能独立完成下列手术及操作。

手术或操作名称	例数（≥）
鼓膜穿刺术	8
耳周脓肿切开引流术	1
扁桃体脓肿穿刺术	1
鼻骨骨折复位术	2
前、后鼻孔填塞术	10
耳鼻咽喉异物取出术	20
外伤清创缝合术	10
合计	52

（七）总住院医师的职责

1．配合病房主治医师和护士长，根据各医院具体情况和要求参与医疗行政管理工作，工作重点是协助主治医师处理好住院患者及危重患者的医疗工作；主治医师不在时能够代理主治医师工作。

2．指导和检查住院医师的临床工作，包括住院医师接收处理新入院患者、巡视病房、对上级医师指示的执行情况、病历质量、值班、安排手术等。

3．指导下级医师完成一般手术及急诊处理。

4．担任科间会诊工作，认真填写会诊记录，并追踪被会诊患者的诊治效果。如有不能解决的问题，及时请求相关专业的上级医师协助。

5．协助主治医师管理实习医师和进修医师，在主治医师的指导下承担部分对住院医师及实习医师的小讲课。

（八）科研、教学及英语水平

1．培训期间应结合临床实践开展临床科研，撰写并以第一作者身份在核心期刊发表论文或文献综述一篇及以上。参与科研项目的研究工作。

2．协助主治医师指导低年资住院医师工作，参与疑难病例讨论、死亡病例讨论、医疗事故／纠纷病例讨论、团队式教学等医疗、教学活动的组织及病例资料准备。

3．熟练掌握英语，能够准确翻译本专业英文文献。

四、参考书目与扩展阅读

1．汪吉宝，孔维佳，黄选兆．实用耳鼻咽喉头颈外科学．2版．北京：人民卫生出版社，2008.

2．Snow JB，Wackym PA．Ballenger 耳鼻咽喉头颈外科学．李大庆主译．北京：人民卫生出版社，2012.

3．Sanna M，Sunose H，Mancini F，et al．中耳乳突显微外科学．2版．李永新，龚树生主译．北京：北京大学医学出版社，2013.

4．韩德民，周兵．鼻内镜外科学．2版．北京：人民卫生出版社，2012.

5．周兵．高级鼻内镜鼻窦手术技术．北京：中国协和医科大学出版社，2016.

6．王天铎．喉科手术学．2版．北京：人民卫生出版社，2007.

7．韩德民，Sataloff RT．嗓音医学．北京：人民卫生出版社，2007.

8．冯桂建，叶京英．咽喉反流相关疾病．北京：人民卫生出版社，2014.

9．Myers EN．耳鼻咽喉头颈外科手术学．倪道凤，陶泽璋，张秋航．天津：天津科技翻译出版有限公司，2017.

10．Shah J．头颈外科与肿瘤学．韩德民，于振坤主译．北京：人民卫生出版社，2005.

皮肤病与性病专科医师培训细则

皮肤病学与性病学是一门内容涉及广泛的临床学科。专业内容包括皮肤病学、性病学、麻风病学、皮肤外科学、皮肤组织病理学、皮肤美容学等。从事皮肤病与性病学的年轻医师经过住院医规范化培训并且考试通过后，具备了诊治皮肤病性病科常见病和处理简单问题的基本技能，但是如果能独立诊治一些复杂、重症及疑难的皮肤病与性病科疾病，或者处理某些皮肤科亚专业的问题，则需要进行专科医师培训。

皮肤病与性病科的专科医师培训为期3年。受训医师必须完成皮肤科住院医师规范化培训后，方可接受本阶段培训。前两年进行皮肤病与性病科的强化培训，进一步加深和拓宽基础理论，熟练和加强基本操作技能，特别注重培养临床分析和解决问题的能力。第三年可以选择皮肤组织病理学、皮肤外科、皮肤美容激光、免疫性皮肤病等亚专科培训，为今后皮肤科亚专科的发展奠定基础。

第一节 皮肤病与性病专科强化培训细则

一、培训目标

通过全面、系统、严格的临床岗位胜任力的综合训练，使受培训医师熟练掌握皮肤病学与性病学的基础理论、常用操作技能和诊断方法，能熟练地独立完成皮肤病性病科常见疾病的诊断治疗；具备较好的临床思维分析和解决问题的能力；对部分重症、复杂及疑难病例有独立的见解及初步分析处理能力；能胜任院内会诊及对其他科室提供专科咨询；及时关注本学科的国内外进展动向；具备一定的指导下级医师的能力及临床科研能力，达到皮肤病与性病科初年主治医师水平。

二、轮转科室和时间安排

轮转科室或专业	轮转时间（月）	备注
门诊	15	
总住院医师	6	
皮肤科手术室	1	皮肤外科亚专科可免
皮肤科病理室	1	皮肤病理亚专科可免
美容激光室	0.5	皮肤外科亚专科1.5个月

轮转科室或专业	轮转时间（月）	备注
皮肤科实验室及治疗室	0.5	皮肤病理亚专科 1.5 个月
合计	24	

三、培训内容与要求

通过参加讲课、讲座、讨论、学术交流等活动进一步拓宽和加深皮肤科基础知识与理论，通过参加门诊、病房、教学查房、临床病理讨论会、各种疑难病例会诊、各种学术会议等活动加强临床实践积累，学习皮肤病理阅片、各种活检取材、手术、各种物理治疗、菌种鉴定等技能操作，适当参加部分专业门诊和实验室工作，为今后专业发展奠定初步基础。

（一）门诊 15 个月

门诊共计 15 个月，其中包括参加急诊及专业门诊工作，每月诊治患者 500 ~ 600 人次，急诊班 2 ~ 3 次 / 月。

1．进一步提高临床工作能力，正确、熟练掌握皮肤病与性病科常见病与多发病的诊断、鉴别诊断及治疗。独立诊治本科部分少见病、危重病和疑难病。

2．进一步深入学习皮肤病与性病学基础理论，掌握有病理诊断价值的皮肤病病理特点及其与临床的关系。

3．进一步熟练掌握皮肤病与性病科常用药的药理作用、剂量、用法、适应证、禁忌证和不良反应，了解皮肤病与性病治疗方面的新进展。

4．门诊工作：要求在完成规范化培训基础上进一步提高对本学科临床疾病的诊断、鉴别诊断及治疗水平。能正确、熟练处理常见病，并能独立处理一些少见病及疑难病，如遗传性皮肤病、皮肤肿瘤（包括淋巴瘤）、疑难的感染性皮肤病、大疱性皮肤病、血管炎、结缔组织病等。

5．急诊工作：熟练掌握皮肤病与性病科急症的诊治及抢救措施，能指导下级医师处理急诊问题，并承担急诊科会诊工作。

6．参加相应的专业门诊，并能做好患者的随访、记录工作。

（二）总住院医师培训 6 个月

要求在病房工作中担任总住院医师 6 个月，做到能协助主治医师指导下级医师、进修医师工作，能承担院内科际会诊工作，能完成相应的医疗及医疗行政管理工作。

注重提高对本科住院患者中重症和疑难病症的诊断治疗能力，不断积累临床经验，达到熟练掌握重症药疹、大疱病、结缔组织病、特殊类型银屑病、红皮症、血管炎及皮肤肿瘤（包括淋巴瘤）等疾病的诊断处理要领，并能基本独立处理内科系统的一般紧急情况。参与医疗管理工作，培养具备一定预防和处理医疗纠纷的能力。

总住院医师工作职责：

1．在科主任、主治医师领导下全面负责病房和医疗管理工作。

2．协助主治医师指导下级医师及进修医师的日常医疗工作。

3．负责组织疑难、危重患者的会诊抢救及治疗工作。

4．组织出院及死亡病例讨论，负责医疗差错事故登记，出入院登记等统计总结工作。

5．组织科内疑难病例会诊及科查房，能提出正确的诊治见解。要求结合国内外动态主讲相应专题 1～2 次。每月坚持英语查房（包括书写英语病历）。

（三）皮肤科手术室 1 个月

1．参加皮肤科外科手术工作，作为助手完成 100 例以上皮肤外科手术。

2．作为主刀完成色素痣、表皮样囊肿等皮肤良性肿瘤的切除手术 60 例。

3．参加皮肤外科手术室的其他有关工作和训练。

（四）皮肤病理室 1 个月

1．了解皮肤病理的标本取材和制片过程，了解影响病理诊断结果的有关因素。

2．参加皮肤病理常规阅片和病理报告撰写工作。

3．完成 1000 张病理切片阅读任务。

（五）美容激光室 0.5 个月

1．参加美容专业门诊，掌握有关损容性皮肤病的处理流程。

2．掌握常见损容性皮肤病治疗的适应证。

3．见习化学换肤 10 例，注射美容 10 例，激光／光子治疗 100 例。

（六）皮肤科实验室及治疗室 0.5 个月

1．见习皮肤科实验室有关检查，包括真菌菌种鉴定 20 例，G/GM 试验 20 例，Dsg1\Dsg3\BP180 检测 10 例，免疫荧光检查 10 例。

2．参加治疗室工作，独立完成冷冻治疗 50 例，独立完成皮肤斑贴试验结果判读 10 例，皮肤过敏原点刺试验结果判读 10 例。

（七）科研、教学与文章要求

1．培训期间应结合临床实践开展临床科研可根据个人兴趣，参加有关专业学组的临床或基础科研活动。撰写并以第一作者身份在核心期刊发表论文或文献综述一篇及以上。

2．参加住院医规范化培训的教学活动。

四、参考书目与扩展阅读

1．赵辨．中国临床皮肤病学．3 版．南京：江苏凤凰科学技术出版社，2017.

2．Bolognia JL，Jorizzo JL，Rapini RP. 皮肤病学．2 版．朱学骏，王宝玺，孙建方，等主译．北京：北京大学医学出版社；2015.

3．James WD，Berger TG，Elstion DM. 安德鲁斯临床皮肤病学．11 版．徐世正主译．北京：科学出版社，2015.

4．Calonie E，Brenn T，Lazar A，et al. 麦基皮肤病理学：与临床的联系．4 版．孙建方，高天文，涂平主译．北京：北京大学医学出版社；2017.

5．朱学骏，涂平，陈喜雪．皮肤病的组织病理学诊断．3 版．北京：北京大学医学出版社，2016.

6．期刊：中华皮肤科杂志；临床皮肤科杂志；中国皮肤性病学杂志；J Am Acad Dermatol；Br J Dermatol；J Invest Dermatol 等．

第二节　皮肤病理专科医师培训细则

一、培训目标

掌握皮肤病理诊断的基本原则及基本方法。掌握炎症性皮肤病病理的主要诊断模式，掌握常见皮肤病的病理诊断要点，对常见皮肤病的典型病理可以独立做出病理诊断。

二、轮转科室和时间安排

在皮肤科病理室轮转 12 个月。

1．认真通读皮肤病理的经典著作 1 ～ 2 本。

2．参与皮肤科日常皮肤病理诊断的阅片及报告书写过程，协助完成病理诊断报告。

3．熟悉皮肤病临床活检、组织标本的处理过程，病理切片的制作过程，制片对病理诊断的影响因素等。

4．掌握皮肤病理诊断中临床特点与病理表现综合分析的基本思维模式。

5．积极参加皮肤病理的学习、培训课程及有关学术活动。

三、培训内容与要求

病种及要求	
病种	要求
浅层血管周围皮炎	
远心性环状红斑	
色素性紫癜性皮炎	
炎症后色素沉着	

续表

病种	要求
黑变病	
皮肤淀粉样变	
虫咬皮炎	
白细胞碎裂性血管炎	
色素性荨麻疹	*

界面皮炎型浅层血管周围皮炎

多形红斑	
中毒性表皮坏死松解症	
皮肌炎	*
硬化萎缩性苔藓	
扁平苔藓	
苔藓样角化症	*
光泽苔藓	
急性痘疮样苔藓样糠疹	*
斑片状副银屑病	*

海绵水肿型浅层血管周围皮炎

湿疹与变态反应性接触性皮炎	
光变态反应性接触性皮炎	
及光变态反应性皮炎	*
光毒性皮炎与日晒伤	*
脂溢性皮炎	
淤滞性皮炎	
玫瑰糠疹	

银屑病样型浅层血管周围皮炎

银屑病	
肠病性肢端皮炎	*
毛发红糠疹	
神经性皮炎	
慢性湿疹	
结节痒疹	
皮肤黏膜念珠菌病	

浅层和深层血管周围皮炎

单纯型浅层和深层血管周围皮炎	

续表

病种	要求
皮肤淋巴细胞浸润	*
多形性日光疹	*
硬皮病	
界面皮炎型浅层和深层血管周围皮炎	
红斑狼疮	
深在型红斑狼疮	
固定药疹	
海绵水肿型浅层和深层血管周围皮炎	
匐行疹及尾蚴皮炎	*
疥疮及疥疮结节	*
银屑病样型浅层和深层血管周围皮炎	
梅毒（一、二、三期）	*
慢性光化性皮炎	*
肉芽肿性炎症性皮病	
结核样型肉芽肿	
颜面播散性粟粒狼疮	
非典型分杆菌所致的皮肤病（游泳池肉芽肿）	*
酒渣鼻和口周皮炎	*
结核样型麻风等	*
皮肤黑热病	*
结节病型肉芽肿	
结节病	
栅栏状型肉芽肿	
环状肉芽肿	
类脂质渐进性坏死	*
类风湿结节及风湿结节	*
痛风	*
异物型肉芽肿	
化脓性肉芽肿性皮炎	
深部真菌病（着色真菌病及孢子丝菌病等）	
慢性感染性肉芽肿	
幼年性黄色肉芽肿	

病种	要求
网状组织细胞增生症	*
表皮内水疱和脓疱性皮肤病	
海绵水肿性水疱性皮肤病	
淋巴细胞性海绵水肿	
气球变性水疱性皮肤病	
坏死松解性游走性红斑	*
表皮松解性角化过度	*
棘刺松解性水疱性皮肤病	
各型天疱疮	
先天性大疱表皮松解症，单纯性	*
表皮内脓疱性皮炎	
表皮下水疱性皮肤病	
各型先天性大疱性表皮松解症	*
迟发性皮肤卟啉症	*
嗜酸性细胞为主	
大疱性类天疱疮	
妊娠疱疹	*
以中性粒细胞为主	
疱疹样皮炎	*
线状 IgA 大疱性皮肤病	
获得性大疱性表皮松解症	*
瘢痕性类天疱疮	*
大疱性系统红斑狼疮	
血管炎	
白细胞碎裂性血管炎	
过敏性紫癜	
变应性血管炎	
荨麻疹性血管炎	*
结节性多动脉炎	
结节性血管炎	
淋巴细胞性血管炎	*
急性痘疮样苔藓样糠疹	*
肉芽肿性血管炎	

病种	要求
变应性肉芽肿病	*
Wegener 肉芽肿病	

脂膜炎

间隔性脂膜炎	
结节性红斑	
硬皮病	
嗜酸性筋膜炎	
小叶性脂膜炎	
硬红斑	
α-抗胰蛋白酶缺陷相关性脂膜炎	*
创伤性和人为性脂膜炎	*
寒冷性脂膜炎	*
幼儿腹部远心性脂肪营养不良	*
深在性红斑狼疮（狼疮性脂膜炎）	
嗜酸性脂膜炎	

代谢性及内分泌性皮肤病

卟啉症	*
皮肤淀粉样变病	
结节性淀粉样变	
系统性淀粉样变病	
胫前黏液水肿	
黏液水肿性苔藓	*
硬肿病	*
各种黄瘤	
胶样粟丘疹	
皮肤钙沉着症	
痛风	*
黑棘皮病	*

以中性粒细胞、嗜酸性粒细胞及浆细胞浸润为主的皮病

以中性粒细胞为主	
坏疽性脓皮病	*
急性发热性嗜中性皮病	

续表

病种	要求
脓肿	
以嗜酸性粒细胞为主	
嗜酸性粒细胞增多性皮炎	
嗜酸性粒细胞增多综合征	
嗜酸性蜂窝织炎	
嗜酸性筋膜炎	*
以浆细胞为主	
梅毒	*
局限性浆细胞性龟头炎	*
浆细胞性唇炎	*
肉芽肿性唇炎	
表皮肿瘤	
表皮痣	
脂溢性角化病	
乳头状瘤	
透明细胞棘皮瘤	*
表皮松解性棘皮瘤	*
日光性角化病	
皮角	
黏膜白斑	
原位鳞状细胞癌	
鳞状细胞癌	
角化棘皮瘤	
基底细胞癌	
皮肤附属器肿瘤	
向毛囊方向分化的肿瘤	
毛发毛囊瘤	*
扩张毛孔	
毛腺瘤	*
毛发上皮瘤、结缔组织增生性毛发上皮瘤	
毛母细胞瘤	*
毛母质瘤	
基底样毛囊错构瘤	*

续表

病种	要求
毛鞘瘤	*
外毛根鞘癌	
向皮脂方向分化的肿瘤	
皮脂腺增生	
皮脂腺痣	
皮脂腺瘤	*
皮脂腺异位	
皮脂腺癌	
向外泌腺方向分化的肿瘤	
外泌腺痣	
外泌腺汗孔瘤	
单纯性汗腺棘皮瘤	*
外泌腺真皮导管瘤	
透明细胞汗腺瘤	*
外泌腺螺旋腺瘤	*
汗管瘤	
乳头状外泌腺腺瘤	*
外泌腺乳头状囊腺瘤	*
软骨样汗管瘤（皮肤混合瘤）	*
汗孔癌	
微囊肿性附件癌	*
外泌腺黏液癌	*
乳头状指（趾）外泌腺癌	*
向顶泌腺方向分化的肿瘤	
生乳头汗管囊腺瘤	*
生乳头汗腺瘤	*
乳头糜烂性腺瘤病	*
柏哲病	
皮肤囊肿	
表皮样囊肿	
粟丘疹	
发疹性毳毛囊肿	*
毛鞘囊肿	

续表

病种	要求
皮样囊肿	
多发性脂囊瘤	
外泌腺汗囊瘤	*
黏液样囊肿	
黑素性疾病及黑素细胞肿瘤	
雀斑	
色素性毛表皮痣	*
单纯性雀斑样痣	
老年性雀斑样痣	
各种黑素细胞痣	
深部穿通痣	*
良性幼年性黑素瘤	*
蓝痣	
太田痣、伊藤痣、蒙古斑	
原位恶性黑素瘤	*
发育不良性黑素细胞瘤	*
恶性黑素瘤	
恶性蓝痣	*
神经组织肿瘤	
神经纤维瘤	
丛状神经纤维瘤	*
神经鞘瘤	
栅状有包膜的神经瘤	*
创伤性神经瘤	
颗粒细胞瘤	*
Merkel 细胞癌	*
血管、平滑肌和脂肪组织肿瘤	
血管组织肿瘤	
鲜红斑痣	
毛细血管瘤	
海绵状血管瘤	
疣状血管瘤	
获得性丛状血管瘤	*

续表

病种	要求
樱桃样血管瘤	
微静脉血管瘤	*
动静脉血管瘤	
血管角皮瘤	
淋巴管瘤	
静脉湖	
化脓性肉芽肿	
单侧痣样毛细血管扩张	*
血管球瘤	*
血管淋巴样增生	*
Kaposi 肉瘤	*
血管内皮细胞瘤	*
血管肉瘤	*
肌肉组织肿瘤	
平滑肌错构瘤	*
平滑肌瘤	
脂肪组织肿瘤	
浅表脂肪瘤样痣	
脂肪瘤	
血管脂肪瘤	
冬眠瘤	*
纤维结缔组织肿瘤	
结缔组织痣	*
各型皮肤纤维瘤	
软纤维瘤	
毛周纤维瘤及血管纤维瘤	*
获得性指状纤维角化瘤	*
幼年性透明纤维瘤病	*
指节垫	
隆突性皮肤纤维肉瘤	
纤维肉瘤	*
上皮样肉瘤	*
组织细胞肿瘤	

续表

病种	要求
组织细胞增生症 X	
恶性组织细胞增生症	*
淋巴细胞肿瘤	
蕈样肉芽肿	
帕哲样网状组织细胞增生症	*
Sezary 综合征	*
肉芽肿样皮肤松弛症	
NK/T 细胞淋巴瘤，鼻型	*
皮下脂膜炎样 T 细胞淋巴瘤	
淋巴瘤样丘疹病	*
B 细胞性恶性淋巴瘤	*
浆细胞瘤	*
肥大细胞增生症	*
转移癌	
白血病的皮肤表现	*

注释：* 号内容为了解，除此之外，均为掌握

第三节　皮肤外科专科医师培训细则

皮肤外科是皮肤病与性病科的亚专科，是皮肤科医师进行辅助诊断（活检取材）、治疗皮肤肿瘤以及处理部分感染、非感染性疾病的重要手段。随着皮肤外科技术的迅速发展和患者对皮肤外科治疗需求的不断增长，皮肤外科对从业医师也提出越来越高的要求，需要从业医师对皮肤病与性病科的疾病有准确的认识；也与其他临床学科，尤其是外科有着密切的联系，需要对外科基本技术和处理原则有深刻的理解；同时，在皮肤肿瘤诊断方面，与皮肤影像学也有密切的联系，需要对皮肤影像诊断技术有基本的认识。

一、培训目标

能够掌握正确的皮肤外科临床工作方法，准确掌握常用的皮肤外科技术，能够针对不同皮肤疾病设计合适的皮肤外科处理方案。能够独立并正确地完成各部位、各类皮肤病的活检取材，并能独立完成常见皮肤肿物的切除手术。培训结束后，皮肤外科医师应具有独立从事基本皮肤外科临床工作的能力。

二、轮转科室和时间安排

采取在皮肤外科和其他相关科室轮转的形式进行。通过管理患者，参加手术操作和各种活检及换药处理，完成规定数量的病种和基本操作，学习皮肤外科相应的专业理论知识和实践技能。

轮转科室或专业	轮转时间（月）
普外科门诊手术室	1
皮肤科影像室	1
皮肤科活检室	1
皮肤科手术室	9
合计	12

三、培训内容与要求

（一）普外科门诊手术室（1个月）
轮转目的

掌握：基本的外科手术适应证与禁忌证；外科无菌观念和无菌操作要求。

熟悉：外科手术常见并发症的处理（伤口愈合不良、伤口开裂、术后血肿、伤口感染等）。

基本要求

1．病种与例数

手术或操作名称	例数（≥）
皮肤肿物单纯切除术	5
皮下肿物切除术	5
脓肿切开引流及换药	1

2．基本技能要求

能正确判断患者的手术适应证，排除禁忌证；有良好的无菌观念，掌握无菌操作技术；掌握外科手术并发症的处理原则；了解手术助手的职责；了解单纯切除的切口设计和单纯闭合的缝合方法。

（二）皮肤科影像室（1个月）
轮转目的

掌握：皮肤镜和皮肤B超的原理和使用方法；常见皮肤肿瘤的皮肤镜和皮肤B超

诊断。

熟悉：各种皮肤病的皮肤镜和皮肤 B 超表现；各种甲病的皮肤镜和皮肤 B 超表现。

基本要求

1．病种与例数

疾病名称	例数（≥）
皮肤良性肿瘤（色素痣、脂溢性角化症、囊肿、附属器良性肿瘤等）	80
皮肤恶性肿瘤（基底细胞癌、鳞状细胞癌、恶性黑素瘤等）	20
炎症性皮肤病和甲病	20

2．基本技能要求

能通过皮肤镜诊断常见的皮肤良、恶性肿瘤；掌握常见皮肤肿瘤的 B 超表现；了解炎症性皮肤病的皮肤镜表现；了解甲病的皮肤镜和皮肤 B 超表现。

（三）皮肤科活检室（1 个月）

轮转目的

掌握：各种活检术的操作与适应证；不同身体部位的活检操作注意事项。

熟悉：不同疾病、不同皮损的优选活检方案。

基本要求

1．病种与例数

手术或操作名称	例数（≥）
削除、剪除、刮除活检术	5
环状活检术	20
切除活检术	30

2．基本技能要求

能熟练使用削除活检术、剪除活检术、环状活检术和切除活检术；能熟练处理不同部位的皮损；基本能根据疾病进程和皮损类型选择合适的取样部位并设计合理的取样方式。

（四）皮肤科手术室（9 个月）

轮转目的

掌握：皮肤外科手术术前准备；不同手术部位的体位要求；消毒铺巾；局部麻醉技术；浅表皮损的削除及电干燥处理；梭形切口及 S 形切口的设计；狗耳的处理；术中、术后的止血技术；各种外缝合和内缝合基本技术；徒手打结和器械打结；术后换药、拆线；二期愈合技术。

熟悉：术前及术后谈话技巧；Mohs 手术的理论及操作步骤；各种厚度的皮片植皮

技术；各种常见缺损皮瓣的设计；特殊疾病的手术（甲手术、腋臭、瘢痕疙瘩、毛发移植术等）。

基本要求

1．病种与例数

手术或操作名称	例数（≥）
浅表皮损的削除及电干燥处理	20
单纯切除术（梭形及 S 形）	200
Mohs 手术	30
狗耳处理（包括 M 成形）	100
各种植皮术	20
各种皮瓣转移术	50
二期愈合	5
甲手术	10
腋臭	5
瘢痕疙瘩	5
毛发移植	1
合计	总数大于 500

2．基本技能要求

能熟练地完成各组皮肤外科手术术前处理、消毒、局部麻醉；能熟练完成浅表皮损的削除及电干燥处理；能熟练完成皮肤良性肿物的单纯切除与闭合，并完成狗耳的修复；熟练掌握各种外缝合和内缝合技术；能熟练完成术后换药和拆线等处理；了解 Mohs 手术理论及操作步骤；了解各种植皮术及皮瓣转移术的基本设计原理；了解几种常见皮肤科特殊疾病的手术方式、适应证及禁忌证。

第四节　皮肤激光及美容治疗专科医师培训细则

皮肤科新型脉冲激光治疗是近 20 年来皮肤病治疗的重要进展之一，这些技术使得一些以往不能治疗的皮肤病可能治愈，这是科学技术在皮肤科临床应用的杰出典范。近年来，随着经济的发展和生活水平的普遍提高，人们对皮肤美容的需求日益高涨，需求人群及范围不断扩大，使得医学激光技术明显向无创及微创的皮肤科美容方向发展，同时出现了局部注射及填充等无创技术。正是这些社会需求和有关技术的不断发展，皮肤科出现了皮肤激光及美容治疗亚专科。培养皮肤激光及美容治疗专科医师，对皮肤科医师的全面化和专业化发展，以及规范医学美容治疗，具有非常重要的现实意义。

一、培训目标

掌握皮肤科激光及美容治疗的基础理论，基本知识；有关仪器的基本原理，相关药物或产品的药理或生物学作用；有关皮肤疾病或美容问题的病理生理机制；皮肤科激光及美容的适应证、禁忌证、不良反应等。基本掌握部分皮肤问题的处理方法和流程。具备临床有关问题的咨询能力。为之后从事此亚专业打下良好的基础。

二、轮转科室和时间安排

通过讲课、自学及学术交流等形式系统学习有关基础理论，在老师指导下参加有关专科门诊，亲自参与有关治疗操作实践，理论联系实际，逐渐掌握部分典型皮肤问题的处理方法。

轮转科室或专业	轮转时间（月）
美容门诊	3
皮肤激光室	3
美容室	3
美容注射室	1
治疗室	1
无创性皮肤检测	1
合计	12

三、培训内容与要求

1．轮转目的

掌握：皮肤美容的概念和基础知识，常见损容性皮肤病的诊治流程，美容领域常用的治疗技术。

熟悉：皮肤无创性测试的技术，化妆品相关法规及化妆品皮肤病的诊断与治疗。

2．基本要求

（1）美容相关疾病门诊（3个月）

1）掌握常见附属器相关疾病，色素性皮肤病的诊断及治疗，如痤疮、玫瑰痤疮、脱发、黄褐斑、白癜风的综合治疗原则和患者管理。

2）熟悉化妆品相关法规及常见化妆品皮肤病的诊断与治疗。

（2）激光室（3个月）

1）掌握常用调 Q 激光的基本原理和在色素性皮肤病中的应用。

2）掌握强脉冲光技术的原理及其在色素性疾病、血管性疾病及嫩肤中的应用。

3）掌握常见色素性疾病的鉴别诊断，包括：雀斑、雀斑样痣、脂溢性角化、咖啡斑、太田痣、颧部褐青色痣、伊藤痣、黑变病、文身、色素痣。

4）掌握激光技术在血管性疾病中的应用。

5）掌握激光技术在脱毛中的应用。

6）掌握点阵激光技术在瘢痕及嫩肤中的应用。

（3）美容室（3 个月）

掌握常用的医疗美容技术包括：面部护理、冷喷、面膜、离子导入技术、粉刺挤压、化学换肤、光动力治疗痤疮、红蓝光治疗痤疮等。

（4）美容注射（1 个月）

熟悉肉毒毒素注射、水光注射及透明质酸填充在除皱、瘦脸、提升和皮肤软组织填充中的应用。

（5）治疗室（1 个月）

掌握冷冻、电解、电凝技术在治疗良性皮肤赘生物中的应用。

（6）无创性皮肤检测（1 个月）

熟悉皮肤水分、红斑色素、pH、皮脂、经皮水分丢失、光泽度、弹性等皮肤生理指标检测仪器的基本原理和测试方法。

第五节　免疫性及变态反应性皮肤病专科医师培训细则

很多皮肤病都与异常的免疫性炎症有关。作为皮肤病与性病科的亚专科之一，免疫性及变态反应性皮肤病是指具有特异性免疫机制为基础，有特异性皮肤表现的一类慢性炎症性皮肤病，主要包括获得性免疫性大疱性皮肤病及部分有皮肤损害的结缔组织病。部分免疫性及变态反应性皮肤病与风湿免疫科的病种有重叠，皮肤科医师可以根据皮疹特征，在早于系统损害出现或者没有内脏损害时，用本专业独特的视角及思维方式，早期做出正确的诊断，并提供科学恰当的处理措施。

一、培训目标

通过全面、正规、严格的临床培训，使受训医师熟练掌握免疫性及变态反应性皮肤病的基本理论和诊疗技术，能独立、正确地处理常见和部分疑难的免疫性及变态反应性皮肤病，并能掌握这些疾病相关的非皮肤的其他脏器受累的基本临床内容，从而进行高质量的科际会诊，提供有关的专业咨询意见。了解此类皮肤病的国内外新进展，并能紧密结合临床实践，开展临床科研活动。为日后从事本亚专业的诊疗工作奠定坚实的基础。

二、轮转科室和时间安排

1．认真通读皮肤病经典著作中的免疫性皮肤病章节（1～2 本）。

2．参与皮肤科免疫性及变态反应性皮肤病相关专业门诊工作，在病房完成各此类皮肤病患者的管理工作。

3．熟悉相关免疫学临床检验项目、结果解读和临床意义。掌握皮肤科相关项目的操作技术和流程。

4．积极参加免疫性及变态反应性皮肤病亚专业的日常临床学习和科研讨论，以及有关的学术活动和培训。

5．积极参与免疫性及变态反应性皮肤病的临床科研工作。

三、培训内容与要求

主要关注有关皮肤病的病因、发病机制、临床特征、诊断和鉴别诊断、处理方法等，对不同皮肤病有较全面的掌握或了解。

病种要求：

1．掌握：

（1）大疱性皮肤病：天疱疮，类天疱疮，线状 IgA 大疱性皮病，获得性大疱性表皮松解症。

（2）红斑狼疮：盘状红斑抗疮、亚急性皮肤型红斑狼疮、系统性红斑狼疮、狼疮脂膜炎以及新生儿红斑狼疮等。

（3）皮肌炎：包括无肌病性皮肌炎。

（4）硬皮病：局限性硬皮病，系统性硬皮病（肢端硬化、CREST 综合征、弥漫型硬化症）。

（5）白塞病。

（6）血管炎：过敏性紫癜、变应性血管炎、青斑样血管病等。

（7）各种荨麻疹。

（8）湿疹类。

（9）特应性皮炎等各种皮炎。

（10）银屑病。

（11）白癜风。

2．了解：

（1）大疱性皮肤病：副肿瘤性天疱疮、IgA 天疱疮、疱疹样皮炎、妊娠疱疹。

（2）红斑狼疮：肿胀性红斑狼疮、大疱性红斑狼疮。

（3）混合结缔组织病。

（4）重叠综合征。

（5）干燥综合征。

（6）嗜酸性筋膜炎。

（7）成人 still 病。

（8）结节性多动脉炎。

（9）抗磷脂综合征。

（10）其他变态反应性及自身炎症性疾病。

神经内科专科医师培训细则

神经内科学是以中枢神经系统、周围神经系统和骨骼肌疾病的发病机制、临床表现、诊断与鉴别诊断、治疗及预防为主要内容的临床二级学科。神经内科的疾病包括脑卒中、癫痫、痴呆、帕金森病等常见疾病，还包括大量罕见疾病，涉及的辅助检查具有极强的专业性。

神经内科专科医师培训阶段为3年，受训医师必须完成神经内科住院医师规范化培训之后方可接受本阶段培训。目前设置综合、脑血管病、神经肌肉病、癫痫、神经变性病、神经感染和免疫6个亚专科。

神经内科医师在完成住院医师规范化培训后，还需要加强急诊和危重症抢救治疗等方面培训、完成神经内科总住院医师等强化培训后，才能进入各亚专科培训。神经内科专科培训规定了统一的强化培训轮转时间和要求，即神经内科总住院医师8个月、神经内科门诊4个月、神经内科病房和重症监护4个月、神经内科急诊8个月。

神经内科总住院医师工作职责：

1. 协助科主任做好科内各项业务和日常医疗行政管理工作。

2. 带头执行并监督检查各项医疗规章制度和技术操作规程的贯彻执行，严防差错事故发生。

3. 负责组织和参加科内疑难危重患者的会诊、抢救和治疗工作，带领下级医师做好查房、交班工作，协助主治医师管理病房。

4. 协助科主任和主治医师加强对住院医师、进修医师和实习医师的培训和日常管理工作。

5. 组织患者出入院，并做好出入院登记工作。

6. 组织疑难病例讨论和死亡病例讨论，做好记录工作。

7. 负责日常及节假日排班。

8. 协助院内其他科室患者的急会诊工作，协助本科室患者请其他科室的急会诊工作。

第一节　神经内科综合专科医师培训细则

综合亚专业不同于神经内科脑血管病、癫痫、神经肌肉病等亚专业，其培训包括神经系统的所有疾病。

神经内科综合专科医师培训阶段为期3年。受训医师必须完成神经内科住院医师规范化培训之后方可接受本阶段培训。

一、培训目标

在神经内科住院医师规范化培训基础上，以提高对神经系统疾病的综合诊治技能为主要目的，通过规范化培训，使受训医师能够巩固神经内科临床工作基础，熟悉不同神经系统疾病的临床路径，掌握神经内科门、急诊不同疾病的诊断和处理常规。参与神经系统疾病的患者教育、健康宣教；参与神经科住院医师教学活动，胜任临床教学工作；参与神经综合亚专业的相关科研项目，具有一定的临床科研能力，能够独立从事神经内科临床工作，达到神经内科初年主治医师水平。

二、轮转科室和时间安排

轮转科室或专业	轮转时间（月）
神经内科总住院医师	8
神经内科门诊	4
神经内科病房和重症监护	4
神经内科急诊	8
肌电图和神经传导速度	2
常规脑电图	3
经颅多普勒加彩超	3
心理检查室	4
合计	36

免疫、变性、心理专业门诊可以从第二年开始每周出 1 次。

三、培训内容与要求

病房工作期间完成 80 ～ 100 份病历。

（一）专业理论和知识要求

1. 掌握常见的脑卒中、痴呆、癫痫、头痛、睡眠障碍、肌张力障碍、帕金森病及综合征、中枢神经系统感染性和免疫性疾病、周围神经病、神经肌肉接头疾病以及骨骼肌疾病的病因、发病机制、临床表现、辅助检查以及治疗预防策略。熟悉各种少见疾病的表现。掌握个体化治疗策略。

2. 进一步巩固神经内科住院医师规范化培训的辅助检查知识，熟练掌握细则所列辅助检查项目，熟悉肌电图、脑电图、经颅多普勒、神经病理、神经免疫和神经心理检查在不同神经系统疾病的应用以及常见改变。

3．紧跟神经内科领域研究最新进展。

（二）病房、急诊和重症监护的病种及例数要求（管理患者，写病历）

疾病名称	例数（≥）
脑卒中	25
中枢神经系统变性病	20
伴其他脏器严重损害的神经疾病	10
癫痫	10
中枢神经系统免疫或感染	10
神经肌肉病	5

（三）辅助检查要求（操作和写报告）

操作名称	例数（≥）
肌电图	15
神经传导速度检查	15
脑电图	30
经颅多普勒	60

（四）科研教学

1．培训期间应结合临床实践开展临床科研，撰写并以第一作者身份在核心期刊发表论文一篇及以上。

2．协助主治医师指导低年资住院医师工作，指导实习医师工作，参与疑难病例讨论、死亡病例讨论、医疗事故/纠纷病例讨论、团队式教学等医疗、教学活动的组织及病历资料准备。

四、参考书目与扩展阅读

1．Goldman L，Ausiello D. Cecil Textbook of Medicine. 22th ed. Philadelphia：Saunders，2003.

2．Rowland LP，Pedley TA. Merritt's Neurology. 12th ed. Baltimore：Lippincott Williams and Wilkins，2009.

3．期刊：Neurology.

第二节　神经内科脑血管病专科医师培训细则

　　脑血管病专科是神经内科重要的亚专科之一，是神经内科日常工作中最为常见的病种，多数为急危重症患者，诊治过程中涉及多种病因和危险因素，容易合并多种合并症和并发症。为系统、规范地开展脑血管病专科医师培训工作，特制定本细则。

　　神经内科脑血管病专科医师培训为期 3 年。受训医师必须完成神经内科住院医师规范化培训之后方可接受本阶段培训。

一、培训目标

　　在神经内科住院医师规范化培训基础上，以提高脑卒中临床诊、治、防技能为主要目的，掌握脑血管病专业的疾病诊治和临床操作，并熟练用于临床实践，独立对脑血管病进行诊断、治疗、预防；参与脑血管病的患者教育、健康宣教；参与脑血管病专业的住院医师教学活动，胜任临床教学工作；参与脑血管病专业的相关科研项目，具有一定的临床科研能力，达到神经内科初年主治医师水平。

二、轮转科室和时间安排

轮转科室或专业	轮转时间（月）
神经内科总住院医师	8
神经内科门诊	4
神经内科病房和重症监护	4
神经内科急诊	8
神经内科病房脑血管病组	4
经颅多普勒颈部血管超声	4
脑血管造影（介入血管外科 / 神经外科）	4
合计	36

注：第二年可以出脑血管病的专业门诊，第三年轮转脑血管病组病房。

三、培训内容和要求

　　在病房工作期间完成病历 80 ～ 100 份。

（一）专业理论和知识要求

1. 掌握常见脑血管疾病的诊治，如短暂性脑缺血发作（Transient ischaemic attack，

TIA）、脑梗死、脑出血和蛛网膜下腔出血。掌握 TIA、脑梗死、脑出血和蛛网膜下腔出血的病因鉴别，了解少见原因导致的脑血管病，如动脉夹层、大动脉炎、烟雾病等病因的诊断和治疗。掌握脑血管病的一级预防和二级预防，包括药物、生活方式改变和健康教育。

2．掌握静脉窦血栓形成的常见病因、影像学表现、辅助检查、诊断和鉴别诊断、内科药物治疗、预后，了解介入治疗。

3．掌握脑小血管病的危险因素、临床、诊断和治疗，掌握包括腔隙性脑梗死、脑白质病变、微出血、扩大的血管周围间隙的影像学表现。

4．掌握单基因遗传性脑血管病的病因、发病机制、临床表现、诊断和治疗，包括 CADASIL、CARASIL、Fabry、COL4A1 基因突变综合征、TREX1 基因突变、MELAS 等。

5．掌握颈部血管超声、经颅多普勒的基本操作和结果判读，掌握脑血管动脉造影的适应证、禁忌证和围术期注意事项，了解脑血管动脉造影技术，能进行结果判读。

（二）管理病种及数量要求（包括病房和急诊留观，要求写病历）

疾病名称	例数（≥）
脑梗死 /TIA	
大血管狭窄 / 闭塞	15
小动脉闭塞	10
心源性脑栓塞	10
其他原因	5
静脉窦血栓形成	4
脑出血	
高血压性脑出血	15
脑淀粉样变性血管病脑出血	5
蛛网膜下腔出血	5
脑血管畸形	3

（三）技能操作和辅助检查要求

1．临床基本技能操作及例数

技能操作名称	例数（≥）	要求
卒中常用量表评估	50	写报告
NIHSS 评分		
mRS 评分		
Barthel 指数		

续表

技能操作名称	例数（≥）	要求
床旁饮水试验		
TIA 的 ABCD 评分系统		
房颤的 CHADS2 评分		
房颤的 CHA2DS2-VASc 评分		
房颤抗凝治疗出血风险评分 HAS-BLED		
腰椎穿刺术	10	独立操作
经颅多普勒 / 颈部血管超声	300	独立操作和写报告
脑血管造影	5	写记录
侧脑室穿刺或颅内压监测	5	写记录

2．常用辅助检查的结果判读、临床意义

（1）脑结构影像学：掌握 MRI 常用序列，头 CT 和 MRI 检查缺血性卒中和出血性卒中的急性期表现、演变规律、慢性期表现。了解 CT 灌注成像、MR 灌注成像、MR 波谱成像、功能磁共振成像。

（2）脑血管影像学：掌握基本原理、适用证、血管狭窄和闭塞的表现，包括经颅超声多普勒、颈部血管超声、CT/CT 血管造影、MRI/MRI 血管成像、数字减影血管造影（digital substrailim angiography，DSA）、高分辨磁共振管壁成像。

（3）心脏和外周血管评估：掌握心电图、24 小时血压监测、超声心动图。了解 Holter、经食管超声、胸部 CT、心脏 CT、心脏 MRI、冠状动脉 CT 血管造影、周围血管超声。

（4）脊髓血管造影：了解。

（5）颅内压监测：了解。

（四）科研教学

1．结合临床实践开展临床科研，撰写并以第一作者在核心期刊发表论文或文献综述一篇及以上。

2．协助主治医师指导低年资住院医师工作，指导实习医师工作，参与疑难病例讨论、死亡病例讨论、医疗事故 / 纠纷病例讨论、团队式教学等医疗、教学活动的组织及病历资料准备。

3．参加基地内脑血管病相关科研项目，申请开展相关研究。

四、参考书目与扩展阅读

1．Caoplan LR. Caplan 卒中临床实践. 5 版. 王拥军主译. 北京：人民卫生出版社，2017.

2．美国和中国脑血管病相关指南和专家共识.

第三节 神经肌肉病专科医师培训细则

神经肌肉病专科是神经内科重要的亚专科之一，是神经内科日常工作中常见的病种，也包含大量罕见疾病，需要肌电图等相关知识，其诊断、治疗具有一定的难度。为系统、规范地开展神经肌肉病专科医师培训工作，特制定本细则。

神经内科神经肌肉病专科医师培训为期 3 年。受训医师必须完成神经内科住院医师规范化培训之后方可接受本阶段培训。

一、培训目标

在神经内科住院医师规范化培训基础上，以提高神经肌肉病诊治为主要目的，掌握神经肌肉病专业的疾病诊治和临床操作，并熟练用于临床实践，独立对神经肌肉病进行诊断、治疗和预防；参与神经肌肉病的患者教育、健康宣教和住院医师教学活动；参与神经肌肉病专业的相关科研项目，具有一定的临床科研能力，达到神经内科初年主治医师水平。

二、轮转科室和时间安排

轮转科室或专业	轮转时间（月）
神经内科总住院医师	8
神经内科门诊	4
神经内科病房和重症监护	4
神经内科急诊	8
神经内科病房神经肌肉病组	4
肌电图室（肌电图、神经传导速度等）	4
神经肌肉病的病理	4
合计	36

注：第二年可以出神经肌肉疾病的专业门诊，第三年轮转神经肌肉病组病房。

三、培训内容与要求

在病房工作期间完成病历 80 ~ 100 份。

（一）专业理论和知识要求

1. 掌握神经内科常见神经肌肉疾病的病因、发病机制、临床表现、辅助检查、鉴别诊断以及治疗预防策略，包括脑神经和脊神经病变（三叉神经痛、面神经炎、尺神经麻痹等）、吉兰-巴雷综合征、慢性炎症性脱髓鞘性多发性神经病、特发性炎性肌肉病、肌营养不良、重症肌无力等；了解相对少见的神经肌肉疾病的诊治过程，如代谢性肌肉病、肌强直性肌病、周期性瘫痪等。

2．掌握周围神经病、神经肌肉接头疾病和肌肉病的肌电图改变特点，区分神经源性和肌源性损害的特点。熟悉神经肌肉接头疾病的重复神经刺激改变特点。掌握神经传导速度测定的原则，熟悉不同周围神经病的传导速度改变特点，熟悉F波和H反射、诱发电位（躯体感觉、脑干听觉、视觉、运动）在不同疾病的改变特点。

3．掌握周围神经病、神经肌肉接头疾病和肌肉病的基本病理改变。

4．熟练阅读外文文献，了解本专业前沿知识。

（二）管理病种及数量要求（包括病房和急诊留观，要求写病历）

疾病名称	例数（≥）
肌肉病	30
周围神经病	30
神经肌肉接头疾病	20

（三）技能操作和辅助检查要求

常用辅助检查的操作方法、结果判读、临床意义

技能操作名称	例数（≥）	要求
肌电图	60	独立操作和写报告
神经传导速度和重复电刺激	60	独立操作和写报告
特殊电生理检查	25	独立操作和写报告
诱发电位	15	上级大夫指导下操作
神经肌肉病的病理	20	上级大夫指导下发报告

（四）科研教学

1．培训期间应结合临床实践开展临床科研，撰写并以第一作者身份在核心期刊发表论文或文献综述一篇及以上。

2．参与疑难病例讨论，团队式教学医疗、教学活动的组织及病历资料的准备。协助主治医师指导低年资住院医师工作。

3．参加基地内神经肌肉病相关科研项目，申请开展相关研究。

四、参考书目与扩展阅读

1．汤晓芙．临床肌电图学．北京：北京医科大学中国协和医科大学联合出版社，1996．

2．Kimura J. 神经肌肉疾病电诊断学原理与实践．3版．郭铁成，朱愈主译．天津：天津科技翻译出版公司，2008．

3．Dubowitz V，Sewry C. 肌肉活检．3版．袁云主译．北京：北京大学医学出版社，2009．

第四节　神经内科癫痫专科医师培训细则

癫痫专业是神经内科重要的亚专科之一，是神经内科日常工作中常见的病种，其发病率高，仅次于脑血管病。癫痫的病因、影响因素、发病机制、发作的类型、癫痫及癫痫综合征的分类、诊断和治疗是临床工作的重点。为系统、规范地开展癫痫专科医师培训工作，特制定本细则。

神经内科癫痫专科医师培训为期3年。受训医师必须完成神经内科住院医师规范化培训之后方可接受本阶段培训。

一、培训目标

在神经内科住院医师规范化培训基础上，以提高癫痫疾病临床诊疗技能为主要目的，熟练掌握癫痫的基本理论和诊疗技能，能独立、规范地对各种癫痫发作及癫痫综合征进行诊疗；能够参与癫痫专业的住院医师教学活动，胜任临床教学工作；参与癫痫专业的科研工作，并具有一定的临床科研能力，达到神经内科初年主治医师水平。

二、轮转科室和时间安排

轮转科室或专业	轮转时间（月）
神经内科总住院医师	8
神经内科门诊	4
神经内科病房和重症监护	4
神经内科急诊	8
神经内科病房癫痫组	4
脑电图和脑电监测	8
合计	36

注：第二年可以出癫痫的专业门诊，第三年轮转癫痫组病房。

三、培训内容与要求

在病房工作期间完成病历 80 ～ 100 份。

（一）专业理论和知识要求

1．继续完善神经内科的常用理论和知识。

2．熟悉影响癫痫发作的病因、诱发因素、发病机制。

3．掌握国际抗癫痫联盟有关癫痫发作的分类，掌握各类癫痫发作的详细分型、各型的临床表现及脑电图特点。

4．熟悉癫痫或癫痫综合征的分类，了解各类癫痫或癫痫综合征的临床表现、脑电图特点、治疗及转归。

5．掌握常见癫痫类型的诊断，能综合及熟练地通过分析病史、体征、脑电图、长程脑电监测及神经影像学，对患者进行诊断并分型。

6．掌握癫痫药物治疗原则、各癫痫药物的特点和各药物间相互作用。

7．掌握癫痫持续状态的定义及治疗方法。

8．熟悉癫痫的诊治新进展。

（二）管理病种及数量要求（包括病房和急诊留观，要求写病历）

疾病名称	例数（≥）
癫痫	
各种癫痫综合征	25
继发性癫痫	25
难治性癫痫	15
癫痫持续状态	5

（三）技能操作和辅助检查要求

常用辅助检查的操作方法、结果判读、临床意义

技能操作名称	例数（≥）	要求
常规脑电图	200	独立操作和写报告
视频脑电图	50	独立操作，上级大夫指导下写报告

（四）科研教学

1．培训期间应结合临床实践开展临床科研，撰写并以第一作者身份在核心期刊发表论文一篇及以上。

2．协助主治医师指导低年资住院医师工作，指导实习医师工作，参与疑难病例讨

论、死亡病例讨论、医疗事故 / 纠纷病例讨论、团队式教学等医疗、教学活动的组织及病历资料准备，制作完整的癫痫领域教学课件 4 套。

3．参加基地内癫痫相关科研项目，申请开展相关研究。

四、参考书目与扩展阅读

1．吴逊．神经病学—癫痫和发作性疾病．北京：人民军医出版社，2001.

2．贾建平，陈生弟．神经病学．7 版．北京：人民卫生出版社，2013.

3．洪震，江澄川．现代癫痫学．上海：复旦大学出版社，2007.

4．Browne TR，Holmes GL．临床癫痫手册．刘献增，王晓飞主译．北京：人民卫生出版社，2006.

5．Ebersole JS，Pedley TA．现代临床脑电图学．中国抗癫痫协会专家组译．北京：人民卫生出版社，2009.

6．刘晓燕．临床脑电图学．2 版．北京：人民卫生出版社，2017.

第五节　神经内科神经变性病专科医师培训细则

神经变性病专科是以中枢神经系统变性病的发病机制、临床表现、诊断与鉴别诊断、治疗及预防为主要内容的神经内科亚专科。包括各种痴呆、帕金森病、帕金森综合征、运动神经元病等常见疾病，以及大量的罕见疾病，涉及的辅助检查具有极强的专业性。为系统、规范地开展神经变性病专科医师培训工作，特制定本细则。

神经内科神经变性病专科医师培训为期 3 年。受训医师必须完成神经内科住院医师规范化培训之后方可接受本阶段培训。

一、培训目标

在神经内科住院医师规范化培训基础上，以提高对神经系统变性疾病的综合诊治技能为主要目的，通过规范化培训，使住院医师能够巩固神经内科临床工作基础，熟悉不同神经系统变性疾病的临床路径，掌握神经内科门诊不同疾病的诊断和处理常规。参与神经系统变性病的患者教育、健康宣教；参与神经科住院医师教学活动，胜任临床教学工作；参与神经系统变性病亚专业的相关科研项目，具有一定的临床科研能力，能够独立从事神经系统变性病的临床工作，达到神经内科初年主治医师水平。

二、轮转科室和时间安排

轮转科室或专业	轮转（月）
神经内科总住院医师	8
神经内科门诊	4
神经内科病房和重症监护	4
神经内科急诊	8
神经内科病房变性病组	4
肌电图和神经传导速度	2
心理检查室	6
合计	36

注：变性、心理专业门诊可以在第二年开始每周出 1 次，第三年进行变性病组轮转。

三、培训内容与要求

在病房工作期间完成病历 80 ~ 100 份。

（一）专业理论和知识要求

1．掌握常见的脑卒中、痴呆、癫痫、肌张力障碍、帕金森病及综合征、中枢神经系统感染性和免疫性疾病、运动神经元病的病因、发病机制、临床表现、辅助检查以及治疗预防策略。熟悉各种少见疾病的表现。掌握个体化治疗策略。

2．进一步巩固神经内科住院医师规范化培训的辅助检查知识，熟练掌握本细则所列辅助检查项目，熟悉肌电图、神经病理、神经免疫和神经心理检查在不同神经系统变性病的应用以及常见改变。

3．紧跟神经内科领域研究最新进展。

（二）管理病种及数量要求（包括病房和急诊留观，要求写病历）

疾病名称	例数（≥）
脑卒中	35
痴呆	15
帕金森病	15
运动神经元病	10
中枢神经系统遗传病	5
中枢神经系统免疫或感染	5

（三）技能操作和辅助检查要求

常用辅助检查的操作方法、结果判读、临床意义

技能操作名称	例数（≥）	要求
肌电图	15	操作和写报告
神经传导速度检查	15	操作和写报告
诱发电位和特殊电生理检查	15	操作和写报告
认知量表	40	操作和写报告
焦虑和抑郁量表	40	操作和写报告

（四）科研教学

1．培训期间应结合临床实践开展临床科研，撰写并以第一作者身份在核心期刊发表论文一篇及以上。

2．协助主治医师指导低年资住院医师工作，指导实习医师工作，参与疑难病例讨论、死亡病例讨论、医疗事故/纠纷病例讨论、团队式教学等医疗、教学活动的组织及病历资料准备。

四、参考书目与扩展阅读

1．陈生弟．神经变性性疾病．北京：人民军医出版社，2006.

2．期刊：Movement disorders.

第六节　神经感染和免疫病专科医师培训细则

神经感染和免疫病学是神经内科重要的亚专科之一，包括许多神经内科日常工作中常见或罕见的病种，其诊治过程复杂。为系统、规范地开展神经感染和免疫亚专科培训工作，特制定本细则。

神经内科感染和免疫病专科医师培训为期3年。受训医师必须完成神经内科住院医师规范化培训之后方可接受本阶段培训。

一、培训目标

在神经内科住院医师规范化培训基础上，以提高对神经感染和免疫疾病的综合诊治技能为主要目的，掌握神经感染和免疫专业的疾病诊治相关知识，并熟练用于临床实践，能够独立对神经感染和免疫疾病进行诊断、治疗；能够参与神经感染和免疫专业的住院医师教学活动，胜任临床教学工作；参与神经感染和免疫专业的科研工作，并具有

一定的临床科研能力，达到神经内科初年主治医师水平。

二、轮转科室和时间安排

轮转科室或专业	轮转时间（月）
神经内科总住院医师	8
神经内科门诊	4
神经内科病房和重症监护	4
神经内科急诊	8
神经内科病房神经感染和免疫疾病组	8
神经免疫室和脑脊液细胞学	4
合计	36

注：第二年可以出神经感染和免疫疾病的专业门诊，第三年轮转神经感染和免疫组病房。

三、培训内容与要求

在病房工作期间完成病历 80 ～ 100 份。

（一）专业理论和知识要求

1．掌握神经内科常见神经感染和免疫疾病的病因、发病机制、临床表现、辅助检查、鉴别诊断以及防治策略，包括病毒性脑炎、细菌性脑膜炎、抗 NMDA 受体脑炎、多发性硬化、视神经脊髓炎谱系疾病、急性播散性脑脊髓炎和结缔组织病伴随脑损害以及需要鉴别诊断的其他中枢神经系统疾病；了解相对少见的神经感染和免疫疾病的诊治过程，如脑寄生虫病、朊蛋白病、同心圆硬化等。

2．熟悉神经系统感染和免疫相关性疾病的实验室检测方法，包括脑脊液细胞学、免疫荧光法、ELISA 法、等电聚焦法、流式细胞检测等操作，进行结果判读及其在不同疾病鉴别中的使用。

3．熟练阅读外文文献，了解本专业前沿知识。

（二）管理病种及数量要求（包括病房和急诊留观，要求写病历）

疾病名称	例数（≥）
中枢神经系统感染	
病毒感染	10
细菌感染	5
真菌感染	2

续表

疾病名称	例数（≥）
寄生虫感染	1
螺旋体感染	1
朊蛋白病	0 ~ 1
自身免疫性脑炎	5
多发性硬化	5
视神经脊髓炎谱系疾病	5
急性播散性脑脊髓炎	2
结缔组织病伴随脑损害	
系统性红斑狼疮	2
干燥综合征	2
白塞病	1

（三）辅助检查要求
常用辅助检查的操作方法、结果判读、临床意义

辅助检查名称	例数（≥）	要求
脑脊液细胞学	20	老师指导下操作、读片和写报告
自身免疫性脑炎抗体检测	20	老师指导下操作、读片和写报告
寡克隆区带检测	20	老师指导下操作、读片和写报告
水通道蛋白 4 抗体检测	20	老师指导下操作、读片和写报告
流式细胞仪检测	20	老师指导下操作、读片和写报告

（四）科研教学
1. 培训期间应结合临床实践开展科研工作，撰写并以第一作者身份在核心期刊发表论文一篇及以上。

2. 协助主治医师指导低年资住院医师工作，指导实习医师工作，参与疑难病例讨论、死亡病例讨论、医疗事故 / 纠纷病例讨论、团队式教学等医疗、教学活动的组织及病历资料准备。

3. 参与基地内神经感染和免疫病相关科研项目，申请开展相关研究。

四、参考书目与扩展阅读

1. 蒲传强，吴卫平，郎森阳. 神经系统感染免疫病学. 北京：科学出版社，2003.

2. Daroff RB, Fenichel GM, Jankovic J, et al. Bradley's Neurology in Clinical

Practice. 6th ed. Philadelphia：Elsevier，2012.

3．期刊：Multiple Sclerosis.

4．自身免疫性脑炎、多发性硬化和视神经脊髓炎谱系疾病的指南和共识 .

放射专科医师培训细则

放射医学是影像医学与核医学的一个分支，是一门涉及面广、整体性强、发展迅速、独立而成熟的学科，主要包括 X 线诊断、计算机体层成像（CT）、磁共振成像（MRI），所涉及的医学知识广泛。为系统、规范地开展放射诊断专科医师培训工作，特制定本细则。

放射专科医师培训阶段为期 3 年。受训医师必须完成放射科住院医师规范化培训之后方可接受本阶段培训。

一、培训目标

通过对受训医师基本理论、基本知识和基本技能的培训，强化阅片及对影像征象的分析能力、诊断及鉴别诊断能力培养，使受训者掌握正确的放射医学相关的临床工作方法，具备独立从事放射科临床工作的能力，达到放射科初年主治医师水平。具体要求如下：

1．熟悉与放射医学领域相关的临床知识，掌握最基本的相关临床急救技能和方法；明确放射医学在临床疾病诊治过程中的价值和限度。

2．了解以放射医学为主的医学影像学现状和发展前景，建立较为完整的现代医学影像概念，包括放射影像诊断及治疗。

3．熟悉放射影像诊断中各种常见病的临床表现，包括症状、体征和实验室检查，掌握放射影像诊断对这些病变的诊断和鉴别诊断；了解临床少见病或罕见病的影像特点。

4．具有良好的职业道德和人际沟通能力。

5．能够在上级医师的指导下，进行简单的科研工作。

二、轮转科室和时间安排

轮转科室或专业	轮转时间（月）	备注
神经组	6	
心胸组（包括乳腺）	6	
腹盆组	6	
骨肌组	6	
亚专业培训	6	神经组、心胸组、腹盆组及骨肌组选其一
临床、科研及放射假	6	放射假（0.5 月/年）

轮转科室或专业	轮转时间（月）	备注
总住院医师	6（兼）	协助科室进行医疗、科研及临床管理
合计	36	

三、培训内容与要求

（一）病种及病例数要求

放射专科培训期间，受训者完成的报告总量要求：

专业组	例数（≥）
神经组	CT ≥ 500，MR ≥ 500
心胸组	CT、MR ≥ 1000
腹盆组	CT ≥ 500，MR ≥ 500
骨肌组	CT、MR ≥ 1000
亚专业培训（选其一）	
神经组	CT ≥ 500，MR ≥ 500
心胸组	CT、MR ≥ 1000
腹盆组	CT ≥ 500，MR ≥ 500
骨肌组	CT、MR ≥ 1000

具体要求病种及病例数如下：

1．神经组

病种	例数（≥）
脑血管病：脑出血、脑梗死等	10
神经系统肿瘤：胶质瘤、脑膜瘤、垂体瘤、转移瘤等	10
颅脑外伤：颅内血肿、脑挫裂伤等	10
神经系统变性疾病：多发性硬化等	5
颅内感染：脑脓肿、脑膜炎等	10
脊髓病变：椎管内肿瘤等	5
头颈部肿瘤：鼻咽癌、喉癌等	5
中耳乳突炎症：急慢性炎症、胆脂瘤型中耳炎等	10
鼻窦病变：鼻窦炎、鼻窦肿瘤等	10
眶内病变：外伤、眶内肿瘤等	5

2．心胸组

病种	例数（≥）
肺部感染：大叶性肺炎、支气管肺炎、肺脓肿、肺结核等	20
肺间质病变：间质性肺炎、肺间质纤维化等	5
气道病变：支气管扩张、复发性多软骨炎、支气管异物等	5
肺部肿瘤：错构瘤、血管瘤、肺癌等	15
纵隔肿瘤：胸腺瘤、淋巴瘤、畸胎瘤、神经源性肿瘤等	5
胸膜病变：胸腔积液、气胸和液气胸、胸膜粘连、肥厚和钙化等	10
心脏病变：先天性心脏病、风湿性心脏病、冠心病等	10
心包病变：心包积液、缩窄性心包炎等	5
主动脉病变：真性及假性主动脉瘤、主动脉夹层等	5
肺动脉病变：肺动脉高压、肺动脉栓塞等	5
头颈及下肢动脉病变：动脉粥样硬化性疾病等	5
乳腺病变	10

3．腹盆组

病种	例数（≥）
急腹症：胃肠道穿孔、肠梗阻、阑尾炎、急性胰腺炎、急性胆囊炎、腹部外伤等	20
食管病变：食管静脉曲张、食管癌、食管异物等	5
胃及十二指肠病变：十二指肠憩室、胃和十二指肠溃疡、胃癌、壶腹癌等	10
空回肠病变：炎性病变等	3
结直肠病变：结直肠癌、溃疡性结肠炎等	5
肝病变：肝细胞癌、肝囊肿、肝海绵状血管瘤、肝转移癌、肝硬化等	15
胆系病变：胆囊癌、胆总管恶性肿瘤等	10
胰腺病变：胰腺癌、胰腺囊性病变、神经内分泌肿瘤等	10
脾病变：脾梗死等	3
肾病变：肾囊性病变、肾癌、肾盂癌、泌尿系结核等	15
输尿管及膀胱病变：输尿管肿瘤、膀胱肿瘤、泌尿系结石等	10
肾上腺病变：肾上腺增生、肾上腺腺瘤、嗜铬细胞瘤等	10
前列腺病变：前列腺增生、前列腺癌等	5
女性生殖系统病变：子宫肌瘤、子宫内膜癌、子宫颈癌、卵巢肿瘤等	10

4. 骨肌组

病种	例数（≥）
骨关节外伤：骨折、关节脱位、肌腱及韧带损伤、软骨及盂唇损伤等	15
骨肿瘤：骨软骨瘤、骨巨细胞瘤、骨肉瘤、骨转移瘤等	15
骨关节炎症：化脓性骨关节炎、骨关节结核、类风湿关节炎、强直性脊柱炎等	10
退行性骨关节病：颈椎病、腰椎退行性变、膝关节退行性变等	10
骨代谢病	5

5. 亚专业培训

可选专业组	病种	例数（≥）
神经组	脑血管病：脑出血、脑梗死等	15
	神经系统肿瘤：胶质瘤、脑膜瘤、垂体瘤、转移瘤	12
	颅脑外伤：硬膜下血肿、硬膜外血肿、蛛网膜下腔血肿、脑实质血肿、脑挫裂伤等	10
	神经系统变性疾病：多发性硬化等	5
	颅内感染：脑脓肿、脑膜炎等	10
	脊髓病变：椎管内肿瘤等	5
	头颈部肿瘤：鼻咽癌、喉癌等	5
	中耳乳突炎症：急慢性炎症、胆脂瘤型中耳炎等	15
	鼻窦病变：鼻窦炎、鼻窦肿瘤等	15
	眶内病变：外伤、眶内肿瘤等	5
心胸组	肺部感染：大叶性肺炎、支气管肺炎、肺脓肿、肺结核等	25
	肺间质病变：间质性肺炎、肺间质纤维化等	10
	气道病变：支气管扩张、复发性多软骨炎、支气管异物等	5
	肺部肿瘤：错构瘤、血管瘤、肺癌等	15
	纵隔肿瘤：胸腺瘤、淋巴瘤、畸胎瘤、神经源性肿瘤等	5
	胸膜病变：胸腔积液、气胸和液气胸、胸膜粘连、肥厚和钙化等	15
	心脏病变：先天性心脏病、风湿性心脏病、冠心病等	15
	心包病变：心包积液、缩窄性心包炎等	5
	主动脉病变：真性及假性主动脉瘤、主动脉夹层、大动脉炎等	5
	肺动脉病变：肺动脉高压、肺动脉栓塞等	5
	头颈及下肢动脉病变：动脉粥样硬化性疾病等	5
	乳腺病变	10

续表

可选专业组	病种	例数（≥）
腹盆组	急腹症：胃肠道穿孔、肠梗阻、阑尾炎、急性胰腺炎、急性胆囊炎、急性胆管炎、腹部外伤、腹内疝等	20
	食管病变：食管静脉曲张、食管癌、食管异物等	5
	胃及十二指肠病变：十二指肠憩室、胃和十二指肠溃疡、胃癌、壶腹癌等	10
	空回肠病变：炎性病变等	3
	结直肠病变：结直肠癌、溃疡性结肠炎等	8
	肝病变：肝细胞癌、肝囊肿、肝海绵状血管瘤、肝转移癌、肝硬化等	20
	胆系病变：胆囊息肉、胆囊癌、胆总管恶性肿瘤等	10
	胰腺病变：胰腺癌、胰腺囊性病变、神经内分泌肿瘤等	10
	脾病变：脾梗死等	3
	肾病变：肾囊性病变、肾癌、肾盂癌、泌尿系结核等	15
	输尿管及膀胱病变：输尿管肿瘤、膀胱肿瘤、泌尿系结石等	10
	肾上腺病变：肾上腺增生、肾上腺腺瘤、嗜铬细胞瘤等	10
	前列腺病变：前列腺增生、前列腺癌等	10
	女性生殖系统病变：子宫肌瘤、子宫内膜癌、子宫颈癌、卵巢肿瘤等	15
骨肌组	骨关节外伤：骨折、关节脱位、肌腱及韧带损伤、软骨及盂唇损伤等	20
	骨肿瘤：骨软骨瘤、骨巨细胞瘤、骨肉瘤、骨转移瘤等	15
	骨关节炎症：化脓性骨关节炎、骨关节结核、类风湿关节炎、强直性脊柱炎等	10
	退行性骨关节病：颈椎病、腰椎退行性变、膝关节退行性变等	20
	骨代谢病	5

（二）专业理论和知识要求

1. 能够较深入了解和掌握各种影像检查技术的理论知识，特别是 CT 各种后处理技术、MRI 各种检查序列的成像原理及其临床应用，掌握对于不同系统、不同常见疾病的最佳影像检查方法。

2. 基本掌握人体各系统的断层解剖学。

3. 掌握各系统常见疾病及急诊相关疾病的影像诊断，书写规范的诊断报告。

4. 能够独立解决和处理各系统常见病的诊断与鉴别诊断，了解一些罕见疾病和疑难病例的诊断及鉴别诊断。

5. 具备一定英文报告书写能力。

6．专业水平达到初级主治医师水平。

（三）技能操作

1．初步掌握本科 CT 及 MRI 的操作方法及高压注射器的操作方法，掌握 CT 及 MRI 常规应用的造影剂的使用禁忌证、不良反应及相应处理措施。

2．能够独立承担 CT 及 MRI 扫描（特别是增强扫描）的接诊工作及重建工作。

（四）科研教学

1．培训期间应结合临床实践开展临床科研，撰写并以第一作者身份在核心期刊发表论著一篇及以上。

2．轮转期间兼任总住院医师，协助科室进行医疗、科研、临床方面的管理工作，提高独立临床工作能力。协助主治医师指导低年资住院医师工作，指导实习医师工作，参与疑难病例讨论、死亡病例讨论、医疗事故 / 纠纷病例讨论、团队式教学等医疗、教学活动的组织及病历资料准备。

3．能够指导低年资住院医师及进修医师的 X 线平片、CT 及 MRI 诊断报告书写，具备初步的教学能力。

四、参考书目与扩展阅读

1．金征宇，龚启勇．医学影像学．3 版．北京：人民卫生出版社，2015.

2．韩萍，于春水．医学影像诊断学．4 版．北京：人民卫生出版社，2017.

3．郭启勇．实用放射学．3 版．北京：人民卫生出版社，2007.

4．冯晓源．现代医学影像学．上海：复旦大学出版社，2016.

5．陈星荣，沈天真，段承详等．全身 CT 和 MRI．上海：上海医科大学出版社，1994.

6．Diagnostic Imaging 系列图书．

7．期刊：中华放射学；中国医学影像技术；实用放射学杂志；临床放射学杂志；Radiology；Radiographics；American Journal of Roentgenology；American Journal of Neuroradiology；European Journal of Radiology.

超声医学专科医师培训细则

超声医学是医学影像学的重要组成部分，已成为临床诊断和治疗工作中必不可少的重要手段。目前超声医学已发展成为一门专科性医学分支，其主要研究内容包括脏器组织的形态结构、功能状态以及介入性诊断及治疗等诸多方面，与各临床学科和基础医学研究关系密切，又具有很强的实践性，因此要求超声医学专科医师既具有广泛而扎实的临床医学基础和超声理论知识，又具备熟练的超声操作技能。

超声医学专科医师培训阶段为期3年。受训医师必须完成超声医学住院医师规范化培训后，方可接受本阶段培训。超声医学专科培训前18个月为强化培训阶段，后18个月可以选择综合超声、妇产超声、心脏超声等亚专科培训。

第一节　超声医学强化培训细则

一、培训目标

通过系统、规范化的超声医学专科医师培训，使受训医师全面掌握超声医学基础理论、基本知识，系统掌握常见疾病、多发疾病的超声诊断及鉴别诊断，具备比较熟练的超声扫查技能，能够独立完成超声门、急诊工作，对常见疾病完成诊断，对罕见疾病或疑难疾病具备分析能力，提出诊断思路；建立临床医学教学意识，具有良好的职业道德和人际沟通能力，具备阅读专业英文文献和英语交流的能力；临床经验、临床思维能力和超声实践操作技能达到超声医学高年住院医师水平。

二、轮转专业和时间安排

轮转专业	轮转时间（月）
腹部超声	4
浅表器官及血管超声	4
介入超声	3
妇科超声	2
产科超声	2
心脏超声	3
合计	18

三、培训内容与要求

（一）超声医学基本知识、基本理论，常见疾病、多发疾病的超声诊断及鉴别诊断

1．掌握超声诊断学物理基础知识，包括：超声成像原理、仪器和检查、超声诊断的特点和优势。并通过已有超声物理知识，正确认识和了解超声新技术的发展与应用。

2．掌握常规超声检查的适应证、禁忌证。

3．掌握各系统超声解剖学和正常超声声像图表现。

4．掌握各系统常见疾病及多发疾病的超声诊断及鉴别诊断。

5．了解一些罕见疾病及疑难病例的超声诊断及鉴别诊断。

6．了解介入超声适应证及一般临床应用，如肝、肾囊性肿物穿刺及超声引导自动活检。

（二）病种及病例数要求

要求至少书写超声诊断报告 3000 份。

病种及例数要求如下：

系统	病种	例数（≥）
腹部超声	肝弥漫性病变（脂肪肝、肝炎、肝硬化、淤血肝、血吸虫肝等）	40
	肝局灶性病变（肝细胞癌、转移性肝癌、肝囊肿、多囊肝、肝血管瘤、肝脓肿、肝包虫病、肝局灶性结节性增生、肝细胞腺瘤等）及肝外伤	40
	胆囊疾病（胆结石、急性胆囊炎、慢性胆囊炎、胆囊胆固醇沉着症、胆囊腺肌增生症、胆囊息肉样病变、胆囊恶性肿瘤、胆囊出血、胆囊寄生虫、胆囊先天性异常等）	30
	胆管疾病（先天性胆管疾病、胆管结石、胆管肿瘤、化脓性胆管炎、胆道寄生虫病、胆道积气等）	10
	胰腺疾病（急性胰腺炎、慢性胰腺炎、胰腺假性囊肿、胰腺癌、壶腹周围癌、胰腺囊腺瘤与囊腺癌等）	10
	脾疾病（脾先天性异常、脾大、脾萎缩、脾结核、脾脓肿、脾寄生虫病、脾肿瘤、脾破裂等）	10
	胃疾病（胃肿瘤、胃潴留、先天性肥厚性幽门狭窄、贲门失弛缓症、幽门梗阻、胃肠穿孔、胃石症等）	5
	肠道疾病（肠道肿瘤、急性阑尾炎、肠梗阻、肠套叠、缺血性肠病等）	5
	肾病变（肾先天性异常、肾囊性病变、肾肿瘤、肾结石、肾感染性疾病、弥漫性肾病、尿路梗阻、肾外伤等）	30
	输尿管疾病（输尿管结石、输尿管狭窄、输尿管黏膜脱垂、巨输尿管、输尿管肿瘤、输尿管梗阻等）	5
	膀胱疾病（膀胱肿瘤、膀胱结石、膀胱炎、膀胱结核、膀胱异物、膀胱憩室、脐尿管肿瘤等）	5

续表

系统	病种	例数（≥）
腹部超声	前列腺和精囊疾病（良性前列腺增生、前列腺炎、前列腺结核、前列腺癌、前列腺结石、前列腺囊肿、精囊炎等）	5
	肾上腺疾病（肾上腺肿瘤、肾上腺囊肿、肾上腺增生等）	5
浅表器官	甲状腺疾病（甲状腺肿、甲状腺良恶性肿瘤、炎症性病变等）	20
	甲状旁腺疾病（肿瘤、增生）	5
	乳腺疾病（炎症、结核、良恶性肿瘤、假体等）	20
	涎腺疾病（炎症、结石、良恶性肿瘤）	5
	淋巴结（良恶性病变）	10
	阴囊疾病（隐睾症、附睾和睾丸囊肿、鞘膜积液、睾丸扭转、睾丸微石症、睾丸外伤、附睾和睾丸炎、附睾和睾丸结核、睾丸肿瘤、精索静脉曲张、腹股沟疝等）	5
外周血管	颈动脉、椎动脉及锁骨下动脉疾病（动脉粥样硬化、支架、锁骨下动脉窃血等）	20
	四肢动脉疾病（动脉粥样硬化、动脉瘤、动静脉瘘等）	20
	四肢静脉疾病（瓣膜功能不全、血栓形成、动静脉瘘等）	20
腹部血管	腹部血管疾病（腹主动脉瘤、腹主动脉夹层、腹主动脉狭窄、肠系膜缺血症、肾动脉狭窄、多发性大动脉炎、Budd-Chiari 综合征、肾静脉血栓形成、胡桃夹综合征、门静脉高压症等）	10
妇科超声	子宫疾病（子宫肌瘤、子宫腺肌症、子宫内膜息肉、子宫内膜增生、子宫内膜癌、宫内节育器、子宫先天发育异常）、宫颈疾病（宫颈息肉、宫颈癌等）	20
	卵巢和输卵管疾病（卵巢生理性囊肿、卵巢良性肿瘤、卵巢恶性肿瘤、多囊卵巢综合征、输卵管积水、子宫内膜异位症等）	40
	盆腔炎性疾病（积液、积脓等）	5
	正常早孕与异位妊娠	10
	妊娠滋养细胞疾病	5
产科超声	正常早孕及 11 ~ 14 周超声检查	20
	正常中晚孕超声检查	20
	异常妊娠及妊娠合并症（异位妊娠、多胎妊娠、羊水异常、胎盘异常等）	10
	常见胎儿结构畸形	5
心脏超声	先天性心脏病	20
	后天性心脏病（瓣膜病、冠心病、肺心病、心肌病、心脏肿瘤、心包疾病等）	20

续表

系统	病种	例数（≥）
介入性超声 （上级医师 指导下）	胸腔积液、腹水或脓肿穿刺抽吸或置管引流、浅表肿物穿刺活检、肝肾实 质或病变穿刺活检、肝肾囊肿或腹腔囊性病变穿刺抽吸或硬化治疗、前列 腺穿刺活检等	10

（三）技能操作要求

1．能独立完成腹部超声、浅表小器官超声、血管超声、经腹及经阴道妇科超声、心脏超声扫查。

2．能够独立进行床旁腹部超声检查。

3．能够在上级医师指导下进行常规产科超声检查。

4．在上级医师指导下能完成常用超声引导下介入性诊断或治疗，包括：胸腹腔穿刺术、浅表肿物穿刺活检术、肝肾实质或病变穿刺活检术、肝肾囊肿或腹腔囊性病变穿刺抽吸或引流术、前列腺穿刺活检术。

培训期间要求独立完成或在上级医师指导下进行下列技能操作：

技能操作名称	例数（≥）
腹部超声	50
浅表小器官超声	50
血管超声	50
经腹妇科超声	10
经阴道妇科超声	50
心脏超声	50
床旁超声	20
常规产科超声	20
超声引导下胸腔穿刺术	2
超声引导下腹腔穿刺术	2
超声引导下浅表肿物穿刺活检术	2
超声引导下肝肾囊肿或腹腔囊性病变穿刺抽吸或引流术	2
超声引导下肝肾实质或病变穿刺活检术	2
超声引导下前列腺穿刺活检术	1

（四）科研教学

1．能够承担见习医师的临床带教工作。

2．在轮转期间完成2次读书报告或病例讨论。

3．具备临床病例分析总结和临床研究能力，能够较熟练查阅本专业中文及英文文献资料，翻译 2 篇专业英语文献，在上级医师指导下参加一定的临床研究或科研工作，撰写并发表综述或原著性论文一篇及以上。

四、参考书目与扩展阅读

1. 张武. 现代超声诊断学. 北京：科学技术文献出版社，2008.
2. 曹海根，王金锐. 实用腹部超声诊断学. 2 版. 北京：人民卫生出版社，2008.
3. 谢敬霞，杜湘珂. 医学影像学. 北京：北京大学医学出版社，2004.
4. 中华医学会. 临床技术操作规范：超声医学分册. 北京：人民军医出版社，2004.
5. 唐杰，姜玉新. 超声医学. 北京：人民卫生出版社，2009.
6. 谢红宁. 妇产科超声诊断学. 北京：人民卫生出版社，2005.
7. 王新房，谢明星. 超声心动图学. 5 版. 北京：人民卫生出版社，2016.
8. Rumack CM，Wilson SR，Charboneau JW. Diagnostic Ultrasound. 4th ed. ST. Louis：Mosby，2011.
9. 期刊：中华超声影像学杂志；中华医学超声杂志（电子版）；中国超声医学杂志等.

第二节　综合超声专科医师培训细则

一、培训目标

通过综合超声亚专科的系统性培训，使受训医师对综合超声专科培训内容、专业知识、专业内容有进一步深化掌握；深入了解综合超声专科最新理论进展，熟练掌握综合超声专科的各项超声操作技能；具备从事综合超声专科领域临床医疗、教学、科研工作所需的思想品德素质和人文综合素质；具有正确、独立、熟练解决临床实践问题、自主学习和不断提高的能力；具备良好的临床医学教学意识和临床科研能力，达到超声医学科综合超声专科初年主治医师水平。

二、轮转专业和时间安排

轮转专业	轮转时间（月）
腹部超声、胸部超声及超声造影	4
浅表器官及血管超声	4
介入超声	3
床旁及术中超声	1

续表

轮转专业	轮转时间（月）
机动（科研、临床等）	6
兼总住院医师	6 ~ 12
合计	18

三、培训内容及要求

（一）基础理论、基础知识要求

1. 全面掌握腹部、胸部、浅表小器官及血管各系统超声解剖学、正常超声声像图表现。

2. 掌握腹部、胸部、浅表小器官及血管各系统先天性变异及疾病的超声诊断及鉴别诊断。

3. 掌握腹部、胸部、浅表小器官及血管各系统常见疾病及多发疾病的超声诊断及鉴别诊断。

4. 熟悉腹部、胸部、浅表小器官及血管各系统罕见疾病及疑难病例的超声诊断及鉴别诊断。

5. 掌握超声造影的适应证，掌握肝常见病变的超声造影表现，熟悉超声造影在其他脏器中的应用及相应表现。

6. 掌握床旁超声及术中超声的适应证及临床应用。

7. 掌握介入超声适应证及一般临床应用，包括胸腔积液、腹水或脓肿穿刺抽吸或置管引流、浅表肿物穿刺活检、肝肾实质或病变穿刺活检、肝囊肿、肾囊肿或腹腔囊性病变穿刺抽吸或硬化治疗、前列腺穿刺活检、甲状腺细针穿刺等。

（二）病种及病例数要求

1. 综合专科培训期间，要求至少书写超声诊断报告 1500 份。

要求病种及例数如下：

系统	病种	例数（≥）
腹部	肝弥漫性病变（脂肪肝、肝炎、肝硬化、淤血肝、血吸虫肝、移植肝等）	30
	肝局灶性病变（肝细胞癌、转移性肝癌、肝囊肿、多囊肝、肝血管瘤、肝脓肿、肝包虫病、肝局灶性结节性增生、肝细胞腺瘤等）及肝外伤	30
	胆囊疾病（胆结石、急性胆囊炎、慢性胆囊炎、黄色肉芽肿性胆囊炎、胆囊胆固醇沉着症、胆囊腺肌增生症、胆囊息肉样病变、胆囊恶性肿瘤、胆囊出血、胆囊寄生虫、胆囊先天性异常等）	30
	胆管疾病（先天性胆管疾病、胆管结石、胆管肿瘤、硬化性胆管炎、化脓性胆管炎、胆道寄生虫病、胆道积气等）	10

续表

系统	病种	例数（≥）
腹部	胰腺疾病（急性胰腺炎、慢性胰腺炎、胰腺囊性肿物、胰腺癌、壶腹周围癌、胰腺囊腺瘤与囊腺癌、胰腺实性假乳头状肿瘤、胰腺导管内乳头状黏液性肿瘤等）	15
	脾疾病（脾先天性异常、脾大、脾萎缩、脾结核、脾脓肿、脾寄生虫病、脾肿瘤、脾破裂等）	15
	胃疾病（胃肿瘤、胃炎、胃潴留、先天性肥厚性幽门狭窄、贲门失弛缓症、幽门梗阻、胃肠穿孔、胃石症等）	10
	肠道疾病（肠道肿瘤、急性阑尾炎、肠梗阻、肠套叠、缺血性肠病、炎症性肠病等）	10
	肾病变（肾先天性异常、肾囊性病变、肾良恶性肿瘤、肾结石、肾感染性疾病、弥漫性肾病、尿路梗阻、肾外伤、移植肾等）	40
	输尿管疾病（输尿管结石、输尿管狭窄、输尿管黏膜脱垂、巨输尿管、输尿管肿瘤、下腔静脉后输尿管、输尿管梗阻等）	5
	膀胱疾病（膀胱肿瘤、膀胱结石、膀胱炎、膀胱结核、膀胱异物、膀胱憩室、脐尿管异常、脐尿管肿瘤、膀胱损伤等）	10
	前列腺和精囊疾病（良性前列腺增生、前列腺炎、前列腺结核、前列腺癌、前列腺结石、前列腺囊肿、精囊炎、精囊缺如或萎缩等）	10
	肾上腺疾病（肾上腺肿瘤、肾上腺囊肿、肾上腺增生等）	5
	腹膜和腹膜腔疾病（急性化脓性腹膜炎、腹腔脓肿、结核性腹膜炎、腹膜肿瘤、肠系膜肿瘤、腹膜后间隙积液、腹膜后纤维化等）	5
胸部超声	胸膜、胸腔、肺和纵隔疾病（胸腔积液、胸膜增厚、胸膜肿瘤、肺表肿瘤、肺隔离症、前纵隔肿物等）	10
浅表器官	甲状腺疾病（甲状腺肿、甲状腺良恶性肿瘤、炎症性病变、先天性变异等）	30
	甲状旁腺疾病（肿瘤、增生）	5
	乳腺疾病（炎症、结核、良恶性肿瘤、假体等）	30
	涎腺疾病（炎症、结石、良恶性肿瘤）	5
	淋巴结（良恶性病变）	10
	阴囊疾病（隐睾症、附睾和睾丸囊肿、鞘膜积液、睾丸扭转、睾丸微石症、睾丸外伤、附睾和睾丸炎、附睾和睾丸结核、睾丸肿瘤、精索静脉曲张、睾丸附件及附睾附件扭转、腹股沟疝等）	5
	肌肉骨骼或体表软组织疾病（炎症、肿瘤、损伤、退变等）	20
超声造影	肝、胆、胰、脾、泌尿系统、胃肠道、浅表小器官疾病	10

续表

系统	病种	例数（≥）
外周血管	颈动脉、椎动脉及锁骨下动脉疾病（动脉粥样硬化、支架、锁骨下动脉窃血等）	30
	四肢动脉疾病（动脉粥样硬化、动脉瘤、动静脉瘘等）	30
	四肢静脉疾病（瓣膜功能不全、血栓形成、动静脉瘘等）	30
腹部血管	腹部血管疾病（腹主动脉瘤、腹主动脉夹层、腹主动脉狭窄、肠系膜缺血症、肾动脉狭窄、多发性大动脉炎、Budd-Chiari 综合征、肾静脉血栓形成、髂动脉疾病、下腔静脉综合征、髂静脉压迫综合征、胡桃夹综合征、门静脉高压症等）	10
介入性超声（上级医师指导下）	胸腔积液、腹水或脓肿穿刺抽吸或置管引流、浅表肿物穿刺活检、肝肾实质或病变穿刺活检、肝肾囊肿或腹腔囊性病变穿刺抽吸或硬化治疗、前列腺穿刺活检、甲状腺细针穿刺等	20

2．担任总住院医师期间，要求至少会诊病例 20 人次，包括院内会诊或科内会诊。

（三）技能操作要求

1．能独立完成腹部超声、胸部超声、浅表小器官超声、血管超声。

2．能够独立进行床旁腹部超声检查。

3．能够独立进行术中超声检查。

4．能够在上级医师指导下进行前列腺经直肠超声检查。

5．能够在上级医师指导下进行腹部脏器超声造影检查。

6．能够在上级医师指导下完成大部分超声引导下介入性诊断或治疗，包括：胸腹腔穿刺术、浅表肿物穿刺活检术、肝肾实质或病变穿刺活检术、肝肾囊肿或腹腔囊性病变穿刺抽吸或引流术、前列腺穿刺活检术、甲状腺细针穿刺术。

培训期间要求独立完成或在上级医师指导下进行下列技能操作：

技能操作名称	例数（≥）
腹部超声	50
胸部超声	10
浅表器官超声	50
血管超声	50
床旁超声	20
术中超声	5
超声造影	5
前列腺经直肠超声	5
超声引导下胸腔穿刺术	2

续表

技能操作名称	例数（≥）
超声引导下腹腔穿刺术	2
超声引导下浅表肿物穿刺活检术	2
超声引导下肝、肾囊肿或腹腔囊性病变穿刺抽吸或引流术	2
超声引导下肝、肾实质或病变穿刺活检术	2
超声引导下前列腺穿刺活检术	2
超声引导下甲状腺细针穿刺术	2

（四）科研教学

1. 协助主治医师指导低年资住院医师工作，能够承担见习医师、实习医师及低年资住院医师的临床带教工作。

2. 在轮转期间参加国家级、市级、院级、科级学术活动5次以上。

3. 能够熟练查阅专业文献，阅读专业文献至少30篇（其中外文文献15篇）。

4. 培训期间结合临床实践开展科研工作，撰写并以第一作者身份发表原著性论文至少1篇，发表刊物要求核心期刊及以上级别。

四、参考书目与扩展阅读

1. 曹海根，王金锐. 实用腹部超声诊断学. 2版. 北京：人民卫生出版社，2008.

2. Rumack CM，Wilson SR，Charboneau JW. Diagnostic Ultrasound. 4th ed. ST. Louis：Mosby，2011.

3. 唐杰，董宝玮. 腹部和外周血管彩色多普勒诊断学. 北京：人民卫生出版社，2006.

4. 王金锐，Chhem RK，刘吉斌. 肌肉骨骼系统超声影像学. 北京：科学技术文献出版社，2007.

5. 燕山，詹维伟. 浅表器官超声诊断. 南京：东南大学出版社，2005.

6. 期刊：Radiology；Journal of Ultrasound in Medicine 等.

7. 超声医学专科能力建设专用初级教程—介入分册（国家卫生计生委能力建设和继续教育中心组织编写）. 北京：人民卫生出版社，2016.

第三节　妇产超声专科医师培训细则

一、培训目标

通过妇产超声亚专科的系统性培训，使受训医师对妇产超声专科培训内容、专业知识、专业内容有进一步深化掌握；深入了解妇产超声专科最新理论进展，熟练掌握妇产超声专科的各项超声操作技能；具备从事妇产超声专科领域临床医疗、教学、科研工作所需的思想品德素质和人文综合素质；具有正确、独立、熟练解决临床实践问题、自主学习和不断提高的能力；具备良好的临床医学教学意识和临床科研能力，达到超声医学科妇产超声专科初年主治医师水平。

二、轮转专业和时间安排

轮转专业	轮转时间（月）
妇科超声	6
产科超声	6
机动（科研、临床等）	6
兼总住院医师	6 ~ 12
合计	18

三、培训内容与要求

（一）基础理论、基础知识要求

1．掌握女性生殖系统超声解剖学、正常超声声像图表现。

2．掌握女性生殖系统先天性变异及疾病的超声诊断及鉴别诊断。

3．掌握女性生殖系统常见疾病及多发疾病的超声诊断及鉴别诊断。

4．熟悉女性生殖系统罕见疾病及疑难病例的超声诊断及鉴别诊断。

5．掌握产科超声检查的适应证和临床应用。

6．掌握正常孕期不同阶段的正常超声声像图表现。

7．掌握异常妊娠及妊娠并发症的超声诊断及鉴别诊断。

8．掌握常见胎儿结构畸形的超声诊断及鉴别诊断。

（二）病种及病例数要求

1．亚专科培训期间，要求至少书写超声诊断报告 1000 份。

要求病种及例数如下：

系统	病种	例数（≥）
妇科超声	子宫疾病（子宫肌瘤、子宫腺肌症、子宫内膜息肉、子宫内膜增生、子宫内膜癌、宫内节育器、子宫先天发育异常） 宫颈疾病（宫颈息肉、宫颈癌等）	40
	卵巢和输卵管疾病（卵巢生理性囊肿、卵巢良性肿瘤、卵巢恶性肿瘤、多囊卵巢综合征、输卵管积水、子宫内膜异位症等）	50

续表

系统	病种	例数（≥）
妇科超声	盆腔炎性疾病（积液、积脓等）	20
	正常早孕与异位妊娠	20
	妊娠滋养细胞疾病	5
产科超声	正常早孕及 11 ～ 14 周超声检查	50
	正常中晚孕超声检查	50
	异常妊娠及妊娠并发症（异位妊娠、多胎妊娠、异位妊娠、羊水异常、胎盘异常等）	20
	常见胎儿结构畸形	10

2．担任总住院医师期间，要求至少会诊病例 20 人次，包括院内会诊或科内会诊。

（三）技能操作要求

1．能够独立完成经腹及经阴道妇科超声。

2．能够独立完成常规产科超声检查。

3．了解超声产前筛查的技术和过程。

培训期间要求独立完成或在上级医师指导下完成下列技能操作：

技能操作名称	例数（≥）
经腹妇科超声	10
经阴道妇科超声	100
常规产科超声	50

（四）科研教学

1．协助主治医师指导低年资住院医师工作，能够承担见习医师 / 实习医师及低年资住院医师的临床带教工作。

2．在轮转期间参加国家级、市级、院级、科级学术活动 5 次以上。

3．能够熟练查阅专业文献，阅读专业文献至少 30 篇（其中外文文献 15 篇）。

4．培训期间结合临床实践开展科研工作，撰写并以第一作者身份发表原著性论文至少 1 篇，发表刊物要求核心期刊及以上级别。

四、参考书目与扩展阅读

1．谢红宁．妇产科超声诊断学．北京：人民卫生出版社，2005．

2．严英榴，杨秀雄．产前超声诊断学．2 版．北京：人民卫生出版社，2012．

3．李胜利．胎儿畸形产前超声诊断学．北京：人民军医出版社，2004．

第四节 心脏超声专科医师培训细则

一、培训目标

在完成超声医学通科培训的基础上，通过心脏超声亚专科的系统性培训，使受训医师对心脏超声专科培训内容、专业知识、专业内容有进一步深化掌握；深入了解心脏超声专科最新理论进展，熟练掌握心脏超声专科的各项超声操作技能；具备从事心脏超声专科领域临床医疗、教学、科研工作所需的思想品德素质和人文综合素质；具有正确、独立、熟练解决临床实践问题、自主学习和不断提高的能力；具备良好的临床医学教学意识和临床科研能力，达到超声医学科心脏超声专科初年主治医师水平。

二、轮转专业和时间安排

轮转专业	轮转时间（月）
心脏超声	8
床旁超声（包括术中及经食管超声）	2
心内科门诊及病房	2
机动（科研等）	6
兼总住院医师	6～12
合计	18

三、培训内容与要求

（一）基础理论、基础知识要求
1. 掌握心脏及相关大血管超声解剖学、生理学基础知识。
2. 掌握心脏及相关大血管正常超声声像图表现。
3. 掌握常见先天性心脏病的超声诊断及鉴别诊断。
4. 掌握常见后天性心脏病的超声诊断及鉴别诊断。
5. 熟悉心脏罕见疾病及疑难病例的超声诊断及鉴别诊断。
6. 掌握床旁心脏超声及术中心脏超声的适应证及临床应用。
7. 掌握经食管心脏超声的适应证及临床应用。
8. 熟悉右心声学造影、左心声学造影、负荷超声心动图的原理及临床应用。

（二）病种及病例数要求
1. 亚专科培训期间，要求至少书写超声诊断报告 1000 份。

要求病种及例数如下：

系统	病种	例数（≥）
心脏超声	心脏超声解剖、结构测量及功能测定	100
	后天性心脏病（瓣膜病、冠心病、肺心病、心肌病、心脏肿瘤、心包疾病等）	50
	先天性心脏病（房间隔缺损、室间隔缺损、心内膜垫缺损、动脉导管未闭、主动脉窦瘤破裂、肺动脉口狭窄、主动脉口狭窄、主动脉缩窄、马方综合征、肺静脉异位引流、冠状动脉瘘、双腔右心室、法洛三联症、右室双出口、三尖瓣下移畸形、三尖瓣闭锁大动脉转位与大动脉异位、永存动脉干、单心室等）	30

2. 担任总住院医师期间，要求至少会诊病例 20 人次，包括院内会诊或科内会诊。

（三）技能操作要求

1. 能独立完成常规经胸心脏超声扫查。

2. 能够独立进行床旁心脏超声检查（及术中心脏超声检查）。

3. 在上级医师指导下能够完成经食管心脏超声检查。

4. 熟悉右心声学造影、左心声学造影，了解负荷超声心动图检查（运动负荷、药物负荷）。

培训期间要求独立完成或在上级医师指导下进行下列技能操作：

技能操作名称	例数（≥）
心脏超声	100
床旁心脏超声（包括术中心脏超声）	20
经食管心脏超声、右心声学造影、左心声学造影、负荷超声心动图	15

（四）科研教学

1. 协助主治医师指导低年资住院医师工作，能够承担见习医师／实习医师及低年资住院医师的临床带教工作。

2. 在轮转期间参加国家级、市级、院级、科级学术活动 5 次以上。

3. 能够熟练查阅专业文献，阅读专业文献至少 30 篇（其中外文文献 15 篇）。

4. 培训期间结合临床实践开展科研工作，撰写并以第一作者身份发表原著性论文至少 1 篇，发表刊物要求核心期刊及以上级别。

四、参考书目与扩展阅读

1. 王新房，谢明星. 超声心动图学. 5版. 北京：人民卫生出版社，2016.

2. Feigenbaum H，Armstrong WF，Ryan T. Feigenbaum's Echocardiography. 6th ed. Philadelphia：Lippincott Williams & Wilkins，2005.

3. 杨娅，房芳，李嵘娟. 超声掌中宝心血管系统. 2版. 北京：科学技术文献出版社，2017.

核医学专科医师培训细则

核医学（Nuclear Medicine）研究核技术（核射线、核辐射等）在医学上应用及其理论的科学，是核科学技术践行于临床与基础医学应用研究的典范。核医学是现代医学的重要组成部分，在医学领域中具有独特的地位和作用，并与其他基础和临床专业学科知识相互渗透，与时俱进，其新技术、新方法在临床疾病研究、诊断和治疗中，发挥越来越重要的作用。因此对核医学专科医师培训标准应具有更高的要求，为系统、规范地开展核医学专科医师规范化培训，制定培训细则如下。

核医学专科医师培训阶段为期 3 年。受训医师必须完成核医学住院医师规范化培训并取得放射工作人员工作证后，方可接受本阶段培训。

一、培训目标

通过系统、严格、规范化的培训，使受训医师具备良好的医德医风和人文素养、热爱本专业，有严谨的工作态度、良好的沟通能力和团队合作精神；熟悉影像医学和核医学的现状和发展前景，建立较为完整的现代医学影像概念；具有扎实的核医学专业理论知识和较强的临床技能，能独立胜任核医学门诊及会诊、放射性核素显像、功能测定、体外分析、核素治疗及放射性药物制备等临床诊治工作；具备一定的科研能力和创新精神，具有国际视野和发展潜能，达到核医学初年主治医师水平。

二、轮转科室和时间安排

轮转科室或专业	时间（月）
单光子显像诊断	6
正电子显像诊断	8
核素治疗	2
核医学显像设备操作	1.5
功能测定及体外分析	0.5
高活室及放射性药物操作	1
核磁共振诊断	3
强化临床培训	8
科研	3

轮转科室或专业	时间（月）
放射假（每年一个月）	3
总住院医师（兼任）	≥ 6
合计	36

* 强化临床培训：第三年可以根据医院特点选择不同专业方向

三、培训内容与要求

基本要求：强调对受训者基本理论、基本知识、基本技能的培训，重点培养核医学分子功能显像原理及影像分析与判断能力、诊断及鉴别诊断能力。要求了解临床核医学的现状和发展前景，包括单光子 SPECT 或 SPECT/CT 和正电子 PET/CT 影像诊断、放射性核素治疗、功能测定及体外分析技术，并掌握核素示踪原理及基本的临床科研研究方法。通过培训，受训者达到能基本独立从事本专业工作的水平，并能够在上级医师的指导下，进行简单的科研工作。

（一）核医学科轮转要求

1. 掌握常用核素显像的显像原理及显像药物性能和作用。
2. 掌握常规单光子显像检查的适应证、禁忌证及异常情况的处理。
3. 掌握各种常用核素显像的图像处理与分析方法及诊断、鉴别诊断要点。
4. 掌握 ^{18}F-FDG 显像检查的适应证、影像分析、临床主要疾病的诊断及鉴别诊断。
5. 培训第 1 ~ 2 年，正确采集病历、书写核医学影像诊断报告 1200 份（必须完成以下检查报告数量）。

核医学专科培训书写相关的各种检查报告份数要求

检查名称	份数（≥）
骨显像	300
肾动态显像	200
甲状腺显像	100
心肌显像	20
脑显像（SPECT、PET）	20
肺显像	20
SPECT/CT 断层显像	20
PET/CT 显像	150
其他种类显像，不能少于两种（唾液腺显像、淋巴显像、消化道出血显像、异位胃黏膜显像、眼眶显像等）	30
合计	1200

6．熟悉高活室工作内容，并完成以下高活室操作内容：放射性活度测量、放射性药物分装各 20 次；工作场所放射性污染监测 2 次；模拟污染处理 1 次；独立完成放射性药物给药操作（包括静脉注射、口服、吸入）50 例。

7．独立完成 SPECT 或 SPECT/CT 核素显像检查的图像采集及处理 ≥ 100 例，且应完成以下临床操作种类及例数。

核医学专科培训的临床操作种类及例数要求

检查名称	例数（≥）
单光子静态平面采集及处理	20
单光子动态显像采集及处理	20
单光子全身显像采集及处理	25
正电子显像采集及处理	25
核素介入显像采集及处理（利尿试验、药物负荷试验、运动负荷试验、卡托普利试验等）	10

8．参加核素治疗门诊或病房工作，书写完整治疗病例 10 份，在上级医师指导下独立完成甲状腺功能亢进、分化型甲状腺癌术后残留、局部复发和远处转移、恶性肿瘤骨转移核素治疗 5 例。

9．掌握功能测定及体外放射分析技术操作、结果分析及临床质量控制；完成甲状腺摄碘率测量及报告 5 例，体外放射分析操作 2 批次。

10．总住院医师阶段负责科室日常工作的安排、医患协调、病例追踪及住院医师轮转安排和监管工作。

（二）核磁共振轮转要求
1．掌握常规 MRI 扫描方案及常用序列。
2．了解常见病变的 MRI 诊断，书写报告 150 份。
3．参与日常接诊工作。
4．做 2 次读书报告。

（三）强化临床培训
根据所在培训医院的特点确定培训方向，如肿瘤影像诊断、功能影像诊断、心血管影像诊断、神经影像诊断、核素治疗等。

根据所培训方向，选择参与以下内容：参与临床显像检查报告的审核、签发；指导下级医师工作；独立出核医学专业门诊；主管核素治疗病房临床工作等。

（四）科研教学
在上级医师指导下进行一项较系统的核医学专业领域临床研究，应紧密结合本专业国内外临床研究关注或热点问题领域，具有实用意义、应用价值和创新性；撰写并以第一作者身份在核心期刊或 SCI 收录期刊发表论文或文献综述一篇及以上。

协助主治医师指导低年资住院医师工作，能够承担见习医师、实习医师的临床带教工作。

四、参考书目与扩展阅读

1. 王荣福. 核医学. 3 版. 北京：北京大学医学出版社，2013.

2. 李少林，王荣福. 核医学. 8 版. 北京：人民卫生出版社，2013.

3. 王荣福，李少林. 核医学学习指导与习题集. 2 版. 北京：人民卫生出版社，2014.

4. 安锐，黄钢. 核医学. 3 版. 北京：人民卫生出版社，2015.

5. 林景辉，王荣福. 核医学. 北京：北京大学医学出版社，2002.

6. 王荣福. PET/CT 肿瘤诊断学. 北京：北京大学医学出版社，2008.

7. 王荣福. PET/CT- 分子影像新技术应用. 北京：北京大学医学出版社，2011.

8. 时惠平，王茜. 临床病例解析放射学和核医学. 北京：科学技术文献出版社，2014.

9. 期刊：中华核医学与分子影像杂志；国际放射医学核医学杂志；同位素；标记免疫与临床；中国医学影像技术杂志；核化学与放射化学杂志；Journal of Nuclear Medicine & Molecular Imaging（J Nucl Med & Mol Imaging）；European Journal of Nuclear Medicine & Molecular Imaging（Eur J Nucl Med & Molecular Imaging）；Nuclear Medicine Communication；Clinical Nuclear Medicine 等。

10. 网站：中华核医学分会网 http：//csnm.medipromos.com；中华核医学专业网 http：//www.csnm.com.cn；美国核医学网 http：//www.snm.org；欧洲核医学网 http：//www.eanm.org；美国核医学杂志网 http：//jnm.snmjournals.org 等.

介入专科医师培训细则

介入学科是一门以现代医学影像学设备（超声、X线、DSA、CT等）做引导、以微创手段为特色的疾病诊断和治疗的临床专业。随着近年来微创介入技术的不断成熟和完善，介入学科治疗领域遍及全身各系统，成为国际公认的多种疾病首选或主要治疗手段。

介入专科医师培训阶段为期3年。受训医师必须完成内科、外科或医学影像科（包括放射科、超声科和核医学科）住院医师规范化培训之后方可接受本阶段培训。

一、培养目标

通过全面、正规、严格的临床培训，使受培训医师具备一定的影像诊断学基本功；掌握一定的内科和外科的临床技能和知识，如病因、临床表现、诊断及鉴别诊断、分期、处理措施和并发症处理等；掌握常见介入手术操作技能，熟悉其适应证和禁忌证、介入围术期处理；能够较熟练地、独立从事介入临床工作；具有一定的教学、科研及外语等综合能力，达到介入科初年主治医师水平。

二、轮转科室和时间安排

轮转科室或专业	轮转时间（月）	备注
内科	3	影像科背景必转 *
外科	3	影像科背景必转 *
影像诊断	6	内科、外科背景必转 *
介入基础	12	
选转科室（6选3）		
外周血管介入	5	
神经介入	5	
胸部介入	5	
腹部介入	5	
泌尿生殖介入	5	
肌肉骨骼介入	5	
总住院医师（兼）	9	

续表

轮转科室或专业	轮转时间（月）	备注
机动（临床或科研）	3	
合计	36	

* 影像科背景指完成医学影像科（包括放射科、超声科和核医学科）住院医师规范化培训者，内科、外科背景指完成内科或外科住院医师规范化培训者。

介入专科医师培训阶段为期 3 年，其中包括相关科室轮转 6 个月（影像科背景轮转内科和外科，内外科背景轮转影像诊断），介入基础培训轮转 12 个月，介入亚专业培训轮转 15 个月，总住院医师训练 9 个月（兼任），机动时间 3 个月（科研或临床）。

三、培训内容与要求

（一）影像诊断（6 个月）

内科和外科背景的住院医师需要完成 6 个月影像诊断基础培训，包括 X 线 1 个月、CT 3 个月、MRI 2 个月。

基本要求：系统掌握和熟悉影像医学的基本检查方法及原理、基本操作技能，初步掌握本专科所涉及的常见病、多发病的基本影像诊断原则、鉴别诊断。

掌握：医学影像的基本理论，包括 X 线、CT 和 MRI 的成像原理和检查方法，每种检查方式的优缺点；医学影像诊断报告书的书写规范。

熟悉：基本病变影像观察和分析方法及其诊断原则。

了解：胃肠道造影的基本操作技术；X 线投照和 CT、MRI 检查操作方法；各检查方法的临床应用价值和限度。

工作量要求：X 线平片报告 ≥ 200 份、X 线造影（在上级医师指导下操作）≥ 20 例、CT 报告 ≥ 300 例（胸部 CT100 份、腹部 / 盆腔 CT150 份、头颈部 30 份、其他 20 份）、MRI 报告 ≥ 100 例。

（二）内科、外科（6 个月）

影像背景的住院医师需完成 3 个月内科和 3 个月外科培训。

基本要求：熟悉内外科常见、多发疾病的发病机制、临床表现、诊治原则。

工作量要求：管理内科疾病患者 ≥ 20 例、外科疾病患者 ≥ 20 例，参加外科手术 ≥ 15 例。

（三）介入基础培训（12 个月）

1. 基本理论

初步掌握常见介入技术的基本操作流程，及其在血管疾病、非血管疾病及肿瘤疾病等的应用、适应证选择和围术期处理原则。

2．基本技能

初步掌握 Seldinger 穿刺技术、经皮血管造影术、栓塞术、血管成形术、非血管成形术、动脉灌注术、经皮活检术、经皮引流术等基本介入技术。

3．基本要求

作为住院医师管理以下手术相关病例，总例数 ≥ 100 例；担任术者或参与完成介入手术例数 ≥ 200 例。

手术名称	例数（≥）	
	参与	术者（上级医师指导下）
血管造影术	30	20
栓塞术	20	10
血管腔内成形术	20	10
非血管腔内成形术	10	10
动脉灌注术	10	10
活检术	10	5
引流术	10	5
合计	110	70

（四）选转科室培训要求

从下列 6 个专业方向中选择 3 个进行轮转，管理患者总例数 ≥ 200 例，担任术者或参与完成介入手术 ≥ 300 例。各专业方向要求如下：

1．外周血管介入

（1）基本理论

掌握：外周血管疾病的分类、诊断、鉴别诊断、介入治疗术式及适应证、禁忌证和术后处理原则。

（2）基本技能

掌握：外周血管狭窄或闭塞性疾病的经皮血管腔内技术（造影＋治疗）、外周血管畸形和动脉瘤等出血性病变的栓塞术及成形术、外周动脉＋静脉急性血栓的介入处理原则及基本技术、腔静脉滤器植入技术。

熟悉：大血管病变（胸主动脉、腹主动脉及上、下腔静脉）的血管腔内技术（造影＋治疗）、门脉高压介入处理原则及基本技术。

（3）基本要求

作为住院医师管理如下手术相关病例，总例数 ≥ 30 例；担任术者或参与完成介入手术要求如下：

手术名称	例数（≥）	
	参与	术者（上级医师指导下）
外周血管腔内成形术	20	10
动脉瘤和血管畸形栓塞术	20	5
腔静脉滤器植入术	5	2

2．神经介入

（1）基本理论

掌握：急性脑梗死、脑动脉瘤、头颈部血管畸形及颌面部出血病变、头颈部肿瘤的诊断方法、鉴别诊断、介入适应证和禁忌证、常见介入术式及术后处理。

（2）基本技能

掌握：颈动脉狭窄的腔内成形术、脑动脉瘤和头颈部血管畸形及颌面部出血病变的栓塞术。

熟悉：急性脑梗死的动脉开通术、头颈部肿瘤的动脉栓塞术和动脉化疗术、头颈部创伤出血的栓塞术、神经丛阻滞术。

（3）基本要求

作为住院医师管理如下手术相关病例，总例数 ≥ 30 例；担任术者或参与完成介入手术要求如下：

手术名称	例数（≥）	
	参与	术者（上级医师指导下）
颈动脉狭窄成形术	20	10
脑动脉瘤或血管畸形栓塞术	10	5
颌面部肿瘤及出血病变栓塞术	5	2

3．胸部介入

（1）基本理论

掌握：肺癌、食管癌、咯血、肺动静脉畸形、食管梗阻的诊断和鉴别诊断、介入诊疗适应证和禁忌证、常见介入术式及术后处理原则。

（2）基本技能

掌握：咯血的支气管动脉栓塞术，肺癌的支气管动脉化疗或栓塞术、胸部肿瘤的穿刺活检术、胸部肿瘤的经皮消融术、食管支架植入术。

熟悉：肺动 - 静脉畸形的栓塞术、胸部恶性肿瘤放射性粒子植入术、气管支架植入术。

（3）基本要求

作为住院医师管理如下手术相关病例；总例数 ≥ 30 例；担任术者或参与完成介入

手术要求如下：

手术名称	例数（≥）	
	参与	术者（上级医师指导下）
咯血或肺癌的支气管动脉化疗／栓塞术	10	5
胸部肿瘤的穿刺活检术	10	2
胸部肿瘤的经皮消融术	5	2
食管支架植入术	5	2

4．腹部介入

（1）基本理论

掌握：肝癌、胆管癌、胰腺癌、肝脓肿、梗阻性黄疸、门静脉高压、布加氏综合征、消化道出血的诊断和鉴别诊断、介入适应证和禁忌证、常见介入术式及术后处理。

（2）基本技能

掌握：肝癌的动脉化疗栓塞术（TACE）和栓塞术（TAE）、肝癌的经皮消融术、经皮肝穿刺活检术、经皮经肝胆引流术和胆道支架植入术、肝脓肿和腹腔脓肿积液穿刺引流术。

熟悉：肝动脉泵植入术、经颈内静脉肝内门－体分流术（TIPSS）、胃冠状静脉栓塞术、经球囊导管阻塞下逆行闭塞静脉曲张术、腹部器官组织出血的栓塞术、经皮胰腺和腹膜后肿物穿刺活检术、经皮胃造瘘术、放射性粒子植入术、十二指肠支架植入术。

（3）基本要求

作为住院医师管理如下手术相关病例，总例数 ≥ 30 例；担任术者或参与完成介入手术要求如下：

手术名称	例数（≥）	
	参与	术者（上级医师指导下）
肝癌肝动脉化疗栓塞术	20	10
肝肿瘤的穿刺活检术	5	2
肝肿瘤的经皮消融术	10	5
经皮经肝胆管引流术或胆道支架植入术	10	5
肝脓肿或腹腔积液穿刺引流术	5	2

5．泌尿生殖介入

（1）基本理论

掌握：肾癌、肾血管平滑肌脂肪瘤、肾积水、子宫恶性肿瘤、子宫肌瘤、盆腔出血和围产期出血的诊断和鉴别诊断、介入适应证、常见介入术式及术后处理。

（2）基本技能

掌握：肾肿瘤的肾动脉栓塞术、子宫肌瘤和子宫恶性肿瘤栓塞术、阴道及盆腔出血的栓塞术。

熟悉：经皮肾盂造瘘术、肾癌经皮消融术、围产期出血的栓塞术、肾穿刺活检术、输尿管支架植入术、前列腺放射性粒子植入术和消融术。

（3）基本要求

作为住院医师管理如下手术相关病例，总例数 ≥ 30 例；担任术者或参与完成介入手术要求如下：

手术名称	例数（≥）	
	参与	术者（上级医师指导下）
肾肿瘤和出血病变肾动脉栓塞术	5	2
子宫肌瘤和子宫恶性肿瘤栓塞术	10	5
阴道及盆腔出血栓塞术	5	2

6．肌肉骨骼介入

（1）基本理论

掌握：骨原发和转移肿瘤、椎体骨质疏松骨折、椎体血管瘤、肌肉软组织肿瘤的诊断，介入治疗适应证和禁忌证、常见介入术式及术后处理。

（2）基本技能

掌握：肌肉骨骼肿瘤活检术、肌肉骨骼肿瘤的经皮消融术、肌肉骨骼肿瘤的动脉化疗 / 栓塞术、椎体成形术。

熟悉：肌肉骨骼肿瘤的放射性粒子植入术、经皮球囊扩张椎体后凸成形术、椎间盘切吸术和减压术。

（3）基本要求

作为住院医师管理如下手术相关病例，总例数 ≥ 30 例；参与或术者完成介入手术要求如下：

手术名称	例数（≥）	
	参与	术者（上级医师指导下）
肌肉骨骼肿瘤活检术或消融术	5	2
肌肉骨骼肿瘤动脉化疗栓塞术	5	2
椎体成形术	5	2

（五）总住院医师（兼职 9 个月）

负责院内会诊，组织业务学习、病历讨论、危重患者抢救，负责检查、修改病历；指导实习医师、进修医师临床工作（病历修改、病历讨论、完成病程记录、指导临床技术操作等）；协助科主任做好日常医疗行政工作；开展新技术、新疗法等的科研工作，做好资料积累和经验总结。

（六）科研教学（3 个月）

1．培训期间应结合临床实践开展临床科研，撰写并以第一作者身份在核心期刊或 SCI 收录期刊发表论文或文献综述一篇及以上。

2．协助主治医师指导低年资住院医师工作，指导实习医师工作，参与疑难病例讨论、死亡病例讨论、医疗事故或医疗纠纷病例讨论、团队式教学等医疗、教学活动的组织及病例资料准备。

3．参与各类临床病例讨论会，作为主讲人完成临床病例分析、读书报告会、科研讨论会等 10 次。

四、参考书目与扩展阅读

1．Mauro MA，Murphy KPJ，Thomson KR，et al. Image-guided Interventions. 2nd ed. Philadelphia：Elsevier，2012.

2．李麟荪，贺能树，邹英华．介入放射学（基础与方法）．北京：人民卫生出版社，2005．

3．Baum S，Pentecost．Abram 介入放射学．2 版．徐克，滕皋军译．北京：人民卫生出版社，2010．

4．杨仁杰，李文华，Sclafani SJA．急诊介入诊疗学．北京：科学出版社，2008．

病理专科医师培训细则

在医学领域，病理学最根本的任务和最重要的内容是疾病病理诊断。病理诊断是最终的诊断形式，是公认的疾病诊断的"金标准"。近年来随着个体化和分子靶向治疗医学时代的来临，学科间密切联系、相互渗透以及医疗模式的转变，病理诊断和评估内容向着更加全面、细致、深入的方向发展，除疾病组织学定性诊断、分类分级外，各种形式外科标本的评估，运用新的分子技术进行预测预后因子分析、靶分子活性评估等成为病理学的重要内容，各系统领域甚至疾病的病理学诊断评估内容越来越细致深入，从而促进亚专科病理学，包括分子病理学的发展，这些领域在目前精准医疗时代还处于不断发展和更新的状态中。

根据国际不同领域亚专科发展背景，综合北京大学病理中心目前专业方向发展的基本情况、结合发病和危害性等临床方面不同因素，本细则暂制定几个病理学专业方向培训内容，为未来发展留置开放空间。

病理专科医师培训阶段为期2年。受训医师必须完成临床病理科住院医师规范化培训之后方可接受本阶段培训。

一、培训目标

通过2年系统、规范的培训，使受训医师全方位熟悉临床病理科日常工作内容，能独立规范地承担各系统常见病病理诊断，正确处理疑难病例；熟悉1个及以上病理学专业方向，具备该领域医教研方面初步实践能力；同时对现代外科病理学涉及的外科标本评估、分子标志、疾病预后预测、治疗反应分析等内容也贯穿于整个培训过程。具备良好的沟通能力，具备指导下级医师的教学和管理能力；达到病理科初年主治医师的水平。

二、轮转内容及时间安排

轮转科室或专业	轮转时间（月）
系统诊断病理学	12
细胞学诊断	3
病理学专业方向	6
分子病理技术及检测评估	3
总住院医师（兼）	6
合计	24

三、培训内容和要求

（一）系统诊断病理学

1．进一步加强系统诊断病理学训练，熟练掌握各系统常见病诊断处理，包括基本组织病理学改变，主要辅助诊断方法、免疫标记特征，并能正确筛选疑难病例，提出处理意见；年完成取材及预诊病例 3000 例以上。

2．掌握冰冻取材及预诊工作，年完成 200 例以上。

3．独立完成婴儿尸体解剖操作，年完成 2 例以上；成人尸体解剖助手，完成 1 例以上。

常见疾病列表如下：

系统	病种
皮肤	皮肤病基本病理改变、已知病因的炎性皮肤疾病、常见皮肤良性及恶性肿瘤，如表皮肿瘤（脂溢性角化病、鳞状细胞癌、基底细胞癌）、色素痣、真皮纤维组织肿瘤
纵隔呼吸	上呼吸道常见炎性疾病、肿瘤（乳头状瘤、鼻咽癌、喉癌等）、肺肉芽肿性疾病、肺常见良性肿瘤、各类型肺癌、胸腺瘤
消化	Barrett 食管、食管鳞状细胞癌 慢性胃炎、胃溃疡、胃息肉、胃癌前疾病、胃癌 常见肠道炎性疾病、肠息肉及腺瘤、肠癌 胃肠道间质瘤、神经内分泌肿瘤、常见类型淋巴瘤 胰腺常见炎性及肿瘤性疾病 肝胆常见炎性及肿瘤性疾病 唾液腺常见炎性及肿瘤疾病，如多形性腺瘤
泌尿及男性生殖	常见肾肿瘤 膀胱炎性疾病、乳头状瘤、尿路上皮癌 前列腺增生、前列腺癌 睾丸精原细胞瘤、常见生殖细胞肿瘤
女性生殖及乳腺	外阴湿疣、鳞状细胞病变 子宫颈炎性、息肉、上皮内瘤变、鳞状细胞癌 子宫功能性出血及增生、息肉、内膜癌、内膜间质肿瘤 平滑肌肿瘤 输卵管妊娠、卵巢囊肿、内膜异位、畸胎瘤 常见卵巢上皮性、性索间质及生殖细胞肿瘤 妊娠胎盘感染、滋养叶细胞疾病葡萄胎等 乳腺良性及上皮增生性疾病（各种腺病、乳腺导管上皮普通型增生） 导管内乳头状瘤、癌前病变、常见浸润性癌

续表

系统	病种
淋巴造血	反应性增生 常见炎性疾病（如坏死性淋巴结炎、结核、猫抓病、皮病性淋巴结炎等） 常见类型淋巴瘤（如霍奇金淋巴瘤、弥漫性大 B 细胞淋巴瘤、 小 B 细胞淋巴瘤、外周 T 细胞淋巴瘤） 脾功能亢进、常见血管肿瘤 骨髓常见白血病及淋巴瘤累及、转移癌
骨软组织	软组织常见良性肿瘤样病变（如结节性筋膜炎及相关病变） 各种间叶细胞来源常见良性及恶性肿瘤：如脂肪瘤，血管瘤 成纤维细胞 / 肌纤维母细胞肿瘤、纤维组织细胞瘤 皮肤纤维瘤 隆突性皮肤纤维肉瘤、神经纤维瘤 / 神经鞘瘤 常见骨与软骨良性肿瘤（骨样骨瘤，骨母细胞瘤，软骨母细胞瘤，软骨黏液样纤维瘤，软骨瘤） 骨肉瘤、骨巨细胞瘤、软骨肉瘤 其他如脊索瘤
心脏血管	心肌炎、心脏黏液瘤 血管炎、常见良性血管瘤、血管肉瘤
中枢神经	颅内血管瘤、常见胶质瘤、脑膜瘤等常见肿瘤
内分泌	常见甲状腺炎性疾病、结节性甲状腺肿、滤泡腺瘤、乳头状癌、滤泡癌 甲状旁腺增生 肾上腺皮髓质增生及肿瘤 垂体瘤 胰岛腺瘤

（二）细胞学诊断

能独立进行常规细胞学诊断工作，掌握常见妇科及非妇科疾病细胞病理学改变；年完成病例 500 例以上。

细胞病理学病种要求如下：

系统	病种或基本病变
妇产科细胞学	正常阴道脱落细胞、炎性及感染性疾病细胞形态 上皮内病变细胞学 化学抗癌药物及放射治疗所引起的细胞学改变 激素水平变化、内分泌细胞学改变
乳腺针吸细胞学	乳腺增生、纤维腺瘤、导管内乳头状瘤细胞学 乳腺癌细胞学

续表

系统	病种或基本病变
呼吸道细胞学	正常呼吸道上皮形态 呼吸道感染性疾病细胞学改变、癌细胞学
泌尿道细胞学	正常尿路上皮细胞的形态、泌尿道感染性疾病细胞学诊断、 尿路上皮癌诊断、肾细胞癌诊断尿道引流术后尿液细胞变化
消化道细胞学	正常消化道细胞形态、炎性细胞变化、各种癌细胞形态学诊断
体腔细胞学	正常体液中细胞的形态及炎症时的变化、转移及体腔原发癌的诊断

（三）病理学专业方向

病理学包括淋巴造血系统疾病、乳腺疾病、妇科疾病、呼吸系统疾病、男性生殖及泌尿系统疾病、骨和软组织肿瘤等专业方向，可以选择 1 个专业方向进行轮转。

掌握各专业方向一线工作内容并具备实际工作能力；掌握一般疾病的临床特征、组织病理学特征、免疫表型及分子遗传学改变，具备基本病理学诊断能力和规范诊断报告的书写，以及疑难病初步诊断鉴别能力和深入工作安排；熟悉各专业方向新进展、新技术及其应用，相关分子检测技术和诊断评估；具备临床资料分析、病理解释和多学科综合治疗协作组活动讨论发言的能力。

1. 淋巴造血系统病理学

要求：

（1）熟悉淋巴结内外常见良恶性疾病的诊断和鉴别。

（2）掌握常用相关免疫标记的种类及运用，能正确选择免疫组化标记配伍。

（3）熟悉淋巴瘤分子诊断的常用手段（EBV 原位杂交、抗原受体基因重排 PCR 检测、常见基因易位类型 FISH 检测），检测方法和诊断评估。

（4）了解骨髓活检组织病理学诊断内容。

要求病种：

疾病性质	疾病名称
良性病变	淋巴结反应性增生
	淋巴结炎（传染性单核细胞增多症、猫抓病、结核）
	淋巴结病（kikuchi、Castleman、皮肤病性淋巴结病）
恶性肿瘤	弥漫大 B 细胞淋巴瘤，非特指型
	常见小 B 细胞淋巴瘤（SLL/CLL、FL、MCL、MALToma）
	浆细胞肿瘤（浆细胞瘤、浆细胞骨髓瘤）
	结外 NK/T 细胞淋巴瘤 - 鼻型
恶性肿瘤	常见外周 T 细胞淋巴瘤类型 (AITL、ALCL、PTCL-NOS、皮肤 MF)
	经典型霍奇金淋巴瘤

2．乳腺疾病病理学

要求：

（1）掌握乳腺常见良性疾病病理学诊断；熟悉上皮增生性疾病，尤其是癌前高危病变的病理诊断及鉴别诊断；掌握导管内癌的病理分级。

（2）掌握乳腺非特殊型浸润性癌、浸润性小叶癌及黏液癌等较常见组织类型的形态学特点，组织学分级（Nottingham Histologic Score）标准等各项病理组织学规范评估内容及方法、TNM分期相关因素的病理学评估规范；了解其他特殊类型浸润性癌的形态学特点及诊断标准。

（3）掌握各种乳腺手术标本的取材处理、规范诊断和评估的基本内容和方法（根治、保乳、前哨淋巴结、穿刺活检、治疗后切除标本）。

（4）掌握乳腺癌分子标志物检测的临床意义、内容和方法，规范的检测评估方法和报告内容（HER2、ER、PR等）。

3．妇科疾病病理学

要求：

（1）掌握常见妇科肿瘤根治性切除标本的大体取材与病理评估规范，病理评价各要素在肿瘤分期与临床治疗及预后方面的指导意义。特别是子宫内膜癌、宫颈癌、卵巢癌三大妇科常见恶性肿瘤切除标本的大体特点、取材要点、组织形态特点及全面病理评价内容。熟悉相关免疫组化标志物的组合与应用。

（2）掌握妇产科常见及重要疾病的组织学改变和病理诊断标准，具有诊断及鉴别诊断分析的能力。如平滑肌瘤与平滑肌肉瘤；宫颈癌前病变及微小癌诊断标准；子宫内膜增生/EIN等。

（3）熟悉卵巢上皮性肿瘤良性及交界性肿瘤、卵巢性索间质肿瘤、卵巢生殖细胞肿瘤、子宫内膜间质肿瘤的病理学与免疫表型特点；具有一定诊断鉴别能力。

（4）掌握完全性/部分性葡萄胎组织病理学与诊断特点，熟悉免疫表型特点及分子基础。

4．呼吸系统疾病病理学

要求：

（1）掌握肺癌常见类型（腺癌、鳞状细胞癌、神经内分泌肿瘤）的诊断和鉴别诊断；规范化大、小标本取材、诊断评估及肿瘤分期相关因素的病理学评估、报告书写；免疫标记及相关分子检测的应用、意义和评估方法。

（2）熟悉肺部少见肿瘤（大细胞癌、肉瘤样癌、涎腺性肿瘤、肺泡上皮细胞瘤等）的病理学特点，具备一定的鉴别诊断能力。

（3）掌握上呼吸道常见肿瘤（鼻咽癌、喉鳞状细胞癌及癌前病变等）的诊断和鉴别诊断。

（4）熟悉上呼吸道少见肿瘤及胸腔其他肿瘤的发病及病理学特点，具备一定鉴别诊断能力。

（5）掌握呼吸系统常见良性及感染性疾病的病理学改变，熟悉间质性肺病等诊断原则及分类标准。

5．男性及泌尿系统疾病病理学

要求：

（1）掌握肾细胞癌常见组织学类型的诊断要点和鉴别诊断。对各种类型肾手术标本规范取材并能指导下级医师进行取材；掌握肾癌组织学类型的形态特点、分级和分期、免疫组化的表达及意义；了解分子病理学的使用指征、操作观察方法、结果和意义，做出准确、规范的病理报告。参加冰冻诊断的取材和阅片。

（2）掌握发生于肾的特殊肿瘤的诊断要点及鉴别诊断，包括肾母细胞瘤、后肾腺瘤、球旁细胞瘤、血管平滑肌脂肪瘤等。要求内容为：取材、组织形态、免疫组化及诊断报告。

（3）熟悉可发生于其他部位的肿瘤在肾的表现、诊断要点及鉴别诊断，包括尿路上皮癌、神经内分泌癌、常见软组织肿瘤等。

（4）掌握前列腺腺泡腺癌的诊断要点及鉴别诊断。掌握前列腺根治标本的规范取材，形态特点及 Gleason 评分，肿瘤分期相关因素，免疫组织化学表达及准确规范地书写病理报告。掌握前列腺癌穿刺活检标本的处理、诊断及报告的规范方法。

（5）掌握前列腺癌各种组织学类型的形态特点、诊断与鉴别诊断及特殊类型的前列腺癌的临床病理特点。

（6）掌握尿路上皮癌的标准取材方法、组织形态特点及诊断原则，熟悉疾病分类标准，能对膀胱全切、电切、活检标本做出准确规范的报告。

（7）了解尿路上皮癌的分子病理学相关进展，熟悉肿瘤预后和预测治疗反应相关因子的病理学检测并参与分子病理学预诊。

（8）熟悉膀胱少见肿瘤（脐尿管癌、鳞癌、副神经节瘤等）的病理学特点，具备一定的鉴别诊断能力。

（9）熟悉睾丸生殖细胞肿瘤（精原细胞瘤、畸胎瘤、胚胎癌等）的病理学特点，具备一定的鉴别诊断能力。

6．骨和软组织系统病理学

要求：

掌握骨和软组织系统常见良性病变、中间型肿瘤以及恶性肿瘤的临床特征、组织病理学特征、免疫表型及分子遗传学改变；掌握骨和软组织系统常用相关免疫标记的运用；了解骨、软组织系统分子诊断的常用手段（常见基因扩增、易位类型 FISH 检测）。能通过镜下对 HE 切片观察初步鉴别良恶性病变，能通过正确选择免疫组化标记及分子检测方法，对疾病做出正确的诊断及鉴别诊断。

要求病种：

（1）良性软组织肿瘤及瘤样病变：各种类型纤维瘤、腱鞘巨细胞瘤、纤维组织细胞瘤、结节性筋膜炎、各种类型脂肪瘤、血管瘤、神经鞘瘤、神经纤维瘤、神经束膜瘤等。

（2）良性成软骨肿瘤：软骨瘤、软骨母细胞瘤、软骨黏液样纤维瘤等。

（3）良性成骨肿瘤：骨样骨瘤、骨母细胞瘤、骨巨细胞瘤等。

（4）中间型骨软组织肿瘤：韧带样纤维瘤、血管内皮细胞肿瘤、孤立性纤维性肿瘤等。

（5）常见软组织肉瘤：纤维肉瘤、横纹肌肉瘤、脂肪肉瘤、滑膜肉瘤、平滑肌肉瘤、血管肉瘤等。

（6）各种软骨肉瘤：普通型软骨肉瘤，间叶性软骨肉瘤。

（7）各类型成骨性恶性肿瘤。

（8）小细胞性恶性肿瘤：Ewing 肉瘤、原始神经外胚层瘤等。

7．消化系统病理学

要求：

（1）掌握消化系统常见上皮性肿瘤（食管癌、胃癌、大肠癌、肝癌及胰腺癌）根治标本的规范化取材，诊断及鉴别诊断、肿瘤分期及预后相关因素的病理学评估及规范化报告书写；免疫标记及相关分子标记物的意义和评估方法。

（2）掌握消化道早期肿瘤（内镜下黏膜切除术、内镜下黏膜剥离术等）标本的规范化病理学评估以及相关外科处理等系统性内容，掌握上皮内瘤变的定义及诊断标准。

（3）掌握消化系统（胃、肠、胰）神经内分泌肿瘤的诊断及分级标准、免疫标记的应用及鉴别诊断。掌握胃神经内分泌细胞的瘤前病理表现及诊断。

（4）了解胃肠道炎症性病变的种类，掌握炎症性肠病（溃疡性结肠炎与克罗恩病）标本取材规范及大体、镜下的基本病变表现。

（5）掌握常见的胃肠道间叶性肿瘤的诊断、系列的免疫标记物（如：平滑肌瘤、神经鞘瘤、炎性纤维性息肉），熟练掌握胃肠间质瘤的诊断及鉴别诊断要点、准确的预后与复发风险评估体系，了解肿瘤分子突变类型及与临床的关系，规范的报告书写。了解胃肠道常见淋巴瘤的诊断。

（6）掌握肝常见结节性病变的种类及诊断，掌握肝腺瘤、肝细胞肝癌、肝胆管性腺癌的诊断与鉴别，知晓免疫组化的应用，了解各种癌的变型表现。掌握肝常见间叶性肿瘤的诊断（肝血管瘤、肝血管平滑肌瘤及恶性肿瘤）。掌握乙型病毒性肝炎的基本病变表现、诊断及分期分级标准。

（7）掌握胰腺肿瘤的分类及常见恶性肿瘤的发病特点、诊断思路、诊断要点及免疫标记特点，重点掌握胰腺癌前病变及分级标准、胰导管腺癌、导管内乳头状黏液性肿瘤、黏液性囊性肿瘤及实性假乳头状肿瘤。掌握自身免疫性胰腺炎的形态、免疫标志物的应用及诊断标准。

（四）分子病理技术及检测评估

要求：

熟悉现代分子病理学在临床疾病诊治中的应用，检测意义和方法选择，基本原则；熟悉分子病理技术的基本原理（荧光原位杂交、PCR 及其相关技术、一代和二代测序技术等）、技术流程、检测结果判读、报告制作。

具体要求：

1．掌握两种以上常用分子靶向治疗相关检测技术流程、结果判读和报告制作，协助上级医师完成诊断报告 30 份以上。

2．熟悉软组织肿瘤或淋巴瘤诊断相关分子检测技术。

3．了解 BRCA、MMR 肿瘤遗传基因及其检测。

4．了解二代测序技术及应用。

5．了解血液游离肿瘤 DNA 检测及意义。

（五）总住院医师培训

在系统诊断训练期间任总住院医师 6 个月以上，负责一线工作和住院医师管理，相关工作与技术组沟通，协助科主任及科领导小组管理科室。具备良好的人际沟通能力和团队合作精神，能够与患者及家属、上下级医师、技术组以及临床科室进行有效的信息交流，主动协调各种关系。

（六）科研和教学能力培训

1．参与相关专业方向领域课题组研究工作，进行从选题到撰文的完整科研训练，撰写并以第一作者身份在核心期刊发表论文至少一篇。

2．具备一线工作教学能力，带教低年资住院医师和进修医师。

3．参加院内外各种形式学习，年 10 次以上；参加相关临床病理讨论会或多学科综合治疗协作组讨论会，年 5 次以上；英语教科书、专著和文献阅读理解力达到 80% 以上；完成专题报告年 2 次以上。

四、参考书目与扩展阅读

1．Mills SE，Greenson JK，Hornick JL，et al. Sternberg's Diagnostic Surgical Pathology. 6th ed. Amsterdam：Wolters Kluwer Health，2015.

2．Mills SE, Greenson JK, Hornick JL, et al. 斯滕伯格诊断外科病理学．6 版．北京：北京大学医学出版社，2017.

3．WHO Classification of Tumors，IARC，最新版系列专著．

4．College of American Pathologists 官方网站中的 Protocols and Guidelines（附网站链接 http：//www.cap.org/web/home/protocols-and-guidelines）

5．AJCC Cancer Staging Manual，Springer，最新版．

6．相关亚专科领域专著．

康复医学专科医师培训细则

康复医学是以各种伤病引起的功能障碍为核心，通过康复评定和康复治疗，使患者的身体机能、日常生活能力和社会参与能力得以恢复、改善或补偿，从而提高生存质量的临床医学学科。康复医学包括神经疾病康复、骨科疾病康复、心肺疾病康复及儿科疾病康复等专业方向，康复医学的基本内容有康复评定、康复预防及康复治疗，与其他临床医学学科关系密切。

康复医学专科医师培训阶段为期3年，受训医师必须完成康复医学住院医师规范化培训之后方可接受本阶段培训。

一、培训目标

通过对受训医师在知识、技能、职业素养、科研能力等方面进行规范化的康复医学专科医师培训，使其完成培训后达到康复医学初年主治医师水平，具体要求如下：

1. 具备扎实的康复医学基本理论、基本知识和基本技能。具有较严密的逻辑思维和较强的分析问题、解决问题的能力。

2. 能独立处理本学科常见病及某些疑难病症，对其功能障碍进行临床诊断、康复评定与制订治疗方案，能对下级医师进行业务指导。

3. 系统了解本学科历史、现状和进展，以及国内外学术研究前沿知识。能够及时有效地利用循证医学研究结果，为患者提供高水平的医疗服务。

4. 具有较强的组织和管理能力，具备良好的交流能力和团队协作能力；能够胜任医疗工作中管理者的角色。

5. 培养康复医学某些专业方向较高专科临床水平、临床科研素质及一定教学能力和管理能力的全方位、高层次临床医学人才。

6. 具备其他相关学科临床医学诊疗的基本知识和基本技能。

二、轮转科室和时间安排

轮转科室或专业	轮转时间（月）
康复科病房	8
总住院医师	8
康复科门诊	4
康复科专业方向强化培训	10

续表

轮转科室或专业	轮转时间（月）
机动（科研或临床）	6
合计	36

注：机动 6 个月主要根据各个医院要求补充临床工作或增加科研工作

三、培训内容与要求

（一）康复科病房（8 个月）

在康复科病房期间完成高年住院医师及初年主治医师工作，要求书写病历 40 份。疾病种类要求和培训操作要求见下表：

1. 病种要求：

疾病种类	要求掌握病种	要求了解病种
神经系统疾病	脑卒中、脊髓损伤、脑性瘫痪、周围神经损伤	脑外伤、帕金森病、脊髓炎、神经病理性疼痛、炎症性脱髓鞘性多发性神经根炎、焦虑症、抑郁症、阿尔茨海默病等
骨关节疾病	四肢骨折、颈椎病、肩关节周围炎、腰椎间盘突出症、骨关节病、髋关节置换术后、膝关节置换术后、软组织损伤	脊椎及骨盆骨折、手外伤、截肢术后、骨质疏松症等
内科疾病	高血压病、冠心病（含心肌梗死）及心脏术后、慢性阻塞性肺疾病、糖尿病及其并发症（周围神经病变、糖尿病足等）	肥胖症、类风湿性关节炎、强直性脊柱炎、痛风等
其他疾病	皮肤及皮下软组织感染、胸腔腹腔盆腔炎症、术后伤口感染、慢性溃疡或压疮	伤口愈合不良、瘢痕等

2. 知识与技能操作要求：

知识与技能	内容	要求
理论知识	增强肌力的机制、痉挛的治疗方法、正常步态知识与分析及对临床的指导意义、导尿的注意事项及膀胱训练方法、脊髓损伤程度分级及预后判断、周围神经损伤分类、语言障碍分类、有氧运动机制、脑的可塑性及促进因素、骨折愈合分期及康复治疗原则、关节置换术后康复、脑性瘫痪的基本概念、减重步态训练机制、限制-诱导运动疗法的机制及准入条件、脊柱稳定系统概念	掌握
理论知识	肉毒毒素注射治疗机制及临床应用。	了解

知识与技能	内容	要求
基本技能	痉挛评估、Brunnstrom 分期、Fugle－Meyer 评定、平衡能力的评定（三级平衡）、"站起-走"计时测试、6 分钟步行试验、基本言语交流能力和认知能力评定、运动处方制定、吞咽功能评定、生活质量评定	掌握
基本技能	电诊断、抑郁与焦虑评定、心肺功能运动试验、儿童发育评估、肉毒毒素注射、关节穿刺、封闭治疗	了解

（二）总住院医师（8 个月，可专职或兼职院总）

1．独立进行康复医学常见病的临床诊断、康复评定与康复治疗方案的制定。要求的病种、康复医疗知识与技术、专业知识学习等见上表。

2．参与疑难病、重症疾病的处理。

3．指导和管理下级医师及技师的医疗工作，担任康复病房的组织管理工作，安排患者入院、出院，主持康复评定会 50 次，协助主治医师完成排班工作。

4．协助主任医师、主治医师完成一级病历质量控制。

5．在主任医师、主治医师的指导下，完成各病房康复医学会诊 100 例。

6．参与医院医疗行政管理组织的各项工作，如：参加医疗周会。

7．参与或担任助教工作。

（三）康复科门诊（4 个月）

在上级医师的指导下，担任康复门诊工作，完成门诊患者病历至少 100 份（包括初诊和复诊）。病种及操作要求见上表。

（四）康复专科强化（10 个月）

在康复专科医师培训第三年，根据受训医师的专业选择，在神经康复、骨科康复、儿童康复及心肺康复中选取 1 个专业方向进行康复专科强化训练。

各专业方向的轮转内容要求如下：

1．神经康复

（1）针对神经康复的基本理论，要求：

掌握：神经系统常见病的病因、发病机制、临床表现、专科查体、影像学表现、诊断及鉴别诊断要点、治疗原则、康复评定、康复方案的制定。

熟悉：神经系统常见病的临床诊疗操作及康复治疗技术进展。

了解：神经康复的国际前沿知识。

（2）针对神经康复的基本技能，要求：

掌握：痉挛评定、平衡能力评定（三级平衡）、正常步态分析及对临床指导意义、"站起-走"计时测试、基本言语交流能力和认知能力评定、抑郁与焦虑评定、吞咽功能评定、生活质量评定、电诊断。

熟悉：肌电图检查和异常结果判断、肉毒毒素注射、椎旁阻滞等神经康复常用技术。

了解：肌骨超声检查、超声引导下药物注射、节段性神经肌肉阻滞、经颅磁刺激、康复机器人等神经康复先进操作技术。

（3）管理患者的病种和例数要求

疾病种类	例数（≥）
脑卒中	30
脑外伤	5
周围神经损伤	5
脊髓损伤／脊髓炎	5
炎症性脱髓鞘性多发性神经根炎	2
帕金森病／神经病理性疼痛／阿尔茨海默病	3

（4）技能操作和例数要求

技能操作名称	例数（≥）
痉挛评定	10
平衡能力评定	10
步态分析	10
"站起－走"计时测试	10
基本言语交流能力和认知能力评定	3
抑郁与焦虑评定	3
吞咽功能评定	2
生活质量评定	3
电诊断	3
肉毒毒素注射／椎旁阻滞／肌骨 B 超检查／超声引导下药物注射／节段性神经肌肉阻滞治疗	2

2. 骨科康复

（1）针对骨科康复的基本理论，要求：

掌握：骨科常见病的病因、发病机制、临床表现、专科查体、影像学表现、诊断及鉴别诊断要点、治疗原则、手术指征、康复评定、康复方案的制订。

熟悉：骨科常见病的手术操作进展及康复治疗技术进展。

了解：骨科康复的国际前沿知识。

（2）针对骨科康复的基本技能，要求：

掌握：肌力检查、关节活动度检查、平衡能力评定、步态分析、各类骨科临床常用量表、局部封闭、关节穿刺等基本外科技术。

熟悉：肉毒毒素注射、椎旁阻滞等骨科康复常用技术。

了解：肌骨超声检查、超声引导下药物注射、节段性神经肌肉阻滞等骨科康复先进操作技术。

（3）管理患者的病种和例数要求

疾病种类	例数（≥）
颈椎病	5
腰椎间盘突出症	5
腰椎管狭窄症	5
骨折（各个部位）	3
软组织损伤	3
骨关节炎	5
脊柱术后	5
关节置换术后	5
关节镜手术后	3
手外伤 / 骨髓炎 / 骨结核 / 股骨头坏死 / 骨肿瘤 / 脊柱侧弯 / 腰椎滑脱症 / 骨质疏松症	3

（4）技能操作和例数要求

技能操作名称	例数（≥）
肌力检查	15
关节活动度检查	15
平衡能力评定	10
步态分析	10
各类骨科临床常用量表	10
局部封闭	5
关节腔内注射	5
肉毒毒素注射 / 椎旁阻滞 / 肌骨 B 超检查 / 超声引导下药物注射 / 节段性神经肌肉阻滞治疗	2

3．儿童康复

（1）针对儿童康复的基本理论，要求：

掌握：小儿神经科常见病的康复评定及康复治疗方案。

熟悉：小儿发育相关理论、评估及其对临床的指导意义，以及康复治疗技术进展。

了解：儿童康复的国际前沿知识。

（2）针对儿童康复的基本技能，要求：

掌握：发育评定、肌张力评定、关节活动范围测量、肌力评定、步态或运动模式分析。

熟悉：肉毒毒素注射康复常用技术。

了解：肌骨超声检查、超声或肌电刺激引导下药物注射等康复先进操作技术。

（3）管理患儿的病种和例数要求

疾病种类	例数（≥）
脑性瘫痪	20
围生期脑损伤高危儿	10
发育迟滞	10
代谢性或遗传性疾病	3
肌营养不良	3

（4）技能操作和例数要求

技能操作名称	例数（≥）
关节活动范围测量	15
肌力评定	15
肌张力评定	15
步态或运动模式分析	5
发育评估	5

4．心肺康复

（1）针对心肺康复的基本理论，要求：

掌握：心血管及呼吸系统常见疾病的诊断、鉴别诊断、临床表现、专科查体、康复评定及康复治疗方案。

熟悉：心血管及呼吸系统常见疾病的临床诊疗操作及康复治疗技术新进展。营养、心理相关的基础知识。

了解：心血管及呼吸系统疾病康复的国际前沿知识。

（2）针对心肺康复的基本技能，要求：

掌握：常见异常心电图的诊断，6分钟步行试验，自觉疲劳程度分级，运动心肺功能评定，运动处方的制定与实施。

熟悉：营养、心理、职业相关的评定。

（3）管理患者的病种和例数要求

疾病种类	例数（≥）
冠心病	10
慢性阻塞性肺疾病	10
高血压	5
糖尿病	5
肺移植围术期 / 外科手术围术期 / 重症心肺康复	5

（4）技能操作和例数要求

技能操作名称	例数（≥）
心电图诊断	25
6 分钟步行试验	20
运动心肺功能评定	5
运动处方制定	15

（五）机动（科研或临床 6 个月）

机动 6 个月主要根据各个医院要求补充临床工作或进行系统科研训练、增加科研工作。

（六）科研教学

1. 培训期间应结合临床实践展开临床科研，撰写并以第一作者身份在核心期刊发表论文至少一篇。

2. 主动学习，定期参加各种形式的学术活动，每年参加病例讨论会不少于 4 次，文献报告会不少于 4 次，讲座或学习班不少于 10 次。

四、参考书目与扩展阅读

1. 卓大宏. 中国康复医学. 2 版. 北京：华夏出版社，2003.

2. 常用康复治疗技术操作规范（2012 年版）. 国家卫计委，2012.

3. Carr JH，Shepherd RB. 脑卒中康复 - 优化运动技巧的练习与训练指南. 王宁华，黄永禧，黄真主译. 北京：北京大学医学出版社，2007.

4. Frontera WR. Delisa's Physical Medicine and Rehabilitation：Principles and Practice. 5th ed. Philadelphia：Wolters Kluwer Health，2010.

5. 王宁华，黄真. 临床康复医学. 北京：北京大学医学出版社，2006.

6. Cifu DX. Braddom's Physical Medicine& Rehabilitation，5th ed. Philadelphia：

Elsevier，2016.

7．Barnes MP，Ward AB. Textbook of Rehabilitation Medicine. Oxford：Oxford University Press，2000.

8．Cioppa-Mosca J，Cahill JB，Cavanaugh JT，et al. 骨科术后康复指南．陆芸，周谋望，李世民主译．天津：天津科技翻译出版公司，2009.

9．Barnes MP，Ward AB. 牛津康复医学手册．王宁华，黄真，周谋望．北京：人民卫生出版社，2006.

10．Kirshblum S. Campagnolo DI. 脊髓医学．周谋望，陈仲强，刘楠主译．济南：山东科学技术出版社，2015.

11．Shepherd RB. 脑性瘫痪 - 目标性活动优化早期干预．黄真主译．北京：北京大学医学出版社，2016.

12．Alexander MA，Matthews DJ. Pediatric Rehabilitation principles and Practice，5th ed. New York：Demos Medical Publishing，2015.

13．O'Young BJ，Young MA，Stiens SA. Physical Medicine and Rehabilitation Secrets，3rd ed. Amsterdam：Mosby Elsevier，2008.

14．期刊：中国康复医学杂志；中华物理医学与康复杂志；中国康复理论与实践；Achieves of Physical Medicine and Rehabilitation；The journal of injury function and rehabilitation；American Journal of Physical Medicine & Rehabilitation.

临床检验诊断学专科医师培训细则

　　临床检验诊断学是以诊断、预防、治疗人体疾病或评估健康提供信息为目的，对取自人体的材料进行生物学、微生物学、免疫学、生物化学、血液免疫学、血液学、生物物理学、细胞学、分子生物学等检验的临床医学二级学科。检验医师是担负着控制检验质量，保证检验结果的准确性，评价检验方法和能力，开展新技术，解释临床疑难检验问题和分析病例，直接参与疾病的诊断、治疗和预防工作的医学专业人员。要求检验医师既具有广泛的临床医学知识，同时也具有扎实的检验医学知识。

　　临床检验诊断学专科医师培训阶段为3年。受训医师必须完成临床检验诊断学住院医师规范化培训之后方可接受本阶段培训。

一、培训目标

　　通过全面、系统、严格的临床培训，使受训医师能够熟悉相关专业常见疾病的临床诊断、鉴别诊断以及实验检查的变化特点。熟练掌握检验各专业方向的基础理论和专业知识；掌握本专业的常规检验及特殊检验技术与方法的应用，能够独立签发相关专业的检验报告；具备参加临床相关科室的专业查房、病例讨论或会诊、科巡诊的能力；能为临床科室提供相关的专科咨询；了解本专业的新进展，拓宽知识面的深度和广度；能够完成指导医学本科生及下级医师的教学任务，具有一定的临床科研能力。受培训医师经过专科培训后达到主治医师水平。

二、轮转科室和时间安排

轮转科室或专业	轮转时间（月）	备注
内科	6	选转2个专业，各3个月
临床血液体液学检验	8	
临床生物化学检验	8	
临床免疫学检验	8	从6个检验亚专业中选转3个专业，各8个月
临床微生物学检验	8	
细胞与分子遗传学	8	
临床输血检验	8	
机动	6	科研或检验专业轮转
合计	36	

临床检验诊断学专科培训时间为 3 年，其中包括 6 个月的内科培训，24 个月的检验科培训以及 6 个月的机动时间（科研或检验科专业方向轮转）。在三年培训期间，应参加内科、感染疾病科的专业查房 12 次以上，科巡诊 2 次以上，至少有 1 次病例讨论发言。

三、培训内容和要求

（一）内科系统

选择两个内科专业学科，各轮转 3 个月。在转科过程中一般不再直接管理或诊治患者，主要跟随主治医师或住院医师参加每日查房，参加每周一次的科主任查房，可跟随主治医师或以上职称的医师出门诊（≥半个月），参加临床病例讨论或会诊及科巡诊，了解内科相关专业实验室的特殊检验项目及其临床应用，了解临床一些新技术、新疗法和新药的应用，了解临床对检验的需求，了解可能引起检验结果出错或误差的检验前环节（包括患者准备、标本采集与运送、治疗及药物的影响）并提出解决方案，促进检验新项目在临床的开展与应用。被培训人员每天需要做好所参加工作的详细记录，并由带教医师签字确认。培训完成后根据实际培训内容进行出科考核（包括口试和笔试），合格者进入检验科相关专业培训。

（二）检验科培训

根据受培训者所在单位意见，结合本人要求，选择 3 个检验专业方向学科培训。每个专业方向由一名主治或以上职称的医师作为专业指导教师。

1. 血液体液专业

（1）项目内容与要求

检验项目与结果分析	例数（≥）
外周血细胞分析	
小细胞性贫血	10
大细胞性贫血	10
正细胞性贫血	5
急性白血病	5
慢性白血病	5
血小板减少症	10
急性细菌或病毒感染	10
骨髓细胞学检查	
常见贫血	5
急性白血病	5
骨髓增生异常综合征	2
慢性粒细胞白血病	2
慢性淋巴细胞白血病	2
浆细胞肿瘤	2

续表

检验项目与结果分析	例数（≥）
免疫性血小板减少性紫癜	2
溶血性贫血检查	
红细胞 G6PD 测定	1
Coombs 试验	5
血红蛋白电泳分析	3
CD55、CD59 分析	3
红细胞渗透脆性试验	1
流式细胞分析	
淋巴细胞亚群分析	10
白血病或淋巴瘤免疫表型分析	5
细胞周期或 DNA 倍体分析	2
造血干细胞计数	1
止血与血栓分析	
常规检查（PT、APTT、TT、Fib、DD、FDP）	10
单个凝血因子缺陷	3
易栓症及 DIC	3
抗栓及溶栓治疗监测	10
尿液常规及形态学分析	
急性肾炎	10
慢性肾炎	10
泌尿系感染	10
尿液特殊检查（渗透压、Rous 试验等）	10
粪便检验	
细菌性痢疾	5
急慢性肠炎	3
寄生虫感染	1
脑脊液浓缩、瑞氏染色涂片检验	3
胸腔积液和腹水浓缩、瑞氏染色涂片检验	3
血液寄生虫检验	1

（2）专业理论和知识要求

掌握：血液一般检验、止血与血栓性检查的原理、临床适应证、参考范围以及项目选择、结果分析与报告签发。外周血和骨髓形态学识别以及临床应用：常见类型血液病及其相关疾病的血象、骨髓象特点、结果分析与报告签发。尿液常规检验的原理、临床适应证、参考范围、项目选择以及临床应用。尿液有形成分形态学识别以及临床应用。尿液特殊试验的原理和临床意义。粪便常规检查和便潜血试验。常用血液体液项目的室内质控和室间质评。血细胞分析仪校准、比对以及性能验证。

熟悉：自动凝血仪检测原理、比对、性能验证。溶血性贫血的检验方法、试验项目选择、结果分析与报告签发。流式细胞仪的原理、使用、质量控制、校准及性能验证、结果分析与报告。白血病免疫表型分析、DNA 倍体分析、淋巴细胞亚群计数、造血干祖细胞计数。造血系统及淋巴组织肿瘤的最新分型方案。抗血栓与溶栓治疗的实验室监测。尿干化学分析仪和尿液有形成分分析仪的检测原理、比对、性能验证；胸腔积液和腹水细胞学检验的方法及异常细胞的识别。

了解：血细胞分析仪新参数在临床及研究中的应用。少见类型血液病及相关性疾病的细胞学诊断：少见类型白血病、恶性淋巴瘤、淋巴瘤白血病、骨髓转移癌、类脂质沉积病、血液寄生虫或微生物感染性疾病。造血干祖细胞培养、血液系统疾病的染色体分析和分子生物学检验、骨髓活检的临床应用。

2．临床生物化学检验专业

（1）项目内容与要求

检验项目与结果分析	例数（≥）
肝功能检查（血清酶、总蛋白、白蛋白、总胆红素、结合胆红素）等	
急性肝炎	10
慢性肝炎	10
肝硬化	5
黄疸（肝细胞性、阻塞性、溶血性黄疸）	10
肝性脑病	2
糖代谢检查（葡萄糖、葡萄糖糖耐量试验、胰岛素及 C 肽、糖化血红蛋白等）	
糖尿病	20
糖耐量异常	10
肾功能与肾早期损伤检查（尿素、肌酐、胱抑素、C 尿微量白蛋白等）	
急性肾小球肾炎	10
慢性肾小球肾炎	10
肾病综合征	10
糖尿病肾病	10
急性肾损伤	5
肾小管疾病	3
肾间质病	1
心肌损伤标志物（肌红蛋白、CK、CK-MB、LDH、心肌肌钙蛋白 I 或 T 等）	
急性心肌梗死	10
心力衰竭（B 型钠尿肽或 N 端 B 型钠尿肽前体）	5
脂代谢异常（高脂血症）	5
急性胰腺炎（淀粉酶）	2
电解质及酸碱平衡紊乱（钾、钠、氯、CO_2、钙、磷、镁）	5
骨代谢异常	2
贫血相关检查（铁代谢指标检查、叶酸、维生素 B_{12} 等）	
缺铁性贫血	5
巨幼细胞性贫血	5

续表

检验项目与结果分析	例数（≥）
蛋白电泳分析 / 免疫固定电泳	
多发性骨髓瘤	3
急、慢性肾炎	3
中枢神经系统疾病	1
肝病	2
内分泌激素分析（甲状腺激素、垂体激素、肾上腺激素、性激素等）	
甲状腺功能亢进症	5
库欣综合征	2
原发性醛固酮增多症	1
嗜铬细胞瘤	1

（2）专业理论和知识要求

掌握：临床常用生化检验项目及其组合的临床适应证、参考范围及临床应用；肝病、肾病、糖尿病、心血管疾病等相关检测项目的基础理论、项目选择、实验结果分析和报告签发；常用生化检验项目在相关疾病诊断、治疗、预后以及预防中的意义；血清蛋白电泳及免疫固定电泳分析的临床应用；电解质及酸碱平衡紊乱；骨代谢异常的实验项目、结果分析与报告。常用生化项目的室内质控和室间质评。

熟悉：生化分析仪的原理；实验项目的程序设计、校准、性能验证、不同仪器之间的比对；甲状腺功能紊乱的实验诊断；急性胰腺炎的实验诊断；常用生化检验项目的标本采集及影响因素。

了解：下丘脑-垂体功能紊乱、肾上腺功能紊乱的检验项目选择与应用、标本采集、实验结果的分析与报告、实验诊断评析；血气分析仪的校准和性能验证；神经系统疾病的生化检验与实验诊断。

3．临床免疫学检验专业

（1）项目内容与要求

检验项目与结果分析	例数（≥）
感染性疾病检测（病毒肝炎、TORCH、结核菌抗体、支原体抗体、衣原体抗体等）	
病毒性肝炎	10
HIV	2
梅毒	3
呼吸道病毒感染	10
其他病原体感染	5
肿瘤免疫学检测	
肺癌	10
肝癌	10
胃癌	10

续表

检验项目与结果分析	例数（≥）
结直肠癌	10
乳腺癌	10
前列腺癌	10
卵巢癌	10
风湿免疫疾病的检测（免疫球蛋白、补体、自身抗体等）	
类风湿关节炎	10
系统性红斑狼疮	10
干燥综合征	5
强直性脊柱炎	2
超敏反应性疾病的免疫学检测（血清总 IgE、过敏原特异性 IgE 等）	
支气管哮喘	5
花粉症	5
食物变态反应	3
免疫增殖性疾病的免疫学检测	
免疫缺陷病	2
多发性骨髓瘤	5

（2）专业理论和知识要求

掌握：临床常用免疫学检验项目及其组合的临床适应证、参考范围及临床应用；感染性疾病、超敏反应性疾病、风湿免疫性疾病、肿瘤、免疫增殖性疾病的免疫学诊断项目的选择、实验结果分析和报告签发；常用免疫学检验项目在临床疾病诊断、治疗、预后及预防中的意义；免疫学项目的室内质控和室间质评原则。

熟悉：常用免疫学检验技术的原理、应用范围及选择原则；常用免疫学检验项目的标本采集及影响因素；全自动免疫分析仪的原理、项目校准、比对试验、性能验证。

了解：移植免疫检验方法，常用检验项目及其在组织或器官移植中的临床应用；临床免疫学检验的新理论、新技术和新项目进展。

4．临床微生物学检验专业

（1）项目内容与要求

检验项目和结果分析	例数（≥）
临床病理标本的微生物学分析	-
呼吸道感染	10
脓毒血症	10
泌尿系感染	10
消化系感染	5
外科与创伤感染	5
中枢神经系统感染	3
腹腔内感染	5

续表

检验项目和结果分析	例数（≥）
眼部感染	2
皮肤软组织感染	3
性传播疾病	1
医院细菌耐药调查与报告	1 次

（2）专业理论和知识要求

掌握：各种微生物学检验技术在感染性疾病诊断与监测中的应用；各种临床标本的采集、常见细菌的分离培养与鉴定程序；药物敏感试验的分析与报告签发；厌氧菌、其他肠杆菌科细菌、其他非发酵菌、其他弧菌科细菌、奴卡菌及放线菌的分离与鉴定；常见耐药菌鉴定方法及耐药机制。

熟悉：常见真菌的培养、形态学特点和鉴定以及药敏试验；细菌、病毒或真菌等分子生物学检验；质谱技术在微生物检验中的应用；全自动细菌鉴定仪的性能验证；医院感染的流行病学调查、监测及意义。室内质控和室间评价方法与应用。

了解：荚膜染色、芽孢染色、细胞壁染色、鞭毛染色、阿伯尔染色法、异染颗粒染色；PCR 技术在分枝杆菌检测、病毒检测和细菌耐药监测中的应用；螺旋体、支原体和衣原体感染的微生物检验。

5．细胞与分子遗传学专业

（1）项目内容与要求

检验与结果分析	例数（≥）
病原微生物学分子生物学检测分析	20
药物代谢基因检测分析	10
EGFR 基因突变检测分析	10

（2）专业理论和知识要求

掌握：病原微生物（CMV、EBV、HBV、HCV、呼吸道病毒、支原体、衣原体等）分子生物学检测的原理、结果分析和报告签发；药物代谢相关基因检测（CYP2C9、CYP2C19、VKORC1 基因等）的原理、结果分析和报告签发；肿瘤相关基因检测（包括家族遗传性基因、靶向治疗相关基因等）的原理、结果分析和报告签发。

熟悉：各类 PCR（实时荧光 PCR、数字 PCR）检测 SNP、基因突变、拷贝数变异的原理以及性能验证。荧光原位杂交检测原理及临床应用。分子生物学项目的室内质控和室间质评，临床分子生物学实验室的管理制度。

了解：各种细胞与分子遗传学的新概念、新项目和新技术；比较基因组杂交技术及相关研究进展；产前分子诊断技术应用；遗传代谢性疾病的基因诊断。各种新一代测序平台的工作原理和临床应用及相关研究新进展。NIPT 检测技术原理及临床应用。

6．临床输血检验专业

（1）项目与要求

检验项目	例数（≥）
ABO 血型鉴定	50
Rh 血型鉴定	20
交叉配血及发血	20
新生儿溶血病检查	2
成分输血	10
免疫性血型抗体筛查	5
同种异体抗体测定	5

（2）专业理论和知识要求

掌握：临床输血安全及其措施，安全献血的检验，安全供血与输血的质量管理体系建立及措施。输血不良反应及其预防。临床输血的适应证与禁忌证，全血输血与成分输血及其注意事项，输血的疗效判断，新生儿溶血病的实验诊断。夫妇免疫性抗体筛查。同种免疫性血型抗体产生的机制及测定。

熟悉：同种异体抗体测定及临床意义。

了解：输血相关传染病及其检验。血液制品的病毒灭活。一些特殊临床情况的输血，例如造血干细胞移植、DIC、肝移植、烧伤等的输血。

（三）技能操作要求

1．血液体液专业

技能操作名称	例数（≥）	要求
血液分析仪的使用	-	熟悉
尿液分析仪的使用	-	熟悉
全自动凝血仪的使用	-	熟悉
流式细胞仪的使用	-	熟悉
血细胞分析仪校准、比对（≥3台）、性能验证	1次	熟悉
自动凝血仪比对（≥3台）、性能验证	1次	熟悉
全自动尿干化学分析仪比对（≥3台）、性能验证	1次	熟悉
尿液有形成分分析仪比对（≥3台）、性能验证	1次	熟悉
常用血液体液项目室内质控及总结	2次	熟悉
形态学项目室间质评总结分析	1次	熟悉
常规凝血项目室间质评总结分析	1次	熟悉
常规尿液项目室间质评总结分析	1次	熟悉

2．临床生物化学专业

技能操作名称	例数（≥）	要求
生化仪的使用	-	熟悉
电泳仪的使用	-	熟悉
免疫分析仪的使用	-	熟悉
生化分析仪校准、比对（3台以上）及性能验证	1次	熟悉
常用项目室内质控总结分析	2次	熟悉
常规生化项目室间质评及总结	1次	熟悉
血气分析仪的校准和性能验证	1次	熟悉

3．免疫专业

技能操作名称	例数（≥）	要求
免疫分析仪的使用	-	熟悉
荧光显微镜的使用	-	熟悉
移植配型	1次	熟悉
自动免疫分析仪的结果比对（≥2台）及性能验证	1次	熟悉
定性及定量免疫室内质控及总结	2次	熟悉
定性及定量免疫室间质评	1次	熟悉

4．微生物专业

技能操作名称	例数（≥）	要求
血培养仪的使用	-	熟悉
全自动细菌鉴定仪的使用	-	熟悉
质谱仪的使用	-	了解
微生物检验项目的室内质控及总结	2次	熟悉
微生物检验项目室间质评	1次	熟悉
全自动细菌鉴定仪的性能验证	1次	熟悉
常见致病菌的分离、培养、鉴定和药敏试验	50	熟悉
厌氧菌、其他肠杆菌科细菌、其他非发酵菌、其他弧菌科细菌、奴卡菌及放线菌的分离与鉴定	30	熟悉
常见真菌的培养、鉴定和药敏试验	10	熟悉

5．分子专业

技能操作名称	例数（≥）	要求
实时荧光 PCR 仪的使用	-	熟悉
测序仪的使用	-	了解
实时荧光 PCR 仪的性能验证	1 次	熟悉
分子生物学项目的室内质控及总结	2 次	熟悉
分子生物学项目的室间质评总结分析	1 次	熟悉

6．输血专业

技能操作名称	例数（≥）	要求
ABO 血型及 Rh 血型鉴定的室内质控	1 次	熟悉
输血项目室间质评总结分析	1 次	熟悉
自动血型鉴定仪的校准和性能验证	1 次	熟悉
输血不良反应标本检验	1 次	熟悉

（四）科研教学

1．培训期间应结合轮转的检验专业方向，开展临床科研，掌握临床科研的类型和学科前沿，初步掌握流行病学研究方法和统计学方法，撰写并以第一作者身份在国内核心医学期刊或国外 SCI 收录的期刊发表论文一篇及以上。

2．能熟练阅读外文书刊，并具有一定的听、说、读、写能力。

3．协助主治医师指导低年资住院医师工作，指导实习医师工作，参与各类临床病例讨论，团队式教学等医疗、教学活动的组织及病历资料准备。作为主讲人完成临床病历报告 / 讨论、读书报告会、科研讨论会等。

四、参考书目与扩展阅读

1．葛均波，徐永健．内科学．8 版．北京：人民卫生出版社，2013.

2．王建中，康熙雄．实验诊断学．3 版．北京：北京大学医学出版社，2013.

3．王前，王建中．临床检验医学．北京：人民卫生出版社，2015.

4．刘成玉，罗春丽．临床检验基础．5 版．北京：人民卫生出版社，2013.

5．许文荣，王建中．临床血液学检验．5 版．北京：人民卫生出版社，2012.

6．期刊：中华内科杂志；中华检验医学杂志；中华输血杂志；clinical chemistry；blood 等。

重症医学专科医师培训细则

重症医学研究危及生命的疾病状态的发生、发展规律及其治疗方法，侧重于"对症"，即研究构成生命的机体多个器官损伤及功能障碍发生发展的共同病理生理机制及其相互关系，通过对器官功能的监测、保护、支持与替代治疗，恢复和改善机体多器官的功能及维持稳定，为对原发疾病的病因治疗赢得时间和创造机会，最终达到"病症兼治"、治病救人的目的。

重症医学科医师应对机体器官功能和生命潜在危险具备敏锐的洞察力，具备对于危重症的诊断、鉴别诊断、抢救及稳定患者病情的能力，具备在错综复杂的多器官功能障碍状态下迅速抓住主要矛盾并予以有效治疗的决断力。

重症医学专科医师培训阶段为期3年。受训医师必须完成内科、外科、急诊科或麻醉科住院医师规范化培训之后方可接受本阶段培训。

一、培训目标

通过全面、系统、规范的临床培训，使受训医师掌握重症医学基础理论、基本知识和基本技能，掌握重症医学相关内科、外科疾病的诊断和治疗，掌握常见急危重症患者的病情评估、各种常用的抢救技术与方法，能独立对常见危重症进行基本正确的诊断与救治，包括对急危重症患者的生命支持及脏器功能的保护与支持，能独立值班、独立进行常见重症患者的抢救、会诊、组织协调和医患沟通，达到重症医学专科初年主治医师水平。

二、轮转科室和时间安排

轮转科室或专业	轮转时间（月）	备注
重症医学科	12	
麻醉科	2	内科、外科、急诊背景必选
急诊科	2	内科、外科、麻醉背景必选
心内科	2	外科、急诊、麻醉背景必选
普通外科	2	内科、急诊、麻醉背景必选
总住院医师	6	
强化培训阶段	12	
合计	36个月	

专科医师培训时间共 36 个月，分三个阶段进行：第一阶段 18 个月，其中重症医学科 12 个月为必转科室，另外根据受训医师的住院医师规范化培训背景从下列科室中选取 6 个月进行轮转，急诊 2 个月，心内科 2 个月，麻醉 2 个月，普通外科 2 个月；第二阶段担任重症医学科总住院医师 12 个月；第三阶段 6 个月，为强化培训阶段，可以担任主治医师助理。

三、培训内容与要求

（一）重症医学科：共 30 个月

第一阶段 12 个月，侧重于掌握血流动力学和呼吸生理，观察并判别基本生命体征异常，了解常见急危重症患者的病情评估、诊断与处理原则，掌握人工气道的建立方法、动静脉置管技术和纤维支气管镜检查；第二阶段担任总住院医师 12 个月，侧重于休克、低氧血症和多器官功能障碍的早期识别和处理，掌握重症医学常用的危重病评分系统，并掌握主要的生命支持技术，包括血流动力学监测、呼吸机管路连接和参数设置、连续性肾脏替代治疗管路连接和参数设置等；第三阶段 6 个月，为强化培训阶段，要求能够独立处置患者，并掌握重症超声，了解体外膜肺氧合技术，完成一定数量的临床带教，指导住院医师进行临床诊疗，承担一定的临床科研任务，基本达到重症医学专科初年主治医师水平。

1. 患者管理

病种	例数（≥）
心肺复苏	5
感染性休克	10
心源性休克	5
低血容量性休克	10
心律失常	10
颅脑创伤、脑卒中与颅内高压	10
急性冠状动脉综合征	5
心功能衰竭	5
高血压危象	5
急性呼吸窘迫综合征	20
肝衰竭	5
急性肾损伤与连续性肾脏替代治疗	5
多器官功能障碍综合征	5
重度感染（脓毒症）	5

注：第一阶段应至少完成规定病例数的 30%，总住院医师结束时应至少完成所规定病例数的 80%，强化培训阶段补齐至 100%。

2．专业理论和知识要求

掌握：

（1）重症医学科的收治、非收治和转出标准。

（2）重症医学常用评分系统：APACHE Ⅱ、SOFA、GCS、镇痛镇静评分及常用的特定器官功能障碍评分。

（3）呼吸生理和血气分析。

（4）机械通气技术、呼吸力学监测和呼吸危重症患者的生理监测。

（5）床旁血流动力学监测技术（要求见附录）。

（6）水电解质、酸碱平衡紊乱的分析和纠正原则。

（7）休克的处理原则。

（8）弥散性血管内凝血（DIC）的发病机制和治疗原则。

（9）多器官功能障碍综合征的发病机制和治疗原则。

（10）外科患者的围术期管理。

（11）重症患者的营养支持治疗。

（12）重症患者的镇痛镇静治疗。

（13）重度感染（脓毒症）及其诊治进展。

（14）急性呼吸窘迫综合征及其诊治进展。

（15）急性心肌梗死的快速诊断与处理。

（16）急性脑血管意外的诊断和处理原则。

（17）深静脉血栓形成、急性肺动脉栓塞及其诊治进展。

（18）急性肝衰竭的诊断和处理原则。

（19）急性肾衰竭的诊断及治疗原则。

（20）心肺复苏。

（21）血液净化技术（要求见附录）。

（22）重症超声的应用（要求见附录）。

熟悉：

（1）重症医学科常用药物的药理和常用剂量、方法、禁忌证。

（2）抗菌药物在危重患者中的合理应用。

（3）重症患者免疫功能的改变。

（4）重症相关内分泌的改变。

（5）转运呼吸机的使用。

（6）与重症患者及家属的沟通技巧。

（7）重症医学的舒缓医疗。

（8）慢性危重患者的定义及特点。

了解：

（1）体外膜肺氧合在危重患者中的应用。

（2）脑电及颅内压监测。

附录：

床旁血流动力学监测　应掌握：PiCCO 原理和方法，适应证及禁忌证，各参数意义，根据参数如何调整容量及血管活性药物使用。

血液净化技术　应掌握：

（1）溶质清除方式和基本的血液净化技术。

（2）连续性血液净化的适应证和治疗时机，模式的选择，参数设置，置换液的配制与补充，抗凝的选择。

（3）血液灌流和血浆吸附的治疗时机，治疗方式的选择，抗凝及参数设置。

（4）血浆置换的原理及参数设置。

重症超声应掌握：

（1）呼吸系统相关问题的评估：熟练掌握正常肺部、肺实变、肺水肿和气胸的超声诊断。

（2）循环系统相关问题的评估：熟悉容量反应性、心脏结构和功能的评估。

（3）超声介入：掌握超声引导下颈内静脉、股静脉、股动脉和桡动脉穿刺，掌握浆膜腔穿刺。

（4）创伤急诊：快速准确判断胸腔、心包、腹腔及盆腔是否存在积液。

3．技能操作

技能操作名称	例数（≥）
深静脉导管置管术	30
心肺复苏	5
气管插管	10
气道管理技术（包括吸痰、雾化、湿化和胸部物理治疗等）	50
动脉置管	30
纤维支气管镜检查	20
机械通气的基本应用	30
连续性肾脏替代治疗的使用	10
重症超声的使用（包括肺、心脏和创伤急救）	20
血流动力学监测（PiCCO 等）	5
除颤器的使用	5
心电监护仪使用	20
输液泵和注射泵的使用	20

注：第一阶段应至少完成规定病例数的30%，总住院医师结束时应至少完成所规定病例数的80%，强化学习阶段补齐至100%。

（二）急诊科：2 个月

侧重于诊断和鉴别诊断，了解常见危重症的先兆或不典型表现，早期识别和处理危重症，进一步掌握常用的抢救技术和方法。

1．患者管理

病种	例数（≥）
发热	10
胸痛	10
腹痛	10
呼吸困难	8
意识障碍	8
各型休克	5
不同脏器功能衰竭	8
大出血 / 多器官功能衰竭	5
气道建立与维护	5
机械通气	5
脑卒中 / 颅脑外伤	5
急诊外伤	10

2．专业理论和知识要求

掌握：侧重于诊断和鉴别诊断，能够更加准确、及时、独立地识别、评价、诊断和处理常见急重症。掌握常见危重急症的诊断和抢救原则，包括：呼吸心搏骤停、各种休克、急性心力衰竭、呼吸衰竭、大出血、急性肾衰竭、DIC、急性中毒及药物过量急救；各种病症危象（如甲状腺功能亢进危象、重症肌无力危象等）；严重感染，严重多发创伤，严重酸碱、水电解质紊乱及代谢障碍；急性意识障碍、急性脑血管病、急性脑水肿；血栓栓塞性疾病的溶栓治疗。掌握急性传染病的处置及上报流程。

熟悉：危重症的先兆或不典型表现，老年患者的特殊表现（尤其不典型表现），特殊患者群的特殊表现，公共卫生突发事件的处理流程。

3．技能操作

技能操作名称	例数（≥）
心肺复苏	3
电转复	3
人工气道建立	3
呼吸机应用	5
中心静脉置管	8
床边肾脏替代治疗	3

（三）麻醉科：2 个月

侧重于人工气道建立、深静脉和动脉穿刺置管、腰麻和硬膜外麻醉等操作，掌握麻醉期间呼吸、循环功能的监测和管理，熟悉麻醉药、肌松药和血管活性药等药物的使用。

1．患者管理

病种	例数（≥）
全麻	40
硬膜外麻醉、腰麻	15

2．专业理论和知识要求

掌握：常见临床麻醉（全麻、硬膜外麻醉、腰麻等）的实施方法、适应证、禁忌证、常见并发症及其处理；麻醉期间呼吸、循环功能的监测和管理；麻醉性镇痛药、静脉麻醉药、吸入麻醉药、肌松药的药理特点、适应证、禁忌证、副作用及其处理；血管活性药、正性肌力药、抗心律失常药的药理特点、适应证、禁忌证、常见副作用及其处理；心肺复苏的基本原则、实施方法和用药。

熟悉：与麻醉相关的解剖学、生理学及病理生理学；麻醉前患者的检查与评价；合并各种疾病（高血压、冠心病、糖尿病、慢性阻塞性肺疾病、肝肾功能不全等）患者的麻醉前评估，麻醉方法的选择及围术期处理。肺动脉导管的放置和血流动力学监测。术后镇痛（包括患者自控镇痛）的药物、给药方案、副作用及其防治。

3．技能操作

技能操作名称	例数（≥）
气管插管	40
桡动脉置管	30
深静脉置管	30
硬膜外穿刺置管、腰麻	15

（四）心内科：2 个月

掌握急性冠状动脉综合征、心力衰竭和高血压危象等心血管内科急危重症的抢救治疗技术，掌握心电图和经胸超声心动图的操作方法和结果判读，熟悉常见心律失常的诊治原则。

1．患者管理

病种	例数（≥）
心绞痛	5
急性心肌梗死	3

续表

病种	例数（≥）
非 ST 段抬高急性冠状动脉综合征	3
高血压	3
心力衰竭	2
各种类型心律失常	5
各种心瓣膜疾病	1

2．专业理论和知识要求

掌握：心血管常见病的发病机制、临床表现、诊断及鉴别诊断、并发症、治疗；心力衰竭、休克和各种类型瓣膜病变的血流动力学变化。

熟悉：心血管临床药理，包括血管活性药、降压药、抗心律失常药、强心药、利尿药、抗血小板药、抗凝药、溶栓药、他汀类药物。

3．技能操作

技能操作名称	例数（≥）
心电图	10
经胸超声心动图	3
心脏电复律及除颤	见习，熟悉操作流程
临时起搏	见习，熟悉操作流程
主动脉内球囊反搏	见习，熟悉操作流程

（五）普外科：2 个月

建立无菌观念，熟悉消化道急性穿孔、急性肠梗阻、急性胰腺炎等急腹症的诊治原则，了解胃癌根治术、结直肠癌根治术、肝切除术、胰腺手术和胆囊癌 / 胆管癌根治术等外科大手术的主要手术步骤和常见并发症。

1．患者管理

病种	例数（≥）
甲状腺和甲状旁腺疾病	2
胃、十二指肠疾病	5
小肠结肠疾病	5
阑尾疾病	2
肛管、直肠疾病	5
肝、门脉高压症，脾疾病	5
胆道疾病	2
胰腺疾病	2

2．专业理论和知识要求

掌握：普通外科常见病、多发病的发病机制、临床表现，能独立完成诊断和鉴别诊断，并确立治疗原则。

熟悉：普通外科基本理论，对相关实践问题有较深入的认识和较为丰富的临床经验，包括：消毒与无菌，水电解质平衡，外科休克，多器官功能障碍，创伤，外科感染，外科营养，围术期处理等。

了解：普通外科常用的检查治疗技术，包括经内镜逆行性胰胆管造影、经皮肝穿刺胆道造影、纤维胆道镜、纤维胃镜、纤维肠镜、临床病理等。

3．技能操作

培训期间要求参加下列手术：

手术名称	例数（≥）
甲状腺手术	2
肠梗阻或肠部分切除吻合术	2
胃癌根治术	2
胆囊切除或胆总管探查术	2
结直肠癌根治术	2
肝切除术或门脉高压术	2
胰腺手术（胰十二指肠切除 / 胰体尾切除）	2
胆囊癌 / 胆管癌根治术	2

（六）科研与教学

1．培训期间应结合临床实践开展临床科研，撰写并以第一作者身份在核心期刊发表论著或文献综述至少 1 篇。

2．协助主治医师指导低年资住院医师工作，指导实习医师工作，参与疑难病例讨论、死亡病例讨论、医疗事故 / 纠纷病例讨论、团队式教学等医疗、教学活动的组织及病例资料准备。

3．具备一定的英语水平，能熟练阅读英文专业文献。

四、参考书目与扩展阅读

1．Bigatello LM，Alam HB，Allain RM，et al. 麻省总医院危重病医学手册. 5 版. 杜斌主译. 北京：人民卫生出版社，2009.

2．Marino PL. The ICU Book. 3rd ed. Philadelphia：Lippincott Williams & Wilkins，2006.

3．Marx J，Hockberger R，Walls R，et al. Rosen's Emergency Medicine. 7th ed. Philadelphia：Mosby，2010.

4．邓小明，姚尚龙，于布为．现代麻醉学．4 版．北京：人民卫生出版社，2014.

5．Bonow RO，Mann DL，Zipes DP，et al. Braunwald's Heart Disease：A textbook of cardiovascular medicine. 9th ed. Philadelphia：Elsevier Saunders，2012.

6．吴孟超，吴在德．黄家驷外科学．7 版．北京：人民卫生出版社，2008.

麻醉科专科医师培训细则

麻醉学科是临床二级学科。临床麻醉的主要任务是在安全的前提下消除患者手术时的疼痛，为手术操作提供方便条件，并在麻醉期间对患者的生理机能进行监测、调节和控制。现代麻醉学工作除消除手术疼痛、维护患者围术期安全外，其理论和技术在手术室以外的医疗工作中也发挥着积极作用，如急救复苏、重症监测治疗、急性和慢性疼痛治疗、内外科患者某些检查治疗的镇静、麻醉、监测和管理等。外科重症监测治疗室主要收治外科系统病情危重的患者，如各种休克、器官功能衰竭、心肺复苏后期治疗、复杂疑难手术和高危患者的术后监测治疗等。急救复苏包括医院内和医院外的以心、肺、脑复苏为主的各项急救诊疗工作。疼痛治疗主要针对术后镇痛、分娩镇痛、慢性疼痛的诊断和治疗、癌性疼痛控制等。以上领域中的基础理论和临床实践构成了现代麻醉学的丰富内涵。本培训细则将规范麻醉科专科医师对上述领域中基础理论和临床实践学习的具体安排和要求，为其下一步发展打下良好基础。

麻醉科专科医师培训阶段为期3年。受训医师必须完成麻醉学住院医师规范化培训之后方可接受本阶段培训。第一、二年，麻醉科专科医师完成外科综合麻醉强化培训，包括不少于6个月的总住院医师培训。第三年为麻醉亚专科培训阶段，根据专科医师本人意愿及专科医师培训基地培训容量，可以选择心胸血管麻醉、儿科麻醉、产科麻醉、高级外科综合麻醉等亚专科培训。

第一节　麻醉科强化培训细则

一、培训目标

1. 基本掌握复杂、疑难的特殊病例（包括各专科病例）、危重病例及急诊病例的麻醉前评估、准备和麻醉的实施、管理。
2. 基本掌握危重患者（包括各类休克、急性心律失常、心绞痛、心肌梗死、急慢性呼吸功能不全、肾功能不全和各种内分泌代谢功能紊乱患者）的急救和麻醉处理原则。
3. 掌握临床各种监测技术的操作技能及其临床应用。
4. 掌握术后镇痛、分娩镇痛的管理，对慢性疼痛的诊断和治疗、癌性疼痛的控制等临床工作有一定了解。
5. 有一定的教学、临床科研及行政管理能力。
6. 复习和强化住院医师培训阶段所掌握的临床麻醉基本理论和技能。

二、轮转科室和时间安排

通过在麻醉科及有关科室的临床实践，完成规定的临床技能培养和指定的学习内容。根据各自医院条件和特点选择普通外科、心血管外科、小儿外科、神经外科、胸外科、骨科、妇产科等专科麻醉培训，含总住院医师 ≥ 6 个月，合计 24 个月。

三、培训内容与要求

（一）临床培训内容及要求

施行或参加麻醉至少 400 例，着重施行或参加各手术科室的复杂、危重、疑难手术的麻醉和伴发严重、复杂疾病的外科患者的麻醉。其中参加危重病例及 ASA Ⅲ 级以上患者的麻醉 100 例。

熟练掌握心电图、血压、脉搏、呼吸、体温、血氧饱和度等无创监测技术；掌握中心静脉、桡动脉置管监测和术中肌松监测、血气、血糖、呼气终末二氧化碳分压等监测技术的应用。各项有创操作例数要求见下表：

操作名称	例数（≥）
麻醉总数	400
ASA Ⅲ 级以上患者麻醉	30
心脏和大血管手术麻醉	25
胸科手术麻醉	40
颅脑手术麻醉	15
小儿手术麻醉	40
院内抢救	20
困难气道	5
支气管双腔插管	20
纤维支气管镜应用	10
周围神经阻滞	共 20
上肢神经阻滞	10
下肢神经阻滞	10
桡动脉穿刺置管	100
中心静脉穿刺置管	40
Swan-Ganz 导管放置	3

基本掌握吸入麻醉剂浓度监测、肺动脉压力测定、连续心排血量测定等运用技术；基本掌握纤维支气管镜、喉罩等在困难气道和辅助气道管理方面的应用。基本掌握其他

微创血流动力学监测手段（如 TEE、Flotrac、PiCCO 等）的临床应用。

了解全身麻醉深度监测技术和围术期凝血功能监测技术的临床应用。了解超声技术在临床麻醉、监测和疼痛治疗中的应用。

（二）理论学习

参加市级以上学术活动或会议 5 次，科、院级学术活动 20 次。阅读专业文献至少 100 篇（其中外文文献 30 篇）。专业外语培训以自学为主，阅读英文专著和专业文献、参加科内组织的英语读书报告等活动。

（三）教学和科研能力的培训

参加本科生麻醉见习和生产实习的教学活动。参加本科课题研究工作，撰写学术文章 1 篇，内容包括临床病例报告、文献综述、科研论文等。

（四）总住院医师培训

着重培养独立临床工作的能力，参加急重症及特殊手术的麻醉，负责院内会诊。在科主任领导下承担科室日常业务管理及部分行政管理工作。培训时间为 ≥ 6 个月。

四、参考书目与扩展阅读

1. 邓小明，姚尚龙，于布为等. 现代麻醉学. 4 版. 北京：人民卫生出版社，2014.
2. Wilton C Levine. 麻省总医院临床麻醉手册. 8 版. 北京：科学出版社，2012.
3. 刘进，于布为. 麻醉学. 北京：人民卫生出版社，2014.
4. 邓小明，曾因明主译. 米勒麻醉学. 7 版. 北京：北京大学医学出版社，2011.
5. 王天龙，刘进，熊利泽主译. 摩根临床麻醉学. 5 版. 北京：北京大学医学出版社，2015.
6. 王天龙，李民，冯艺等主译. Yao & Artusio 麻醉学. 7 版. 北京：北京大学医学出版社，2014.
7. 期刊：中华麻醉学杂志；临床麻醉学杂志；国际麻醉学与复苏杂志；Anesthesiology；Pain.

第二节　心胸血管麻醉专科医师培训细则

一、培训目标

1. 掌握心、胸、血管麻醉的特点。
2. 掌握各种常见心脏（冠状动脉旁路移植术、心脏瓣膜置换术、先天性心脏病矫正术）、胸科及大血管手术的麻醉方法。

3．熟练掌握各种有创血流动力监测的相关操作，熟悉经胸／经食管超声心动图。

4．掌握麻醉过程中的常规应急处理方法。熟悉体外膜肺氧合原理。

5．熟练掌握肺隔离技术和纤维支气管镜定位，以及单肺通气低氧血症的处理办法。

6．了解心、胸、大血管手术的疑难特殊患者，如急诊大血管置换手术的麻醉处理方法。

二、轮转科室和时间安排

轮转科室	轮转时间（月）	备注
麻醉科	8	在培训基地麻醉科完成，以心、胸、血管麻醉为主
选转科室	4	可选择超声心动图室、体外循环科、心电图室、心外监护、阜外医院麻醉科、安贞医院麻醉科
合计	12	

三、培训内容与要求

（一）临床麻醉

1．每周在心、胸、血管外科手术间不少于 3 天，施行或参加心血管麻醉及胸科麻醉例数要求见下表。

临床麻醉	例数（≥）
心血管麻醉	80
其中体外循环下心脏手术	30
胸科麻醉	80
其中疑难重症 *	10

* 疑难重症指需两个以上学科会诊病例

2．熟练掌握 Swan-Ganz 导管置入肺动脉压力测定、连续心排血量测定等运用技术。

3．掌握其他微创血流动力学监测手段（如 Flotrac、PiCCO 等）的临床应用。

4．完成基础经食管超声心动图培训，能够定性判断心功能、瓣膜病变、血流动力学状态等。

5．了解体外循环的原理以及过程。

6．熟练掌握双腔气管插管和封堵管等肺隔离技术，熟练掌握纤维支气管镜定位。

（二）特殊麻醉操作例数要求

操作项目	例数（≥）
Swan-Ganz 导管置入	10
微创血流动力学监测手段（如 Flotrac、PiCCO 等）	30
经食管超声心动图操作及解读	50
体外循环建立和管理	5

（三）理论学习

参加市级以上学术活动或会议 2 次，科、院级学术活动 20 次以上。阅读专业文献至少 50 篇（其中外文文献 15 篇）。

（四）情景模拟培训

主要针对培训目标要求的非技术技能内容，如心胸血管麻醉围术期危机资源的管理，心血管意外、低血压、低血氧的诊断与鉴别诊断，高级生命支持，多学科医疗团队协作与有效沟通、职业精神情景模拟等。

（五）科研教学

1．培训期间应结合临床实践开展临床科研，撰写并以第一作者身份在核心期刊发表论文或文献综述一篇及以上。

2．协助主治医师指导低年资住院医师工作，指导实习医师工作，参与疑难病例讨论、死亡病例讨论、医疗事故 / 纠纷病例讨论、团队式教学等医疗、教学活动的组织及病历资料准备。

五、参考书目与扩展阅读

1．邓小明，姚尚龙，于布为等．现代麻醉学．4 版．北京：人民卫生出版社，2014.

2．岳云，于布为，姚尚龙主译．卡普兰心脏麻醉学．5 版．北京：人民卫生出版社，2008.

3．李立环．阜外心血管麻醉手册．北京：人民卫生出版社，2007.

4．鞠辉，冯艺主译．围术期二维经食管超声心动图实用手册．北京：北京大学医学出版社，2014.

第三节 高级外科综合麻醉专科医师培训细则

一、培训目标

1. 掌握常见复杂普通外科手术（胰十二指肠切除术、肝叶切除术、膀胱全切原位回肠代膀胱术、肝肾移植术）及内分泌疾病（甲状腺功能亢进、甲状腺功能减退、嗜铬细胞瘤、皮质醇增多症、肾上腺皮质功能减退和糖尿病）手术患者的麻醉方法，熟悉常见普外科急重症（急腹症、失血性休克和感染中毒性休克）手术患者的麻醉处理。

2. 掌握骨科疑难特殊患者，如脊柱矫形、多发创伤及术中特殊体位手术患者的麻醉处理和脊髓功能监测方法。

3. 掌握妇产科疑难特殊患者，如病理产科、胎盘早剥、胎盘植入、产科急症及术中特殊体位手术患者的麻醉处理方法。

4. 掌握心胸外科疑难特殊患者，如肺叶切除、冠状动脉搭桥及体外循环下大血管手术患者的麻醉处理和脊髓功能监测方法。

5. 掌握儿科较常见患者，如小儿眼科、小儿耳鼻喉、小儿整形外科等手术患者的麻醉处理和小儿常规监测方法。

6. 掌握神经外科疑难特殊患者，如颈动脉内膜剥脱术、颅内及椎管内肿瘤手术的麻醉处理和神经功能监测方法。

7. 掌握五官科疑难特殊患者，如阻塞性睡眠呼吸暂停低通气综合征、麻醉手术共用气道的麻醉方法。

8. 掌握口腔较常见患者，如口腔颌面部整形、颌面外伤等手术患者的麻醉处理和监测方法。

9. 具备良好的教学能力和独立开展临床科研的能力。

二、轮转科室和时间安排

在麻醉科工作 12 个月。

三、培训内容与要求

（一）临床麻醉

1. 高级外科综合麻醉亚专业麻醉例数要求：

高级外科综合麻醉	疑难重症麻醉例数（≥）
普通外科	20
骨科	20
神经外科	15
五官科（包括一定例数的儿科麻醉）	
口腔科	10
眼科	15
耳鼻喉科	15
整形外科	10
胸外科	10
妇产科	10

2．基本麻醉方法

麻醉方法	例数（≥）
全身麻醉	150
椎管内阻滞麻醉	70
神经阻滞麻醉	15
监测麻醉	10

（二）特殊麻醉技能

麻醉技能	例数（≥）
动脉穿刺置管	50
中心静脉穿刺置管	10
喉罩通气	10
经鼻插管＋清醒插管	10
纤维支气管镜应用	20
超声和／或神经刺激器引导下神经阻滞	30
血流动力学监测（Flotrac、PiCCO、Swan-Ganz、经食管超声心动图等）	20

（三）理论学习

参加市级以上学术活动或会议 2 次，科、院级学术活动 20 次以上。阅读专业文献至少 50 篇（其中外文文献 15 篇）。

（四）情景模拟培训

主要针对培训目标要求的非技术技能内容，如心胸血管麻醉围术期危机资源的管理，心血管意外、低血压低血氧的诊断与鉴别诊断，高级生命支持，多学科医疗团队协作与有效沟通、职业精神情景模拟等。

（五）科研教学

1．培训期间应结合临床实践开展临床科研，撰写并以第一作者身份在核心期刊发表论文或文献综述一篇及以上。

2．协助主治医师指导低年资住院医师工作，指导实习医师工作，参与疑难病例讨论、死亡病例讨论、医疗事故／纠纷病例讨论、团队式教学等医疗、教学活动的组织及病历资料准备。

四、参考书目与扩展阅读

1．王天龙，李民，冯艺等．YAO&ARTUSIO 麻醉学 - 问题为中心的病例讨论．北京：北京大学医学出版社，2014.

2．邓小明，姚尚龙，于布为等．现代麻醉学．北京：人民卫生出版社，2014.

3．王军，贾东林．麻醉决策．北京：北京大学医学出版社，2011.

4．王天龙，黄宇光，李天佐等．危重症患者麻醉管理进阶参考．北京：北京大学医学出版社，2012.

第四节　产科麻醉专科医师培训细则

一、培训目标

1．掌握产妇和胎儿的生理特点及胎心监护的正确解读。

2．掌握围产期麻醉药理学。

3．掌握剖宫产手术的麻醉方法（椎管内麻醉、全身麻醉），及麻醉并发症的预防、处理。

4．掌握分娩镇痛技术、产科自体血回收技术。

5．掌握高危内科并发症和高危胎儿状态产妇的围产期麻醉／镇痛管理。

6．掌握高危产科并发症（如子痫前期、胎盘早剥、前置胎盘、胎盘植入、产后出血、羊水栓塞、子宫破裂、脐带脱垂等）产妇的抢救及麻醉管理。

7．掌握发生在早孕、中孕或晚孕期间的拟行非剖宫产手术或操作（产前诊断和胎儿处置；母体电复律或电休克治疗、DJ 管植入、宫颈环扎等）孕妇的麻醉管理。

8．掌握心搏骤停孕产妇的心肺复苏技术和即刻剖宫产术的麻醉管理。

9．掌握新生儿复苏技术。

10．具备基于临床实践的麻醉质量改进能力；具备与产科、新生儿科、重症医学科等围产期医疗团队的有效沟通能力；具备承担职业责任和遵循伦理原则的职业精神。

11．具备对其他麻醉人员的产科麻醉教学能力。

12．具备产科麻醉相关研究的设计、组织、实施和文章撰写及发表能力。

13．熟悉超声引导神经阻滞及产科相关超声诊断技术。

14．熟悉卫生体系以调动其他资源来提供最佳产科麻醉。

二、轮转科室和时间安排

在培训基地产房及麻醉科轮转 8 个月，选转科室包括新生儿监护室 1 个月，产科 1 个月，科研 1 ~ 2 个月，或专科医院麻醉科 1 个月。

轮转科室	轮转时间（月）	备注
麻醉科和产房	8	在培训基地产科麻醉中心和产房
新生儿监护室	1	可选择在培训基地或儿童专科医院
产科	1	在培训基地产科
麻醉科	0 ~ 1	可选择在产科麻醉专科医院
科研	1 ~ 2	完成产科麻醉相关临床科研
合计	12	

三、培训内容与要求

（一）临床麻醉

麻醉种类	例数（≥）
剖宫产椎管内麻醉	200
剖宫产全麻	20
分娩镇痛硬膜外麻醉	200
高危产科并发症产妇的抢救及麻醉管理	10
高危内科并发症和高危胎儿状态孕妇的经阴道分娩麻醉 / 镇痛管理	10
高危内科并发症和高危胎儿状态孕妇的剖宫产分娩麻醉 / 镇痛管理	10
早、中、晚孕期间的非剖宫产手术或操作的麻醉管理	10

（二）操作培训

主要针对培训目标要求的技术性技能培训内容，如产科麻醉相关超声引导腹横肌筋膜平面阻滞技术及经胸心脏超声诊断技术。

操作项目	例数（≥）
超声引导腹横肌筋膜平面阻滞	10
经胸心脏超声检查与解读	10

（三）理论授课

包含培训目标要求的产科麻醉相关理论内容。参加市级以上学术活动或会议 2 次，科、院级学术活动 20 次以上。阅读专业文献至少 50 篇（其中外文文献 15 篇）。

（四）情景模拟培训

主要针对培训目标要求的非技术技能内容，如产科麻醉围术期危机资源管理、孕产妇心肺复苏、新生儿复苏、多学科医疗团队协作与有效沟通、职业精神情景模拟等。

（五）科研教学

1. 培训期间应结合临床实践开展临床科研，撰写并以第一作者身份在核心期刊发表论文或文献综述一篇及以上。

2. 协助主治医师指导低年资住院医师工作，指导实习医师工作，参与疑难病例讨论、死亡病例讨论、医疗事故／纠纷病例讨论、团队式教学等医疗、教学活动的组织及病历资料准备。

四、参考书目与扩展阅读

1.《中华妇产科学》（临床版）.

2. Chestnut DH，Wong CA，Tsen LA，et al. Chestnut's Obstetric Anesthesia：principles and practice，5th ed. Philadelphia：Elsevier Saunders，2014.

3. 王国林. 妇产科麻醉学. 北京：科学出版社，2016.

第五节　儿科麻醉专科医师培训细则

一、培训目标

1. 掌握儿科临床麻醉基本理论，包括麻醉药物对儿童认知和脑发育的影响。

2. 掌握普通儿科手术的围术期处理；包括新生儿、小儿、青少年的术前评估和麻醉处理，循环药物支持，围术期液体治疗及大量失液失血的处理，实验室结果解读，常规及内科并发症儿科患者的术后评估和处理，识别和处理围术期重要器官功能障碍，先天性和获得性疾病的诊断和围术期管理。

3．掌握内外科儿科患者疼痛的识别、预防和治疗，包括术后镇痛的药物选择、实施和管理。

4．掌握儿科麻醉相关的基本技能，包括儿科患者的区域阻滞技术，手术室外儿科患者的镇静或麻醉，心肺复苏和高级生命支持，正常和异常气道处理技术，机械通气，静脉和动脉导管的置入。

5．基本掌握包括早产儿、新生儿在内的儿科复杂、疑难、危重病例及急诊病例的麻醉前评估、准备和麻醉的实施、管理。

6．具备基于临床实践的麻醉质量改进能力，具备与儿科、新生儿科、重症医学科等围产期医疗团队的有效沟通能力，具备承担职业责任和遵循伦理原则的职业精神。

7．具备对其他麻醉人员的儿科麻醉教学能力。

8．具备儿科麻醉相关研究的设计、组织、实施和文章撰写及发表能力。

9．熟悉卫生体系以调动其他资源来提供最佳儿科麻醉的能力。

二、轮转科室和时间安排

轮转科室	轮转时间（月）	备注
麻醉科	9	在培训基地儿科麻醉专业完成
麻醉科	0～1	可选择在儿童专科医院麻醉科完成
儿科或新生儿监护室	1～2	可选择在培训基地或儿童专科医院完成
科研	1～2	完成儿科麻醉相关临床科研
合计	12	

三、培训内容与要求

（一）临床麻醉

每周在小儿外科手术间不少于3天，施行或参加小儿麻醉至少200例（耳鼻喉科、神经外科、整形外科等的儿童手术也包括在内）。完成新生儿气管插管至少30例（本基地不能满足的可选择去儿童专科医院轮转）。

具体要求如下：

1．掌握小儿术前禁食禁饮的原则。

2．熟练掌握小儿动静脉穿刺（包括超声引导下穿刺）技术，熟悉其他微创血流动力学监测手段（如 Flotrac、PiCCO 等）的临床应用。有条件的完成基础经食管超声心动图培训，能够定性判断常见先天性心脏病患儿的心功能、瓣膜病变、血流动力学状态等。

3．熟练掌握小儿常用药物的配制和剂量，包括术前药物的使用途径和方法以及术后镇痛药物的使用原则和规范。

4．熟练掌握小儿吸入麻醉诱导技术。

5．掌握小儿或新生儿急诊饱胃患儿的麻醉诱导技术。

6．掌握小儿骶管麻醉、腰麻、硬膜外麻醉的操作及用药原则和剂量。

7．掌握小儿给药输液的计算和精准液体管理。

8．掌握气管插管和喉罩的选择，气管插管深度的估计，麻醉机型号和通气模式的选择。

9．熟悉小儿呼吸机的使用原则及规范，小儿呼吸管理，危重症小儿的监护及用药原则与剂量，小儿急救药物的使用及快速计算，参与小儿危重患者的诊疗工作。

（二）理论授课

包含教学目标确定的儿科临床麻醉基本理论。参加市级以上学术活动或会议 2 次，科、院级学术活动 20 次以上。阅读专业文献至少 50 篇（其中外文文献 15 篇）。

（三）操作培训

主要针对培训目标要求的技术性技能培训内容，如儿科麻醉相关超声引导血管通道的建立；超声引导躯干及外周神经阻滞技术；经胸或经食管心脏超声诊断技术。

操作项目	例数（≥）
新生儿气管插管	30
小儿动脉穿刺置管	10
小儿深静脉穿刺置管	10
小儿超声引导神经阻滞	10

（四）情景模拟培训

主要针对培训目标要求的非技术技能内容，如儿科麻醉围术期危机资源管理、小儿心肺复苏及高级生命支持、新生儿复苏、多学科医疗团队协作与有效沟通、职业精神情景模拟等。

（五）科研教学

1．培训期间应结合临床实践开展临床科研，撰写并以第一作者身份在核心期刊发表论文或文献综述一篇及以上。

2．协助主治医师指导低年资住院医师工作，指导实习医师工作，参与疑难病例讨论、死亡病例讨论、医疗事故/纠纷病例讨论、团队式教学等医疗、教学活动的组织及病历资料准备。

四、参考书目与扩展阅读

1．陈煜．当代小儿麻醉学．北京：人民卫生出版社，2011．

2．连庆泉．小儿麻醉手册．西安：世界图书出版社，2007.

3．Davis PJ，Cladis FP，Motoyama EK. Smith's anesthesia for infants and children. 8th ed. Philadelphia：Elsevier Mosby，2011.

精神科专科医师培训细则

精神病学是临床医学二级学科，研究精神障碍的病因与发病机制，处理精神障碍的临床诊断、治疗、预防与康复问题，并涉及精神卫生服务与研究的各个方面。精神病学与临床心理学、神经病学的关系密切，与其他临床学科也有广泛联系，如精神因素影响躯体疾病的发生发展、治疗、预防的各个环节，综合医院的精神障碍十分常见。本学科包括普通精神科、老年精神科、儿童精神科、成瘾精神科、睡眠医学、会诊-联络精神病学、精神康复医学等亚专科。

精神科专科医师规范化培训时间为3年，受训医师必须完成精神科住院医师规范化培训之后方可接受本阶段培训。前2年为精神科强化培训，以在普通精神科、老年精神科、儿童精神科、成瘾精神科、精神康复医学、睡眠医学、精神科门诊、会诊-联络精神科（联络会诊科）等相关科室轮转的方式，完成规定的临床技能培训指标和指定的自学内容。第3年任选一门亚专科进行培训。

第一节　精神科强化培训细则

一、培训目标

通过2年的临床能力深入培养，强化普通精神科临床常见疾病的诊治能力，掌握临床主要应用的心理治疗的基本技术，精神科门诊、社区、会诊-联络的相关工作；全面提高临床、科研、教学、管理的综合能力；达到独立从事精神科临床工作的基本要求。

二、轮转科室和时间安排

轮转科室	轮转时间（月）
普通精神科	6
老年精神科	3
儿童精神科	3
成瘾精神科	3
睡眠医学	3
社区 / 康复科	3
精神科门诊	3

续表

轮转科室	轮转时间（月）
兼总住院医师	12
合计	24

三、培训内容与要求

（一）普通精神科病房（6个月）

1. 轮转目的：深入提高临床常见精神障碍的处理能力，尤其是疑难病例的诊治能力；了解普通精神障碍常用的神经心理测查和物理治疗方法、简单的心理咨询和治疗方法和应用。

2. 基本标准

管床数≥6张；管理患者总数≥15人次（≥3个以上连续病程记录），其中新收患者12人次（入院志、首次病程记录、≥3个以上连续病程记录）；完成12份大病历，当日完成首次病程记录，在规定时间内完成住院病历；甲级病历合格率95%以上，不允许丙级病历。

（1）学习病种及例数要求

学习病例总数≥15例，新收患者≥12例。尽可能收治疑难病例，具体病种不作规定。

（2）临床操作技术要求

操作技术名称	例数（≥）
系统的精神检查（包括不合作患者）	12
PANSS量表或BPRS量表检查	10
汉密尔顿抑郁量表检查	5
汉密尔顿焦虑量表检查	5
其他量表	10
电休克实习（包括无抽搐电休克）	5
心理咨询和治疗	10

3. 疑难诊断治疗培训：参加病房督导不少于4次，病房疑难病例讨论不少于10次，参加全院疑难病例讨论不少于3次。

4. 药物治疗：了解精神科常用药物的种类和作用功能。

5. 心理测查和物理治疗：了解常用的神经心理测查量表和物理治疗手段。

6. 神经系统检查：掌握神经系统检查方法。

7. 心理治疗和咨询方法：了解简单的心理治疗和咨询方法，会操作。

（二）老年精神科病房（**3 个月**）

1．轮转目的

掌握：老年人的心理生理特点；与老年患者的沟通技巧；谵妄，老年痴呆和老年抑郁的临床表现、诊断、治疗。

熟悉：老年期精神障碍常用的临床评估工具，其他常见的老年期精神障碍的临床表现、诊断、治疗；老年药物治疗原则与心理社会干预基本技术。

2．基本标准

（1）学习病种及例数要求

管床数≥4 张；学习病例总数≥10 例，新收患者≥6 例。

病种	管理/新收例数（≥）
老年期痴呆	1/1
老年期心境障碍	5/3
老年期其他精神障碍（含以上病种）	2/2

（2）临床操作技术要求

操作技术名称	例次（≥）
老年患者沟通交流	10
画钟测验	5
简易智力状态检查	5

（三）儿童精神科病房（**3 个月**）

1．轮转目的

掌握：儿童精神分裂症、心境障碍临床表现、诊断和治疗。

熟悉：精神发育迟滞、孤独症、儿童情绪障碍、注意缺陷多动障碍的临床表现、诊断和治疗原则；与儿童患者及其家属进行临床晤谈的技巧。

2．基本标准

（1）学习病种及例数要求

管床数≥5 张；学习病例总数≥15 例，新收患者≥12 例。

病种	管理/新收例数（≥）
儿童精神分裂症	8/6
儿童心境障碍、情绪障碍	5/4
其他儿童精神障碍（含以上两类）	2/2

（2）临床操作技术要求

操作技术名称	例次（≥）
和患儿家属沟通诊断和预后	10

（四）成瘾精神科病房（**3个月**）

1．轮转目的

掌握：使用酒精所致的精神和行为障碍、使用镇静催眠剂所致的精神和行为障碍的临床表现、诊断与治疗；成瘾的心理治疗技术。

熟悉：使用烟草所致的精神和行为障碍、使用毒品所致的精神和行为障碍的临床表现、诊断和治疗原则。

2．基本标准

（1）学习病种及例数要求

管床数≥4张；学习病例总数≥15例，新收患者≥10例。

病种	管理/新收例数（≥）
使用酒精所致的精神和行为障碍	10/7
使用镇静催眠剂所致的精神和行为障碍	4/2
其他物质成瘾	1/1

（2）临床操作技术要求

操作技术名称	例次（≥）
成瘾的认知行为治疗	10
成瘾的动机性访谈	10
成瘾的团体心理治疗	10
观摩 AA 小组	3

（五）睡眠医学病房（**3个月**）

1．轮转目的

掌握：失眠障碍、不宁腿综合征、周期性肢体运动障碍、阻塞性睡眠呼吸暂停综合征、快速眼动睡眠行为障碍、发作性睡病的临床表现、诊断与治疗；多导睡眠监测报告解读。

熟悉：非快速眼动睡眠唤醒障碍、周期性嗜睡、物质/药物所致的睡眠障碍的临床表现、诊断和治疗原则。

2．基本标准

（1）学习病种及例数要求

管床数 ≥ 4 张；学习病例总数 ≥ 30 例，新收患者 ≥ 20 例。

病种	管理 / 新收例数（≥）
失眠障碍	10/8
不宁腿综合征、周期性肢体运动障碍	5/3
阻塞性睡眠呼吸暂停综合征	5/3
快速眼动睡眠行为障碍	2/1
发作性睡病	2/1
其他睡眠障碍	6/4

（2）临床操作技术要求

操作技术名称	例数（≥）
失眠的认知行为治疗	10
多导睡眠监测报告解读	20
重复经颅磁刺激治疗	5
生物反馈治疗	10

（六）社区 / 康复（3 个月）

1．轮转目的

在掌握精神科常见疾病诊断、治疗的基础上，了解现代康复理念。初步掌握康复工作技术如个案管理技术、团体治疗技术及如何开展健康教育工作。体验如何在多学科团队中开展医疗、康复工作。

掌握：在康复理念的指引下指导患者家属开展居家康复治疗，个案管理技术。

熟悉：团体治疗技术及开展健康教育工作。体验在多学科团队中开展医疗、康复工作。

2．基本标准

（1）学习病种及例数要求

管床数 ≥ 5 张；学习病例总数 ≥ 10 例，新收患者 ≥ 5 例。

病种	管理 / 新收例数（≥）
精神分裂症康复	4/2
心境障碍	4/2
其他精神障碍（含以上两类）	2/1

（2）临床操作技术要求

操作技术名称	例次（≥）
患者、家属、工作人员参与三方会谈	10
个体服务计划全面评估	10
家谱图技术应用于个案管理	5
生平图技术应用于个案管理	5
个体服务计划制订	10
社会功能评估量表使用	10

（七）门诊（3个月）

1．轮转目的

掌握：门诊工作流程，精神分裂症、心境障碍、神经症的门诊处理原则和方法。

熟悉：门诊常见的其他精神障碍的处理原则和方法。

2．基本标准

门诊期间每周工作≥7个单元，每个单元处理患者≥20人次，其中初诊≥2人次；初诊患者总数≥220人次，病种不做具体规定。

（八）总住院医师（兼职）

1．轮转目的

在完成轮转的同时兼职总住院医师工作，全面提高临床能力和临床管理与协调能力。

2．基本标准

完成医院总住院医师岗位职责规定的任务，同时达到以下指标：

指标名称	例次（≥）
常规会诊	30
准备和组织会诊联络精神科例会或病例讨论	5
准备和组织全院病例讨论	5
准备和组织门诊疑难病例会诊	5
准备和组织全院培训（含急救培训≥3）	5
负责小型读书报告会/讲座/交流活动	5
检查住院病历	30

（九）其他要求

独立一线值班2年；本科生实习带教10次；带有临床病例报告的综述；或者论文1篇；英译汉3500字符/小时，汉译英500汉字/小时；熟悉精神科文献查阅方法和3个以上重要的国内外精神科杂志；及时了解精神病学的最新理论和技术进展；了解精神分析的基本理论。

四、参考书目与扩展阅读

1．沈渔邨．沈渔邨精神病学．6 版．北京：人民卫生出版社，2017．
2．ICD 和 DSM 最新版．
3．许又新．精神病理学．2 版．北京：北京大学医学出版社，2011．
4．中华医学会精神科分会主编《中国精神障碍防治指南》系列．
5．《曾文星教授心理治疗丛书》（北京大学医学出版社）．

第二节 普通精神科专科医师培训细则

普通精神科主要诊治成人精神科常见的精神和行为障碍，如精神分裂症、双相情感障碍、抑郁障碍、神经症性障碍、应激相关障碍及人格障碍等。

一、培训目标

通过在精神科普通病房和门诊进行轮转，参与实际临床医疗工作，掌握独立处理精神科常见病诊断治疗的临床技能，提高精神病理学、药物治疗学及心理治疗的理论和实践水平，并具备一定的临床管理能力。同时接受科研和教学训练，在专家指导下结合临床实践开展医学研究，撰写科研论文，具备教学能力。

1．通过收治患者、管理床位以及精神科门诊锻炼对精神科症状和综合征的准确识别，对不同疾病主要临床相的熟练认识，培养对疑难病例的诊断鉴别能力。普通精神科病房的常见病种是精神分裂症、双相障碍、严重的抑郁障碍等，但是也可见脑器质性障碍，如脑炎、脑肿瘤、癫痫等，躯体疾病所致精神障碍，成瘾性疾病，强迫障碍，疑病症，创伤后应激障碍等。应该对上述精神疾病有较为全面的了解，具备一定的鉴别诊断能力。

2．掌握常温治疗等药物治疗手段以及了解无抽搐电休克治疗等方法，对存在暴力和自杀风险患者的评估、抢救和治疗技术有所提高。

3．熟悉心肺复苏等治疗抢救技术对危重和猝死患者的处理。

4．了解和接触心理治疗的理论流派和技术，掌握与患者和家属沟通、交流的技术，避免经济和法律风险。

5．掌握查阅文献、课题设计、论文撰写等科研方法，尝试解决实际中遇到的临床问题。

6．参与学术活动，具备一定的同行交流提高等能力。

二、轮转科室和时间安排

轮转科室	轮转时间（月）
普通精神科病房	4
门诊	2
科研	6
合计	12

三、培训内容与要求

（一）临床技能指标

1．管理病床：≥6 张。

2．总计收治患者：不少于 15 人次。

收新患者：不少于 10 人次，总计完成 10 份大病历。平均每月收新患者不少于 2 人次，当日完成首次病程记录，并在规定时间内完成住院病历。病历书写要求甲级病历合格率 95% 以上。不允许出现丙级病历。

3．参加全院疑难病例讨论。

4．参加科室组织的督导、疑难病例讨论及专家会诊。

（二）操作技术指标

操作技术名称	例次（≥）
无抽搐电休克（见习）	5
PANSS 量表或 BPRS 量表检查	15
系统的精神检查	15
临床技能督导记录（含导师督导病例）	5
临床伦理和法律案例报告或学习心得	1
连续 5 次以上督导的心理治疗学习记录	1
会诊记录	1
疑难病例讨论的准备与总结	2
协助带教与独立带教	2
参加急救培训	3

（三）沟通技巧

1．平时以上级指导为主，出科时会选择和一个病友交流，面诊，评价沟通技巧的应用。

2．给低年资医师做讲座和示范，讲解后有记录留科室文档。

（四）心理治疗

包括针对急性期病房的患者和临床心理病房患者的简短支持性心理治疗和认知行为治疗；针对病房集体的心理治疗。接受心理治疗全程督导学习 ≥ 1 例（有详细记录）。

（五）门诊轮转

门诊期间每周工作 ≥ 7 个单元，每个单元处理患者 ≥ 12 人次，其中初诊 ≥ 2 人次；病种不做具体规定。

（六）科研教学

目标是了解科研课题的设计方法和原则，学习科研文献、临床前沿知识及药物知识的收集，侧重点是精神分裂症、情感障碍、神经症等常见疾病的相关研究领域。

1．培训期间应结合临床实践开展临床科研，撰写并以第一作者身份在核心期刊发表论文一篇及以上。

2．协助主治医师指导低年资住院医师工作，指导实习医师工作，参与疑难病例讨论、死亡病例讨论、医疗事故／纠纷病例讨论、团队式教学等医疗、教学活动的组织及病历资料准备。学会教学讲课。

四、参考书目与扩展阅读

1．沈渔邨．沈渔邨精神病学．6 版．北京：人民卫生出版社，2017．

2．ICD 和 DSM 最新版．

3．许又新．精神病理学．2 版．北京：北京大学医学出版社，2011．

4．中华医学会精神科分会主编《中国精神障碍防治指南》系列．

5．Stephen M，Staid 著，于欣，司天梅 译．精神药理学精要：处方指南：Essential psychopharmacology：the prescriber's guide．北京：北京大学医学出版社，2009．

第三节　老年精神科专科医师培训细则

老年精神病学是以老年人精神障碍和精神卫生问题的研究、诊治与预防为重点的精神病学分支学科。老年期精神障碍以老年期抑郁、老年期焦虑、老年期精神病、老年期痴呆以及器质性精神障碍最为常见，老年精神病学则以老年生物 - 心理 - 社会特征、老年期精神障碍的流行病学、神经精神科评估、临床评估与管理、心理治疗与药物治疗等为重点工作内容。

一、培训目标

老年精神科专科培训阶段要求参与实际临床医疗工作，在老年精神科病房、门诊以及社区岗位进行轮转，在上级医师指导下具体管理患者的诊治工作。受培训医师需要完成临床能力培训计划中所要求的工作量，系统掌握为各种老年精神障碍患者（住院、门诊以及社区）进行评估和诊治的能力，以及老年期精神障碍的预防原则和方法。接受科研训练，了解学术动态，在专家指导下结合临床实践开展医学研究，撰写科研论文；并接受教学能力培训，具备独立带教实习医师的能力，指导低年资住院医师处理常见老年期精神障碍。

二、轮转科室和时间安排

轮转科室	轮转时间（月）
老年精神科病房	2
老年精神科门诊	3
老年精神卫生社区服务	1
科研	6
合计	12

三、培训内容与要求

（一）老年精神科病房轮转

1．目的：熟练掌握常见老年精神障碍的临床表现、诊断方法和诊断标准、治疗原则和方法。

2．基本标准

（1）学习病种及例数要求

管床数≥8张；学习病例总数≥12例，新收患者≥6例。

病种	管理/新收例数（≥）
老年期痴呆	3/1
老年期心境障碍	6/4
老年期其他精神障碍（含以上病种）	3/1

（2）临床操作技术要求

操作技术名称	例次（≥）
与老年患者及其家属沟通技巧	10
老年神经认知成套评估	4
老年情绪评估	10

（二）老年精神科门诊轮转（3 个月）

1．目的：熟悉门诊常见老年精神障碍的临床表现、诊断与治疗原则。

2．基本标准

（1）临床工作量

1）普通老年精神科专家门诊（含记忆门诊）见习 2 周；见习期间每周工作 ≥ 6 个门诊单元，均要求有教师签字确认。

2）接受老年精神科门诊专家督导 ≥ 6 例（有详细记录）。

3）老年精神科门诊期间每周工作 ≥ 5 个单元（含记忆门诊 2 个单元），每个单元处理老年患者（55 岁及以上，早发性痴呆患者年龄不限）≥ 6 人次，其中初诊 ≥ 3 人次；初诊患者总数 ≥ 60 人次，病种不做具体规定。

4）老年神经认知评估每周工作 ≥ 2 个单元，每个单元评估患者 ≥ 2 人次；神经认知评估总数 ≥ 30 人次。

5）老年精神障碍患者和 / 或家属心理社会干预每周工作 ≥ 1 个单元，每个单元管理患者家属 ≥ 6 人次；干预总数 ≥ 30 人次。

6）组织老年精神科病例讨论 ≥ 3 次。

（2）临床操作技术要求

1）老年神经认知与心理状况评估结果分析报告 ≥ 40 人次。

2）头颅 CT 和 MRI 阅片 ≥ 30 例。

（三）老年精神卫生社区服务（1 个月）

1．目的：熟悉社区老年精神卫生工作的基本原则，常见老年期精神卫生问题的筛查、诊治以及随访原则和方法，掌握健康教育、个案管理以及多部门合作的基本技能。

2．基本标准

（1）社区卫生服务站老年心理服务督导每周工作 ≥ 4 个单元，每个单元服务与随访老年精神科患者 ≥ 6 人次；服务患者总数 ≥ 30 人次。

（2）社区健康教育 ≥ 3 次。

（3）社区老年期精神卫生问题筛查总数 ≥ 100 人次。

（4）指导社区医师与社工开展老年精神卫生工作每周 ≥ 2 个单元。

（四）科研教学

1．培训期间应结合临床实践开展临床科研，撰写并以第一作者身份在核心期刊发表论文或文献综述一篇及以上。

2．协助主治医师指导低年资住院医师工作，指导实习医师工作，参与疑难病例讨论、死亡病例讨论、医疗事故／纠纷病例讨论、团队式教学等医疗、教学活动的组织及病历资料准备。

3．受培训医师要求完成培训后应具有较强的老年精神科服务教学能力，具备协调疑难病例会诊，本科教学讲课，协助理论授课、继续医学教育教学的组织与管理等基本技能。

四、参考书目与扩展阅读

1．于欣．老年精神医学．北京：北京大学医学出版社，2008．

2．于欣．精神科住院医师培训手册－理念与思路．北京：北京大学医学出版社，2011．

3．于欣．老年精神医学新进展．北京：人民军医出版社，2011．

4．Stuart-Hamilton I. Eds. The Psychology of Ageing：an introduction. 2nd ed. London：Jessica Kingsley Publishers，2012．

5．Dening T，Thomas A. Oxford Textbook of Old Age Psychiatry. 2nd ed. Oxford：Oxford University Press，2013．

6．期刊：International Journal of Geriatric Psychiatry；International Psychogeriatrics；The American Journal of Psychiatry；The JAMA Psychiatry；The Lancet Psychiatry；The New England Journal of Medicine；The Journal of Neuroscience；The Science；The Nature 等。

第四节　儿童精神科专科医师培训细则

儿童精神科是精神科的重要组成部分，以儿童期常见的精神障碍，包括神经发育障碍、各种情绪及行为障碍以及儿童精神病性障碍的临床诊疗为主要培训内容。儿童精神科与心理学、神经科、儿科、药理学、教育学等有密切的联系，具有极强的专业性。

儿童精神科专科医师培训是在两年普通精神科强化培训的基础上进行的为期一年的亚专科培训。

一、培训目标

通过儿童精神科临床知识与技能的培训，掌握与儿童患者及其家属进行临床晤谈的技巧及儿童精神分裂症、儿童心境障碍、儿童情绪障碍、注意缺陷多动障碍、抽动障碍的诊断与治疗，熟悉儿童支持性心理治疗、行为治疗的原理与方法及精神发育迟滞、特定性言语和语言发育障碍、孤独症、创伤后应激障碍、对立违抗障碍、品行障碍、进食障碍的诊断和治疗原则，了解儿童智力及儿童情绪行为问题的评定方法，具备独立进行常见儿童精神障碍临床诊疗的能力。

通过科研培训，熟悉课题设计的方法与原则及常用数据统计方法，具备独立开展科研工作的能力。

二、轮转科室和时间安排

6个月儿童精神科病房轮转，其中每周完成1个单元的儿童精神科门诊（共25个单元门诊，包括5单元的见习门诊）。6个月科研培训。

三、培训内容与要求

（一）临床知识与技能培训

1. 病房学习病种及病例数要求

管床数 ≥ 5 张；学习病例总数 ≥ 20 例；新收患者 ≥ 12 例。

病种	管理 / 新收例数（≥）
儿童精神分裂症	8/5
儿童心境障碍	4/2
儿童情绪障碍	4/2
其他儿童精神障碍	4/3

2. 门诊学习病种及例数要求

门诊见习5个单元，学习病例总数 ≥ 25 例；接受临床督导 ≥ 6 例（有详细记录）；出诊诊疗患儿20单元。见习及督导病种、例数如下：

病种	见习 / 督导例数（≥）
精神发育迟滞	2/1
孤独症	5/1
儿童情绪障碍	5/1
注意缺陷多动障碍	5/1
抽动障碍	3/1
其他儿童精神障碍	5/1

3. 临床操作技术要求

操作技术名称	例次（≥）
和患儿家属沟通诊断和预后	5
支持性心理治疗和行为治疗	10
智力测查和情绪行为评定	5

（二）科研教学

1．培训期间应结合临床实践开展临床科研，撰写并以第一作者身份在核心期刊发表论文一篇及以上。

2．协助主治医师指导低年资住院医师工作，指导实习医师工作，参与疑难病例讨论、死亡病例讨论、医疗事故／纠纷病例讨论、团队式教学等医疗、教学活动的组织及病历资料准备。

四、参考书目与扩展阅读

1．陶国泰，郑毅，宋维村．儿童少年精神医学．2版．南京：江苏科学技术出版社，2008.

2．苏林雁．儿童精神医学．长沙：湖南科学技术出版社，2014.

3．杜亚松．儿童心理障碍诊疗学．北京：人民卫生出版社，2013.

4．Joseph M.Rey．《The IACAPAP Textbook of Child and Adolescent Mental Health》http：//iacapap.org/iacapap-textbook-of-child-and-adolescent-mental-health

5．期刊：Journal of Child Psychology and Psychiatry；Pediatrics；Journal of the American Academy of Child and Adolescent Psychiatry.

第五节　成瘾精神科专科医师培训细则

成瘾精神科主要诊治成瘾性物质所致的精神和行为障碍，如使用乙醇所致的精神与行为障碍、使用镇静催眠剂所致的精神和行为障碍、使用毒品所致的精神和行为障碍、使用烟草所致的精神和行为障碍等。

一、培训目标

通过成瘾精神科专业的培训，能够系统掌握成瘾机制、常见物质成瘾的诊断与治疗、成瘾的心理治疗等，熟悉国内外成瘾的研究进展，能独立从事常见物质成瘾的临床诊疗及科研工作，达到成瘾精神科初年主治医师水平。

二、轮转科室和时间安排

轮转科室	轮转时间（月）
成瘾精神科病房（临床心理科）	6
科研	6
合计	12

三、培训内容与要求

（一）学习病种及例数要求

管床数 ≥ 4 张；学习病例总数 ≥ 20 例，新收患者 ≥ 15 例。

病种	管理/新收例数（≥）
使用乙醇所致的精神和行为障碍	12/10
使用镇静催眠剂所致的精神和行为障碍	6/4
其他物质成瘾	2/1

（二）专业理论和知识要求

1．掌握：使用乙醇所致的精神和行为障碍、使用镇静催眠剂所致的精神和行为障碍的临床表现、诊断与治疗；成瘾的心理治疗技术；成瘾机制。

2．熟悉：使用烟草所致的精神和行为障碍、使用毒品所致的精神和行为障碍的临床表现、诊断和治疗原则。

（三）临床操作技术要求

操作技术名称	例次（≥）
成瘾的认知行为治疗	20
成瘾的动机性访谈	20
成瘾的团体心理治疗	20
观摩 AA 小组	6

（四）科研教学

1．培训期间应结合临床实践开展临床科研，撰写并以第一作者身份在核心期刊发表论文或文献综述一篇及以上，鼓励发表 SCI 文章。

2．协助主治医师指导低年资住院医师工作，指导实习医师工作，参与疑难病例讨论、死亡病例讨论、医疗事故/纠纷病例讨论、团队式教学等医疗、教学活动的组织及病历资料准备。

3．掌握课题设计的方法和原则；熟悉统计学方法，并熟练使用统计学软件；完成一项课题。

四、参考书目与扩展阅读

1．郝伟．酒精相关障碍的诊断与治疗指南．北京：人民卫生出版社，2014.
2．王增珍．成瘾行为心理治疗．北京：人民卫生出版社，2012.

3．胡建，陆林．中国物质使用障碍防治指南．北京：中华医学电子音像出版社，2015.

4．期刊：Addiction.

第六节 睡眠医学专科医师培训细则

睡眠医学科主要诊治各类睡眠障碍，如失眠障碍、睡眠呼吸障碍、睡眠行为障碍、嗜睡障碍、精神障碍伴发的睡眠障碍、精神活性物质所致的睡眠障碍等。

一、培训目标

通过睡眠医学专业的培训，能够系统掌握睡眠生理、常见睡眠障碍的诊断与治疗、多导睡眠监测报告判读、失眠的认知行为治疗等，熟悉国内外研究进展，能独立从事睡眠障碍常见病的临床诊疗及科研工作，达到睡眠医学科初年主治医师水平。

二、轮转科室和时间安排

轮转科室	轮转时间（月）
睡眠医学科	6
科研	6
合计	12

三、培训内容与要求

（一）学习病种及例数总要求

管床数≥4张；学习病例总数≥40例，新收患者≥30例。

病种	管理 / 新收例数（≥）
失眠障碍	15/10
不宁腿综合征、周期性肢体运动障碍	5/3
阻塞性睡眠呼吸暂停综合征	5/3
快速眼动睡眠行为障碍	2/2
发作性睡病	3/2
其他睡眠障碍	10/10

（二）专业理论和知识要求

1．掌握：失眠障碍、不宁腿综合征、周期性肢体运动障碍、阻塞性睡眠呼吸暂停综合征、快速眼动睡眠行为障碍、发作性睡病的临床表现、诊断与治疗；多导睡眠监测报告判读。

2．熟悉：睡眠生理；非快速眼动睡眠唤醒障碍、周期性嗜睡、物质 / 药物所致的睡眠障碍的临床表现、诊断和治疗原则。

3．必修课程：《睡眠医学》，30 学时，1.5 学分。

（三）临床操作技术要求

操作技术名称	例次（≥）
失眠的认知行为治疗	15
多导睡眠监测报告判读	30
生物反馈治疗	20

（四）科研教学

1．培训期间应结合临床实践开展临床科研，撰写并以第一作者身份在核心期刊发表论文或文献综述一篇及以上，鼓励发表 SCI 文章。

2．协助主治医师指导低年资住院医师工作，指导实习医师工作，参与疑难病例讨论、死亡病例讨论、医疗事故 / 纠纷病例讨论、团队式教学等医疗、教学活动的组织及病历资料准备。

3．掌握课题设计的方法和原则；熟悉统计学方法，并熟练使用统计学软件；完成一项课题。

四、参考书目与扩展阅读

1．赵忠新．睡眠医学．北京：人民卫生出版社，2016

2．American Academy of Sleep Medicine. International Classification of Sleep Disorders（ICSD）3rd ed. Darien，IL：American Academy of Sleep Medicine，2014.

3．Berry RB. The AASM Manual for the Scoring of Sleep and Associated Events Version 2.0. Darien，IL：American Academy of Sleep Medicine，2012.

第七节　会诊 – 联络精神专科医师培训细则

会诊 - 联络精神医学（Consultation-liaison Psychiatry）是基于心身统一的整体医学观，秉承综合干预的理念，应用心理治疗及躯体治疗（如精神药物、物理治疗），为综合医院各科伴有精神心理障碍的患者提供预防、治疗、康复服务。

一、培训目标

在临床实践中从生物、心理、社会的层面理解患者当前的疾病状态并在制订治疗方案时对这些因素综合考虑，识别患者合并或者主要存在的精神、心理及人格问题，给予恰当处置。

二、轮转科室和时间安排

轮转科室	轮转时间（月）
会诊联络精神科（联络会诊科）	6
科研	6
合计	12

三、培训内容与要求

（一）会诊 - 联络精神科病种要求

病种	例数（≥）
综合医院常见精神障碍	
躯体形式障碍 / 躯体症状及相关障碍	5
谵妄	10
综合医院医师沟通技巧培训	
消化内科——功能性消化不良、肠易激惹、肝性脑病	5
心内科——惊恐发作、心悸、胸前区疼痛	5
神经内科——头晕、紧张性头疼、转换障碍、认知功能下降、癫痫所致精神障碍	5
风湿免疫科——焦虑障碍、疼痛、狼疮脑病	2
血液科——移植前精神状态评估、移植后精神运动性兴奋	2
肾内科——肾性脑病	2
外科——术后谵妄、术前焦虑	2
急诊常见精神障碍——惊恐发作、自杀、冲动、激越、酒精中毒 / 戒断	3

（二）技能培训要求

1. 一般临床能力

（1）在综合医院医疗环境中，照顾就医患者的叙述习惯，同时采集精神科病史和躯体疾病病史，从中识别精神症状和有临床意义的线索。

（2）根据收集的临床资料，对精神现象（除症状外，还包括人际关系、家庭关系等）进行归类和整理。

（3）得出多轴诊断（formula）的能力。

（4）与请求会诊的医师互动的能力。

（5）医疗环境中的压力与应对能力（一般患病心理反应、兼及患病的社会学属性）；

（6）医疗环境下给患者及其家庭提供心理帮助的能力（如：一般心理支持方法、解决问题方法、理性情绪疗法）。

（7）躯体疾病患者精神科药物处理的能力（年老、肝肾功能障碍、透析患者、药物间相互作用）。

2．特殊临床能力

（1）谵妄和激越的评估和处理。

（2）敌对的评估和处理。

（3）自杀评估与危机干预。

（4）慢性疼痛的评估和处理。

（5）重症诊断告知与知情同意（以肿瘤患者为例）。

（6）移植病房相关问题。

（7）医学中与精神卫生相关的伦理和法律问题。

3．课程和训练方式（主要以研讨课和小组活动形式进行）

（1）病历书写与总结（定期组织有资深专家参与的病例讨论会）。

（2）医患关系或医患互动课程（辅以 Balint 小组活动）。

（3）各相关专题研讨课（如：应激与应对及急性应激障碍和创伤后应激障碍，谵妄，肾衰竭患者的临床问题及处理等，选择培训目标时可结合受训者兴趣）。

考核指标：有随访结果的会诊病例，每种案例 2 例，自选 3 种案例（情况包括谵妄、药物咨询、难以解释的躯体症状、躯体疾病导致的精神症状等），共计 6 份病例报告，在病例讨论课中接受督导。

4．临床研究能力培养及文章撰写

（1）临床研究文章的批评与改进，培养"批判性"阅读——从看出问题到解决问题（seminar）。

（2）结合临床实践开展临床科研，针对某一专题做一篇文献综述（最好是系统综述）；针对相关专题做一项临床研究，撰写并以第一作者身份在核心期刊发表论文或文献综述一篇及以上。

5．日常工作安排

（1）参与会诊工作（前期训练规范病历书写与管理流程，后期集中于课题相关病例追踪与研究）。

（2）参与网络工作平台的病例随访总结工作，为撰写临床文章做准备。

（3）参与普通门诊、亚专业门诊，参与总住院医师培训和督导。

四、参考书目与扩展阅读

1. 沈渔邨. 沈渔邨精神病学. 6版. 人民卫生出版社，2017.

2. GelderM，MayouR，CowenP. 牛津精神病学教科书. 刘协和，袁德基译. 成都：四川大学出版社，2004.

3. Levenson JL. 心身医学. 吕秋云. 北京：北京大学医学出版社，2010.

4. 吴文源. 心身医学. 上海：同济大学出版社，2013.

5. 王向群，赵旭东. 心身医学实践. 北京：中国协和医科大学出版社，2015.

第八节 精神康复专科医师培训细则

20世纪六、七十年代，随着"去机构化"运动的开展，越来越多的精神障碍患者不再长期住精神病院，而是回到社区生活。但由于受到精神障碍的困扰，患者往往已经丧失了在社区中独立生活的能力，而药物治疗并不能促进、提高患者的日常生活、人际交往和就业等能力。精神康复（psychiatric rehabilitation）专业就是在这样的背景下产生的。美国精神康复协会将精神康复定义为"促进复原，全面回归社区和提高生活质量"。康复精神医学已成为精神病学的一门重要亚专业学科。

一、培训目标

在掌握精神科常见疾病诊断、治疗的基础上，了解现代康复理念，掌握如何在康复理念的指引下指导患者家属开展居家康复治疗，初步掌握康复工作技术如个案管理技术、团体治疗技术及如何开展健康教育工作，体验如何在多学科团队中开展医疗、康复工作，达到精神康复科初年主治医师水平。

二、轮转科室和时间安排

轮转科室	轮转时间（月）
康复中心	6
社区＋科研	6
合计	12

三、培训内容与要求

1. 开展个案管理服务：评价指标：≥5例个案

2．总计收治个案：评价指标：≥20人次，其中新收个案≥15人次。

3．重点疾病：重点是精神分裂症、抑郁症、双相情感障碍三类疾病的康复指导工作。完成首评资料收集，通过全面优势评估表、生平图、家谱图来评估个案资源，明确康复方向，制订康复计划，定期复评，陪伴案主走向复原道路。评价指标：与督导医师共同开展个案访谈评估康复技术运用；医疗工作会个案情况汇报；多学科团队个案讨论发言。

4．个案记录书写：学习首评记录、复评记录、结案小结的书写，学习评估报告的书写。

评价指标：

（1）通过个案记录书面督导考核个案记录的书写能力。

（2）参与优秀病历评比工作。

5．量表：熟悉使用和掌握PANSS量表、锥体外系副作用量表、攻击风险量表、自杀风险评估量表、社会功能评定量表、生活质量评定量表和自我效能量表。评价指标：在访谈中使用量表对个案进行评估，由督导医师评估质量。

6．沟通技巧：评价指标：①平时以上级指导为主，出科时会选择和一个个案交流，面诊，评价沟通技巧的应用；②给多学科团队其他工作人员做讲座和示范，讲解后有记录留科室文档。

7．心理治疗：初步掌握如何在个案访谈中运用认知行为治疗技术；掌握患者、家属、医务人员三方会谈技术；初步了解家庭心理治疗技术。初步了解团体治疗技术，能开展家属健康教育。开展防复发团体。评价指标：①书写简短的一份所管抑郁症患者的认知行为治疗方案；②参与多学科团队的个案查房，现场展示三方会谈技术，多学科团队成员共同进行点评；③开展团体治疗，由上级医师督导开展治疗情况。

8．疑难个案讨论和科室讨论、学习：轮换进行疑难个案的讨论记录，定期进行科室学习的资料收集，并学习记录。评价指标：记录疑难个案讨论4次。

9．健康教育工作：参加家属/患者健康教育讲堂2～3次，完成康复广角投稿2篇。评价指标：由科室督导医师指导科普投稿及健康教育开展情况。

10．参与绿丝带志愿者协会工作：参加患者自助团体、绿丝带志愿者培训工作。评价指标：与督导医师沟通对同伴支持服务的认识、看法。

11．社区精神卫生服务观摩：参观社区精神卫生服务机构，如社区卫生服务中心、开放式居住机构、日间康复、温馨家园。评价指标：书写观摩报告一份。

12．科研、教学训练

（1）科研目标：重点对精神康复方向研究进行一些文献收集，临床前沿知识收集，先进治疗的了解，侧重点是康复服务技术。撰写并以第一作者身份在核心期刊发表论文或文献综述一篇及以上。

培训内容与要求：①文献综述：评价指标：科室内一次文献综述的讲解，内容根据科室的具体情况定，有课件和综述，要求达到可以初步发表的水平。②临床治疗前沿介绍：评价指标：1次介绍，有课件准备。

（2）教学目标：重点培养基本的教学素养和基本功。

培训内容与要求：①带教工作：帮助带教科室的实习全科医师和临时参观医师，内容是本科室常规康复工作，要负责讲解，以及注意带教的知识传递。评价指标：见习医师和临时参观医师的评价。②社区健康大讲堂的授课：练习讲课。评价指标：一次演讲课件的制作和正式演讲 60 分钟，请督导医师进行评议。

四、参考书目与扩展阅读

1．姚贵忠．重性精神疾病个案管理．北京：北京大学医学出版社，2017.

2．翁永振．精神分裂症的康复操作手册．北京：人民军医出版社，2009.

3．Hunter L. McQuistion .Hand book of community psychiatry. New York：Springer，2012.

4．期刊：Community Mental Health Journal.

口腔综合专科医师培训细则

口腔综合诊治的范围主要包括牙体牙髓、牙周、修复和颌面外科常见病的诊断和常见治疗技术的应用。

口腔综合专科医师培训阶段为期2年。受训医师必须完成口腔全科住院医师规范化培训之后方可接受本阶段培训。在专科培训中继续从事口腔综合的多专业临床实践，进一步提高基本理论、基本知识和基本技能。

一、培训目标

通过2年的理论学习和临床实践，培养全面检查、综合设计和系统治疗的临床思维方法和独立工作能力，养成严谨的工作作风以及良好的医德医风，成为胜任口腔综合治疗临床工作的口腔医学专科人才。在培训过程中，受训者要按期完成培训细则的要求，全面掌握各专业的理论知识和临床技能并能够综合运用，提高综合素质，并兼具一定的专业特长，为成为医疗、教学、科研全面发展的人才打下良好基础，达到口腔综合科主治医师水平。

二、轮转科室和时间安排

主要在综合科室从事综合门诊工作24个月。

三、培训内容和要求

能够在全面检查、正确诊断的基础上为患者提出系统的综合治疗方案，并进行相关的跨专业基础治疗，完成系统病例。

理论知识以自学和讨论为主，部分授课，可参加各专业的专业课基础和提高课。临床实践技能通过在综合科室内部专业轮转进行培养。科内安排牙体、牙周、外科、修复专业指导老师，并给予辅导，同时要对现有的新技术和新疗法有一定的了解，形成全面检查和综合设计的诊疗习惯。在完成规定数量的综合病例并通过相关考评后结束培训。

（一）基础理论和知识要求
1. 牙体牙髓专业
熟练掌握牙体牙髓病病史采集，正确的检查方法及规范化的病历书写。基本掌握各类牙体牙髓疾病的诊断、治疗设计及处理原则，包括龋病、牙外伤、牙髓病、根尖周病及牙慢性损伤等。

熟练掌握牙体充填治疗和根管治疗等牙体牙髓专业常规治疗操作；掌握龋病的非手术治疗、牙本质过敏症的治疗和变色牙的漂白治疗等非手术治疗方法；熟悉常见的根尖手术和显微根管治疗。了解牙体牙髓专业的新技术、新疗法。

2．牙周专业

熟练掌握牙周专科检查、诊断及系统治疗设计，特别是可以在各类口腔疾病诊治过程中体现牙周专业治疗理念。能正确诊断并治疗牙周常见病种，包括牙龈病（菌斑性龈炎、青春期龈炎、妊娠期龈炎、药物性牙龈肥大、坏死性溃疡性龈炎、牙龈乳头炎）和牙周炎（慢性牙周炎、侵袭性牙周炎、牙周牙髓联合病变、牙周脓肿）。对其他病种有所了解，包括遗传性牙龈纤维瘤病、急性多发性龈脓肿、糖尿病、掌趾角化 - 牙周破坏综合征等反映全身疾病的牙周炎。

熟练掌握牙周龈上洁治和龈下刮治等基本牙周治疗方法；基本掌握牙周固定及调𬌗方法；熟悉常见的手术治疗方法，包括牙龈切除术、改良 Widman 翻瓣术、根向复位瓣术、骨成形术、牙冠延长术、截根术等；了解牙周组织再生性手术、牙半切除术、膜龈手术等手术种类。了解并初步掌握牙周专业新近出现之新技术、新疗法。

3．颌面外科专业

熟练掌握口腔颌面外科疾病的基础理论知识，以及常见病、多发病的诊断和治疗原则，包括颌面部感染和颌面部创伤等；熟悉颌面部肿瘤、唾液腺疾病、颞下颌关节疾病、颌面部神经疾病、唇腭裂及颌面部畸形等病种的诊断和治疗原则。

熟练掌握牙槽外科的各项基本技能，包括各类牙的拔除术和牙槽外科常见手术。全面了解口腔颌面外科的诊治范围、发展趋向及今后需要进一步解决的问题。

4．口腔修复专业

熟练掌握各类牙体缺损、牙列缺损和牙列缺失的诊断、常规修复和治疗设计。进一步掌握涉及多专业治疗的复杂病例的治疗设计方案。

熟练掌握牙体缺损的常规修复技术（包括嵌体、全冠和桩核）和简单的牙列缺损常规修复技术（包括固定桥和可摘局部义齿）；熟悉复杂修复方法的设计原则和操作技术，例如总义齿修复、固定活动联合修复、咬合重建、美学修复、种植修复、牙周病的修复治疗和颌面缺损修复；了解咬合病的修复治疗及其他先进的诊断和治疗技术。

（二）基本操作要求

每日最低门诊量为 8 人次，每月接诊量＞120 人次，接诊患者的 70% 以上应含牙体、牙周、外科、修复中 2 个及以上专业处置的口腔综合病例，30% 以上应含 3 个及以上专业处置的口腔综合病例，并有不少于 20 个含所有 4 个专业的综合病例。具体要求如下：

	治疗项目	年例数（≥）
综合	跨 4 个专业综合病例	10
	前牙充填治疗	25
	后牙充填治疗	25
牙体	前牙根管治疗	20
	后牙根管治疗	20
	根尖手术（助手或见习）	3
	全口龈上洁治	50
	全口深刮及根平	15
牙周	各类牙周手术（含种植，助手或见习）	10
	牙周固定及调𬌗等	8
	普通牙拔除术	100
外科	复杂牙拔除术（阻生牙、埋伏牙等）	30
	牙槽外科小手术	10
	牙体缺损的固定修复（桩核、冠等）	40
	牙列缺损的固定修复（固定桥、粘接桥等）	4
修复	牙列缺损的活动修复（可摘局部义齿等）	15
	牙列缺失的活动修复（总义齿等）	1
	种植修复（助手或见习）	5

上述工作量要求，在报名参加结业考试前应均已完成 80% 以上。

（三）科研教学

1. 参加病例讨论 10 次，报告口腔综合病例 5 例（涉及 3 个以上口腔亚专科，其中 4 例以上含修复治疗）。

2. 完成外文文献翻译 1 篇及主专业文献综述 1 篇。

3. 在核心期刊上正式发表论著文章至少 1 篇。

4. 同时参与一定的科室管理、教学和科研工作：参加一轮进修生或本科生前期教学工作。担任门诊组长等辅助管理工作 6 个月。

5. 参加院内、科内及相关科室的学术活动并进行登记。

四、参考书目与扩展阅读

1. 张震康，余光岩，徐韬. 实用口腔科学. 4 版. 北京：人民卫生出版社，2016.

2. 中华口腔医学会编著. 临床技术操作规范：口腔医学分册（2017 修订版）. 北京：

人民卫生出版社，2017.

3．Gutmann JL and Lovdahl PE. Problem Solving in Endodontics：Prevention，Identification and Management. 5th ed. St Louis：Mosby，2010.

4．Stephen Cohen. Pathway of the Pulp. 9th ed. St Louis：Mosby，2006.

5．Heymann HO，Swift EJ，Ritter AV. Sturdevant's Art and Science of Operative Dentistry. 6th ed. St Louis：Mosby，2012.

6．Newman M，Takei H，Klokkevold P，et al. Carranza's Clinical Periodontology. 12th ed. Philadelphia：Elsevier，2014.

7．Fonseca R. Oral and maxillofacial surgery. 3rd ed. Philadelphia：Elsevier，2017.

8．CarrA，and Brown D. McCracken's Removable Partial Prosthodontics. 13th ed. St Louis：Mosby，2015.

9．Zarb G，Kobkirk J，Eckert S，et al. Boucher's Prosthodontic Treatment for Edentulous Patients. 13th ed. St Louis：Mosby，2012.

10．期刊：中华口腔医学杂志；华西口腔医学杂志；实用口腔医学杂志；现代口腔医学杂志；临床口腔医学杂志；上海口腔医学；北京口腔医学；口腔医学研究；Journal of Dental Research；JADA；Oral Surg Oral Med Oral Pathol Oral Radio Endo 等．

牙体牙髓专科医师培训细则

　　牙体牙髓病学是口腔医学的一个重要分支，牙体牙髓科是隶属口腔医学的二级学科，是以维护、促进人们牙齿健康以及防治牙齿疾病为主要内容的学科。牙体牙髓科诊治的范围包括龋齿、牙体硬组织非龋疾病、牙髓炎和根尖周炎的诊断，以及牙体治疗技术和根管治疗技术的应用。

　　牙体牙髓科专科医师规范化培训时间为2年。受训医师必须完成口腔内科住院医师规范化培训之后方可接受本阶段培训。前期参加口腔科/口腔全科住院医师规范化培训者，需根据实际临床综合能力适当延长专科医师培训时间。

一、培训目标

　　通过牙体牙髓科专科医师规范化培训，继续实践全心全意为人民服务，强调为患者服务的艺术（如何接待患者、进行健康教育等），加深对牙体牙髓病学系统理论课的理解，并运用之前所学到的基本理论和基本知识，巩固对常见口腔科常见疾病的检查、诊断、治疗设计和病历书写的临床技能，熟练掌握基本的口腔治疗技术，能正确实施预防交叉感染的措施，能正确地熟练诊治牙体牙髓科常见疾病和处置部分该科疑难疾病，达到牙体牙髓科主治医师水平。

　　牙体牙髓科专科医师培训以全面熟练掌握并综合运用牙体牙髓科专业知识与技能为目标，同时要了解并掌握新近出现的新技术、新疗法。

　　1. 熟练掌握牙体牙髓病病史的采集，正确的检查方法及规范化的病历书写。

　　2. 掌握牙体牙髓科常见病、多发病及急症的诊治原则及方法。

　　3. 掌握牙体牙髓科常见病的各项诊疗常规和治疗操作常规，并能进行规范化操作。

　　4. 锻炼解决本专业急、重、疑难病例的能力。

二、轮转科室和时间安排

　　在牙体牙髓科门诊工作24个月，每日最低门诊量10人次。

三、培训内容与要求

（一）理论知识

　　1. 掌握：龋病的发病机制、修复原则、预防原理。牙髓生物学的基础理论，牙本质过敏的机制，牙髓损伤的修复机制，根尖周病的免疫机制。

2．熟悉：牙齿硬组织的生物矿化机制，牙科粘接修复技术的进展，牙髓及根尖组织损伤修复的分子生物学基础。

3．了解：牙科材料的生物学评价标准，牙髓治疗的评价方法和标准，牙体修复的评价方法和标准。

（二）学习病种

1．掌握：各种类型龋病、急性牙髓炎、慢性牙髓炎、急性根尖周炎、慢性根尖周炎、非龋性疾病等；牙痛的鉴别诊断；复杂根尖周病。

2．熟悉：牙齿发育缺陷的详细分类，牙外伤的分类。

（三）临床技能

1．掌握：各类牙体组织病损的修复技术，各类非龋疾病的诊断，各类牙髓病的诊断、鉴别诊断及治疗技术，各类根尖周病的诊断、鉴别诊断及治疗技术，复杂根管治疗技术，显微根管治疗及再治疗技术，牙齿美容修复技术，简单的根尖手术，各种牙体修复材料、牙髓和根管治疗用药、根管治疗器械。

2．了解：咬合病诊断与治疗，牙体缺损的间接修复技术。

临床技能训练要求：

治疗或操作项目名称	年完成例数（≥）
各类牙体缺损（龋和非龋）的诊治	200
复查复合树脂直接粘接修复一年以上病例	
Ⅰ类洞	20
Ⅱ类洞	20
Ⅲ类洞	10
Ⅳ类洞	10
Ⅴ类洞	20
牙髓病的诊治	150
根尖周病的诊治	150
活髓保存	10
前牙（显微）根管治疗／再治疗	40
后牙（显微）根管治疗／再治疗	60
复查非感染根管治疗6个月以上疗效	20
复查感染根管治疗2年以上疗效	20
根尖手术	1
全口系统病例	20
合计	751

（四）科研教学

1．培训期间应结合临床实践开展临床科研，撰写并以第一作者身份在核心期刊发表论文或文献综述一篇及以上。

2．协助主治医师指导低年资住院医师工作，指导实习医师工作，参与疑难病例讨论、死亡病例讨论、医疗事故／纠纷病例讨论、团队式教学等医疗、教学活动的组织及病历资料准备。担任门诊组长等辅助管理工作 6 个月。

3．报告牙体牙髓科病例 5 例。

四、参考书目与扩展阅读

1．张震康，俞光岩．实用口腔科学．3 版．北京：人民卫生出版社，2009.

2．中华医学会．临床技术操作规范：口腔医学分册．北京：人民军医出版社，2004.

3．高学军．临床龋病学．北京：北京大学医学出版社，2008.

4．王嘉德，高学军．牙体牙髓病学．北京：北京大学医学出版社，2006.

5．岳林．牙髓外科实用教程．北京：人民军医出版社，2008.

6．高学军，岳林．牙体牙髓病学．2 版．北京：北京大学医学出版社，2013.

7．Gutmann JL. Problem Solving in Endodontics：Prevention，Identification and Management 4th ed．St Louis：Mosby，2005.

8．Stephen Cohen. Pathway of the Pulp．9th ed．St Louis：Mosby，2006.

9．Theodore Roberson. Sturdevant's Art and Science of Operative Dentistry．5th ed．St Louis：Mosby，2006.

10．期刊：中华口腔医学杂志；华西口腔医学杂志；实用口腔医学杂志；现代口腔医学杂志；临床口腔医学杂志；上海口腔医学；北京口腔医学；口腔医学研究；Journal of Dental Research；JADA；Oral Surg 0ral Med Oral Pathol oral Radio Endo 等。

牙周专科医师培训细则

牙周病学是口腔医学的一个重要分支，牙周科是隶属口腔医学的二级学科，是以维护、促进人们牙周组织健康以及防治牙周疾病为主要内容的学科。牙周疾病在我国人群中发病率极高，对患者的健康、生活质量有较大影响。为系统、规范地开展牙周专科医师培训工作，特制订本细则。

牙周科专科医师规范化培训时间为 2 年。受训医师必须完成口腔内科住院医师规范化培训之后方可接受本阶段培训。前期参加口腔科 / 口腔全科住院医师规范化培训者，需根据实际临床综合能力适当延长专科医师培训时间。

一、培训目标

通过理论学习和临床实践，进行牙周病学知识和临床技能的专科培训，使受训者能独立对各型牙周病进行正确的诊断，掌握牙周疾病的诊治原则和操作技能，达到牙周科主治医生水平。

培训目标的具体要求如下：

1．系统掌握牙周科相关的基本理论和技能，了解国内外新进展，并能与临床工作实际相结合。

2．能熟练地掌握牙周科常用的临床技能，同时具有一定的临床经验和科学的临床思维能力，能基本正确和独立地实施常规临床工作。

3．能对见习和实习医师进行业务指导。

4．了解临床科研方法，能紧密结合临床实践、写出具有一定水平的病案报告和综述。

5．能比较熟练地阅读本学科的外文书刊，并具有一定的外语听、说、读、写能力。

6．具备良好的从医所需的人文综合素质。

二、轮转科室和时间安排

轮转科室	轮转时间（月）
牙周科	22
口腔颌面外科	1
口腔颌面医学影像科	1
合计	24

三、培训内容与要求

（一）牙周科

1．病种及数量要求

掌握：菌斑性龈炎、药物性牙龈肥大、急性坏死性溃疡性龈炎，慢性牙周炎、侵袭性牙周炎、根分叉病变、牙周 - 牙髓联合病变、牙周脓肿、牙根纵裂。

熟悉：剥脱性龈病损、掌跖角化牙周破坏综合征、遗传性牙龈纤维瘤病、急性多发性龈脓肿、全身疾病在牙周的表现如白血病、HIV 感染的牙周表现等。

疾病名称	年完成例数（≥）
重度慢性牙周炎	50
侵袭性牙周炎	20
牙周 - 牙髓联合病变	10
牙周脓肿	10
药物性牙龈肥大	3
牙根纵裂	2
急性坏死性溃疡性龈炎	1

2．专业理论和知识要求

（1）掌握：牙周组织的应用解剖和生理结构，牙周病的分类、流行病学及危险因素，牙周病病因学、临床病理，牙周病的专科检查、诊断和辅助诊断的方法；牙龈病和各型牙周炎的诊治原则，牙周炎的伴发病变及诊治原则；牙周病的预后判断和治疗计划的制定；牙周非手术治疗；牙龈切除术和翻瓣术的适应证和原理、方法；牙周再生性手术的原理及方法；牙周病用药的原则及局部用药的方法；牙周病的预防和维护治疗措施；伴常见全身疾病牙周炎的诊治，牙周病与常见系统性疾病的关系，牙周病与各学科之间的关系。

（2）熟悉：膜龈手术的原理及方法；全身少见疑难系统性疾病在牙周的表现；种植及相关手术的适应证、危险因素评估及手术方法；种植体周围组织病变的诊断和处理。

3．临床技能操作

技能操作名称	要求
重度慢性 / 侵袭性牙周炎的牙周基础治疗	熟练掌握
调𬌗	熟练掌握
松动牙固定	熟练掌握
牙龈切除术	熟练掌握
翻瓣术（和骨成形术）	熟练掌握

技能操作名称	要求
牙周组织再生性手术	基本掌握
截根术、半切术、分根术	见习，熟悉操作流程，辅助实际操作
膜龈手术	见习，熟悉操作流程，辅助实际操作
种植手术	见习，熟悉操作流程，辅助实际操作

（二）口腔颌面外科（1个月）

轮转要求：掌握牙槽外科的常见操作，掌握相关区域重要结构的解剖位置，完成 10 例复杂牙拔除术，作为助手或主刀完成 3 例门诊小手术。

（三）口腔颌面医学影像科（1个月）

轮转要求：了解锥形束 CT 成像原理、适应证、检查方法以及图像后处理技术；掌握牙齿、颌骨、颞下颌关节、鼻旁窦等颌面部重要解剖结构的影像学表现；掌握牙周常见疾病的影像诊断要点，并掌握诊断报告书写规范；熟悉牙体、颌骨、颞下颌关节常见疾病的影像诊断要点。

（四）科研教学

1. 培训期间应结合临床实践开展临床科研，撰写并以第一作者身份在核心期刊发表论文或文献综述一篇以上。

2. 协助主治医师指导低年资住院医师工作，指导实习医师工作，参与疑难病例讨论、死亡病例讨论、医疗事故 / 纠纷病例讨论、团队式教学等医疗、教学活动的组织及病历资料准备。担任门诊组长等辅助管理工作 6 个月。

3. 每 3 ~ 4 个月在全科作一次"专题综述"或组织全科病例讨论，培训周期内完成 5 次以上。

4. 参加牙周实习室或临床前期教学工作；在主治医师指导下参与院内会诊；参加院内、科内及相关科室的学术活动并进行登记。

四、参考书目与扩展阅读

1. Carranza's Clinical Periodontology（最新版）.

2. Clinical Periodontology and Implant Dentistry（最新版）.

3. 孟焕新. 临床牙周病学. 2 版. 北京：北京大学医学出版社，2014.

4. 林野. 口腔种植学. 北京：北京大学医学出版社，2014.

5. 张震康，俞光岩，徐韬. 实用口腔科学. 4 版. 北京：人民卫生出版社，2016.

6. 期刊：中华口腔医学杂志；北京大学学报（医学版）；上海口腔医学杂志；华西口腔医学杂志；Journal of Periodontology；Journal of Clinical Periodontology；Journal

of Periodontal Research；Journal of Dental Research；Clinical Oral Implants Research；International Journal of Perio & Restorative Dentistry 等.

儿童口腔专科医师培训细则

儿童口腔科是口腔医学的一个重要分支，是隶属口腔医学的二级学科，是以维护、促进儿童口腔健康以及防治儿童口腔疾病为主要内容的学科。儿童口腔科诊治的范围包括儿童的牙齿、牙殆、颌面疾病的诊断，以及常见儿童口腔科治疗技术的应用。为儿童口腔疾病患者提供专业性诊治服务和实施口腔健康预防保健措施。为系统、规范地开展儿童口腔科专科医师培训工作，特制定本细则。

儿童口腔科专科医师规范化培训时间为2年。受训医师必须完成口腔内科住院医师规范化培训之后方可接受本阶段培训。前期参加口腔科/口腔全科住院医师规范化培训者，需根据实际临床综合能力适当延长专科医师培训时间。

一、培训目标

通过理论学习、临床实践和全面素质的培养，养成严谨的工作作风和良好的医德医风，掌握相应技能和理论知识，熟练掌握各类儿童口腔疾病的诊断、治疗设计及处理原则，医疗、教学和科研全面发展，达到儿童口腔科主治医师水平。

二、轮转科室和时间安排

在儿童口腔科门诊工作24个月。

三、培训内容与要求

（一）专业理论和知识要求

以全面熟练掌握并综合运用各种儿童口腔科专业知识与技能为目标。

1．熟练掌握儿童龋病、乳牙和年轻恒牙牙髓根尖周病、前牙外伤、儿童黏膜病及牙周病的诊断、治疗设计及处理原则。

2．初步掌握儿童牙颌生长发育的特点，掌握牙颌发育异常及其病因、治疗原则。

3．初步掌握发育期牙列的间隙管理及错殆的阻断性矫治，对儿童疑难病能提出自己的见解，并有一定的处理能力。

4．了解儿童口腔医学领域新技术、相关研究新进展；了解儿童口腔常见病流行病学基础、循证医学基础、医学伦理学基础、心理学基础、相关管理法规。

（二）临床技能训练要求

治疗或操作项目名称	年完成例数（≥）
龋齿充填	600
窝沟封闭及预防性树脂充填	100
恒前牙树脂充填修复	20
二次去腐治疗	10
牙髓切断术	30
根尖诱导成形术或牙髓血运重建	20
乳牙根管治疗	150
第一恒磨牙根管治疗	10
间隙保持器	20
儿童反𬌗早期矫治	2
预成冠修复	20
外伤牙固定	2
再植牙处理（含助手或见习）	1
鹅口疮、疱疹性口炎等黏膜疾病（含助手或见习）	2
乳牙拔除	20
畸形中央尖的处理	5
第一恒磨牙异位萌出的治疗	1
简单多生牙的拔除	5
橡皮章隔湿	100
合计	1118

（三）技能操作和辅助检查要求

1. 掌握

（1）对于低龄儿童龋等儿童口腔疾患能分析患龋原因，提出系统防治计划，掌握不同年龄儿童龋齿的综合防治技术和宣教，如口腔保健指导、局部涂氟等，掌握氟化物应用的技术、原理、注意事项。

（2）对各种类型的乳恒牙外伤，明确诊断，提出全面系统治疗设计和预后判断。

（3）能独立设计常用间隙保持器，能准确诊断和治疗乳牙列、混合牙列简单错𬌗。

（4）掌握儿童微创技术、金属预成冠修复和前牙透明冠等治疗技术。

（5）儿童常见黏膜病的诊治。儿童及青少年时期牙龈病的临床表现、诊断、治疗设计、治疗技术和预后评估。

（6）可接诊不同年龄和不同心理状态的患儿，对临床非合作患儿有一定管理能力。

2. 熟悉

（1）第一恒磨牙异位萌出的治疗。

（2）复杂牙外伤的治疗。

（3）残疾儿童牙病的诊治原则。

3．了解

阻生牙的开窗牵引等技术，镇静、全麻下儿童口腔治疗。

（四）科研教学

1．培训期间应结合临床实践开展临床科研，撰写并以第一作者身份在核心期刊发表论文或文献综述一篇及以上。

2．协助主治医师指导低年资住院医师工作，指导实习医师工作，参与疑难病例讨论、死亡病例讨论、医疗事故/纠纷病例讨论、团队式教学等医疗、教学活动的组织及病历资料准备。

3．参加全科的"专题综述"或全科病例讨论，两年共5次以上（个人主讲或组织讨论至少2次）

4．在上级医师指导下参与会诊；协助科室秘书、担任门诊组长等科室管理工作6个月；参加教学工作，指导实习。

四、参考书目与扩展阅读

1．葛立宏．儿童口腔医学．4版．北京：人民卫生出版社，2012.

2．葛立宏．儿童口腔医学．2版．北京大学医学出版社，2013.

3．秦满，夏斌，葛立宏．儿童口腔科诊疗指南与护理常规．北京：人民卫生出版社，2015.

4．秦满主译．儿童龋病学．北京：人民军医出版社，2010.

5．葛立宏，秦满，赵玉鸣主译．儿童牙病临床病例解析．沈阳：辽宁科学技术出版社，2013.

口腔黏膜专科医师培训细则

口腔黏膜病学是口腔医学的一个重要分支，口腔黏膜科是隶属口腔医学的二级学科，是以维护、促进人们口腔黏膜组织健康以及防治口腔黏膜疾病为主要内容的学科。口腔黏膜科诊治的范围包括口腔黏膜感染性及非感染性疾病、口腔癌前损害、皮肤黏膜病、系统病在口腔黏膜的表征。

口腔黏膜病学专科医师规范化培训时间为 2 年。受训医师必须完成口腔内科住院医师规范化培训之后方可接受本阶段培训。前期参加口腔科 / 口腔全科住院医师规范化培训者，可根据实际临床综合能力适当延长专科医师培训时间。

一、培训目标

通过理论学习、临床实践和全面素质的培养，养成严谨的工作作风和良好的医德医风，掌握相应技能和理论知识，熟练掌握各类口腔黏膜疾病的诊断、治疗设计及处理原则，医疗、教学和科研全面发展，达到口腔黏膜科主治医师水平。

二、轮转科室和时间安排

轮转科室	轮转时间（月）
口腔黏膜科	18 ~ 22
口腔病理科	2
选转科室	
皮肤科	2
中医科	2
合计	24

三、培训内容与要求

（一）口腔黏膜科（18 ~ 22 个月）

1. 轮转目的

口腔黏膜科专科医师培训以全面熟练掌握并综合运用各口腔黏膜病学专业知识与技能为目标，进一步熟悉口腔黏膜病常见病的病因、发病机制、诊疗方法及进展。

2. 轮转要求：每月接诊量＞ 40 人次

（1）熟练掌握口腔黏膜专业的各种常见病和多发病的诊断治疗，进一步熟悉口腔黏膜病常见病的病因、发病机制、诊疗方法及进展。

（2）应进一步掌握并独立完成口腔黏膜病诊治技术，如活检、唾液流量测定、真菌或脱落细胞涂片检查、湿敷等。

（3）掌握口腔黏膜少见病及诊治思路及鉴别诊断方法，对慢性盘状红斑狼疮、疱性疾病及变态反应性疾病具有诊断正确并能提出合理治疗方案的能力，并完成上述系统病例 10 例。

3．临床技能训练要求

治疗或操作项目名称	年完成例数（≥）
复发性口腔溃疡	150
扁平苔藓	180
真菌感染性疾病	100
病毒或细菌感染性疾病	40
慢性唇炎	40
肉芽肿性唇炎	10
地图舌、沟纹舌	30
慢性盘状红斑狼疮	30
白斑、红斑	30
创伤性病损	30
天疱疮	10
类天疱疮	10
口腔干燥综合征	10
变态反应性疾病	10
系统病的口腔表现	20
合计	700

（二）口腔病理科（2 个月）

轮转要求：掌握口腔黏膜常见病的组织病理学特点，熟悉口腔组织病理切片及了解免疫病理切片的制作步骤和方法。见习的病种有：白斑（单纯增生、轻中重度异常增生、原位癌）、红斑、扁平苔藓、慢性盘状红斑狼疮、慢性唇炎、天疱疮、类天疱疮、白色海绵状斑痣、白色水肿、黏膜良性淋巴组织增生症、肉芽肿性唇炎、念珠菌性白斑、舌淀粉样变、黏膜下纤维性变、干燥综合征等。

（三）皮肤科（选转，2 个月）

轮转要求：每周参加 1 天皮肤科门诊，在上级医师的指导下完成皮科门诊初诊病历的书写、诊治 100 例。实习中要求熟悉的病种包括皮科常见病、多发病，如：浅部真菌感染、疣、带状疱疹、脓疱疮、皮炎湿疹类皮肤病、荨麻疹、银屑病、玫瑰糠疹、脱发、痤疮、白癜风、色素痣等，以及几种主要性病（梅毒、淋病、艾滋病、阴部疱疹等）。了解药疹、急性荨麻疹、疱性皮肤病、红斑狼疮、皮肌炎、硬皮病等皮肤病的诊断和处理。参加皮肤科全科疑难病会诊。

（四）中医、针灸科（选转，2 个月）

轮转要求：第一个月每周参加 1 天中医内科门诊常见病的诊疗工作，第二个月每周参加半天中医内科门诊常见病的诊疗工作、半天针灸科门诊常见病的诊疗工作。了解中医诊疗疾病的思路及流程方法；了解针灸科常用技术（如毫针、耳针）的适应证、禁忌证及操作方法及注意事项。

（五）科研教学

1．培训期间应结合临床实践开展临床科研，撰写并以第一作者身份在核心期刊发表论文或文献综述一篇及以上。

2．协助主治医师指导低年资住院医师工作，指导实习医师工作，参与疑难病例讨论、死亡病例讨论、医疗事故/纠纷病例讨论、团队式教学等医疗、教学活动的组织及病历资料准备。

3．参加病例讨论 10 次，报告口腔黏膜科系统病例 10 例。系统病例指诊断明确，有持续疗效观察随访，且有 5 次以上复诊记录和资料的病例。

4．担任科室秘书、门诊组长等科室管理工作 6 个月。

四、参考书目与扩展阅读

1．陈谦明．口腔黏膜病学．4 版．北京：人民卫生出版社，2012.

2．华红，刘宏伟．口腔黏膜病学．北京：北京大学医学出版社，2014.

3．于世凤，高岩．口腔组织学与病理学．北京：北京大学医学出版社，2012.

4．徐治鸿．中西医结合口腔黏膜病学．北京：人民卫生出版社，2008.

5．Michael Glick.Burket's oral medicine. 12th ed. Philadelphia：Pmph-USA Limited，2015.

6．Little JW，Falace DA，Miller C，et al. Dental management of the medically compromised patient. 8th ed. St. Louis：Mosby，2012.

7．期刊：中华口腔医学杂志；华西口腔医学杂志；实用口腔医学杂志；现代口腔医学杂志；临床口腔医学杂志；上海口腔医学；北京口腔医学；口腔医学研究；Journal of Dental Research；JADA；Oral Disease 等.

口腔预防专科医师培训细则

口腔预防医学是口腔医学的一个重要分支，又是公共卫生和预防医学不可分割的重要组成部分。口腔预防科是隶属口腔医学的二级学科。口腔预防科的业务范围包括应用流行病学和预防学方法评价人群健康状况、提供公共保健措施，达到促进健康，预防疾病发生，控制疾病发展为主要内容。可为口腔疾病患者提供专业性诊治服务和实施口腔健康预防保健措施。

口腔预防科专科医师规范化培训时间为2年。受训医师必须完成口腔内科住院医师规范化培训之后方可接受本阶段培训。前期参加口腔科/口腔全科住院医师规范化培训者，需根据实际临床综合能力适当延长专科医师培训时间。

一、培训目标

通过理论学习、临床实践和全面素质的培养，养成严谨的工作作风和良好的医德医风，掌握相应技能和理论知识，熟练掌握各类口腔疾病的诊断、治疗设计及处理原则，医疗、教学和科研全面发展，达到口腔预防科主治医师水平。

二、轮转科室和时间安排

在口腔预防科门诊、地段学校或幼儿园、社区或实验室工作24个月。

三、培训内容与要求

（一）轮转目的和要求

口腔预防科专科医师培训以全面熟练掌握并综合运用各口腔预防专业知识与技能为目标，同时要了解并掌握新近出现的新技术、新疗法。

1．熟悉一、二、三级口腔预防保健的原则与方法，例如：口腔健康教育，局部用氟、窝沟封闭、龋齿充填等。

2．掌握龋病和牙周疾病等口腔常见病、多发病的流行病学理论，掌握口腔健康调查的基本方法。并熟悉流行病学调查资料的录入、整理及初步分析方法。

3．熟悉龋病高危人群的综合管理，包括风险评估及综合方案的设计与实施。

（二）临床技能训练要求

治疗或操作项目名称	年工作量（≥）
窝沟封闭或预防性充填	50
乳恒牙龋齿充填	200
局部用氟	100
口腔卫生指导	300
数据处理分析	2
龋病高危人群综合管理	10
合计	662

（三）科研教学

1. 培训期间应结合临床实践开展临床科研，撰写并以第一作者身份在核心期刊发表论文或文献综述一篇以上。

2. 协助主治医师指导低年资住院医师工作，指导实习医师工作，参与疑难病例讨论、死亡病例讨论、医疗事故／纠纷病例讨论、团队式教学等医疗、教学活动的组织及病历资料准备。

3. 报告口腔预防科病例 5 例；担任地段组长、项目秘书、门诊组长工作等 6 个月。

四、参考书目与扩展阅读

1. 张震康，俞光岩. 实用口腔科学. 3 版. 北京：人民卫生出版社，2009.

2. 中华医学会. 临床技术操作规范：口腔医学分册. 北京：人民军医出版社，2004.

3. 樊明文. 龋病学. 北京：人民卫生出版社，2003.

4. Murray JJ. Preventive and oral Disease. 4th ed. Oxford：Oxford University Press，2003.

5. 冯海兰，郭传瑸. 口腔医学导论. 2 版. 北京：北京大学医学出版社，2013.

6. 徐韬. 预防口腔医学. 2 版. 北京：北京大学医学出版社，2014.

7. 期刊：中华口腔医学杂志；华西口腔医学杂志；实用口腔医学杂志；现代口腔医学杂志；临床口腔医学杂志；上海口腔医学；北京口腔医学；口腔医学研究；Journal of Dental Research；JADA；Community Dentistry and Oral Epidemiology 等.

口腔颌面外科专科医师培训细则

口腔颌面外科学是口腔医学的一个分支，是隶属口腔医学的二级学科，是以维护、促进口腔健康以及防治口腔器官和口颌系统（包括牙及牙槽骨、唇、颊、舌、腭、咽、面部软组织、颌面诸骨、颞下颌关节、涎腺和相关颈部组织等）疾病为主要内容的学科。口腔颌面外科的诊疗范围包括口腔器官和口颌系统常见病、疑难病的诊断和口腔颌面外科专科手术治疗技术的应用。可为口腔疾病患者提供口腔颌面外科专业性诊治服务和实施口腔健康预防保健措施。

口腔颌面外科专科医师规范化培训时间为 2 年。受训医师必须完成口腔颌面外科住院医师规范化培训之后方可接受本阶段培训。前期参加口腔科/口腔全科住院医师规范化培训者，需根据实际临床综合能力适当延长专科医师培训时间。

一、培训目标

通过理论学习、临床实践和全面素质的培养，养成严谨的工作作风和良好的医德医风，掌握相应技能和理论知识，熟练掌握各类口腔颌面外科疾病的诊断、治疗设计及处理原则，医疗、教学和科研全面发展，达到口腔颌面外科主治医师水平。

二、轮转科室及时间安排

轮转科室	轮转时间（月）	备注
口腔外科门诊	6	其中参加本科生实习带教 3 个月
颌面外科病房	10	其中担任总住院医师 6 个月
麻醉科	2	
普通外科	6	
合计	24	

三、培训内容与要求

1. 掌握口腔颌面外科常见病、多发病以及颌面外科急症的诊治原则和方法，熟悉疑难病例的询问病史、会诊的程序与方法。

2. 掌握口腔颌面外科门诊和病房各项诊疗常规和技术操作规范。

3. 熟悉指导口腔专业本科生、低年资住院医师和进修医师的方法。

（一）临床技能训练要求

1．口腔外科门诊

临床操作项目	例数（≥）
普通牙拔除术	160
复杂牙拔除术	50
口腔外科小手术	
软组织肿物切除术	5
颌骨囊肿刮治术	5

2．颌面外科病房

管理病床 4 张以上。负责所管理患者的接诊、检查、术前准备、手术以及术后处理等，并提出初步诊断和治疗方案。应该在上级医师查房和病例讨论会上汇报病例，逐渐学会病例讨论与查房的组织工作。作为二线医师参加病房值班工作。担任各级手术助手不应少于 50 例。

临床操作项目	例数（≥）	要求
口腔癌根治术	20	助手
颌面复合创伤整复术	10	助手
正颌外科手术	10	助手
各类畸形整复术（包括各类皮瓣修复术）	10	助手
腮腺肿物及浅叶切除+面神经解剖术	5	术者 / 一助
下颌下腺摘除术	5	术者 / 一助
唇腭裂修复术	5	术者 / 一助
口腔颌面部创伤清创缝合术	5	术者 / 一助
各类取骨术	5	术者 / 一助
气管切开术	5	术者 / 一助

3．麻醉科

轮转在口腔医院麻醉科进行。应熟悉各类口腔颌面外科手术的麻醉方法，掌握经口气管插管的方法，了解经鼻气管插管、全身麻醉管理以及术后复苏的方法。应独立完成经口气管插管 5 例，在上级医师指导下完成经鼻气管插管 8 例以上，全身麻醉管理 10 例以上。

4．普通外科

轮转在综合医院普通外科进行。应熟悉外科患者管理的基本方法、手术适应证和禁忌证、外科补液原则与方法和外科手术操作的基本技术，了解普通外科常见疾病的诊治方法，以及水电解质平衡紊乱、休克等的诊断与治疗原则。参加普外值班。参加各类手术，担任各级助手不得少于 35 例次。

（二）科研教学

1．培训期间应结合临床实践开展临床科研，撰写并以第一作者身份在核心期刊发表论文或文献综述一篇及以上。

2．协助主治医师指导低年资住院医师工作，指导实习医师工作，参与疑难病例讨论、死亡病例讨论、医疗事故 / 纠纷病例讨论、团队式教学等医疗、教学活动的组织及病历资料准备。

四、参考书目与扩展阅读

1．张震康，俞光岩．口腔颌面外科学．2 版．北京：北京大学医学出版社，2013.

2．马绪臣．口腔颌面医学影像学．2 版．北京：北京大学医学出版社，2015.

3．林野．口腔种植学．2 版．北京：北京大学医学出版社，2014.

4．华红，刘宏伟．口腔黏膜病学．北京：北京大学医学出版社，2014.

5．高岩，李铁军．口腔组织学与病理学．2 版．北京大学医学出版社，2013.

6．张震康，俞光岩，徐韬．实用口腔科学．4 版．北京：人民卫生出版社，2016.

7．中华口腔医学会编著．临床技术操作规范：口腔医学分册（2017 修订版）．北京：人民卫生出版社，2017.

8．期刊：中华口腔医学杂志；华西口腔医学杂志；实用口腔医学杂志；现代口腔医学杂志；临床口腔医学杂志；上海口腔医学；北京口腔医学；口腔医学研究；Journal of Dental Research；Int J Oral and Maxillofac Surg；J Oral and Maxillofac Surg；Oral Surg Oral Med Oral Pathol Oral Radio 等．

口腔颌面影像专科医师培训细则

口腔颌面医学影像学是口腔医学的一个分支，口腔颌面医学影像科是隶属于口腔医学的二级学科。口腔颌面医学影像科的诊疗范围包括应用 X 线、CT、磁共振成像及超声等现代医学诊断技术检查和诊断口腔颌面部的疾病。

口腔颌面医学影像科专科医师规范化培训时间为 2 年。受训医师必须完成口腔颌面医学影像科住院医师规范化培训之后方可接受本阶段培训（前期参加口腔科 / 口腔全科住院医师规范化培训者，可根据实际临床综合能力适当延长专科医师培训时间）。

一、培训目标

通过理论学习和临床实践，熟练掌握 X 线、口腔颌面锥形束 CT、螺旋 CT、磁共振成像及超声等现代医学检查技术的工作原理及其诊断口腔颌面部疾病的原则，达到口腔颌面医学影像科初年主治医师的水平。在培训过程中，受训者要按期完成培训细则的要求，掌握相应技能和理论知识外，还要注重对医德医风以及全面素质的培养，为成为医疗、教学、科研全面发展的人才打下良好基础。

二、轮转科室和时间安排

轮转科室或专业	轮转时间（月）
口腔颌面部 X 线	6
口腔颌面部螺旋 CT	6
口腔颌面部锥形束 CT	6
口腔颌面部超声	6
合计	24

三、培训内容与要求

（一）轮转目的

口腔颌面医学影像科专科医师培训以全面熟练掌握并综合运用口腔颌面医学影像学专业知识与技能为目标，主要在口腔颌面医学影像科从事门诊工作 24 个月。

1. 系统掌握口腔颌面医学影像学专业理论知识，熟练掌握 X 线、螺旋 CT、锥形束 CT、磁共振成像、超声诊断的基本原理和方法，掌握其在口腔颌面部疾病中的适应证、临床诊断及局限性。

2．了解介入放射、内镜、核医学的基本原理与方法，了解其在口腔颌面部疾病中的适应证。

3．熟练掌握口腔颌面部常见疾病的临床及影像学表现、掌握诊断报告书写规范。

4．对于口腔颌面部常见炎症、肿瘤以及发育异常等疾病能够独立进行诊断。

（二）轮转要求

1．口腔颌面部 X 线诊断

（1）掌握 X 线投照技术和暗室工作 2～4 周。

（2）掌握牙科专用 X 线机、曲面体层机、DR 及 CR 的工作原理、操作方法以及机器维护保养常识。

（3）掌握放射防护规则及要求。

（4）掌握颅颌面及颈部正常 X 线解剖。掌握口腔颌面部 X 线造影术，包括唾液腺造影、瘘管造影及颞下颌关节腔造影等。

（5）掌握牙齿、颌骨、颞下颌关节、唾液腺常见疾病的 X 线诊断，掌握诊断报告的书写规范。

2．口腔颌面部螺旋 CT

（1）掌握螺旋 CT 工作原理、检查方法及图像后处理技术。

（2）掌握颅颌面及颈部 CT 断层解剖。

（3）掌握颅颌面部创伤、炎症、肿瘤等疾病的影像学诊断要点，掌握诊断报告书写规范。

3．口腔颌面部锥形束 CT

（1）掌握锥形束 CT 成像原理、适应证、检查方法以及图像后处理技术。

（2）掌握牙齿、颌骨、颞下颌关节、鼻旁窦等颌面部重要解剖结构的影像学表现。

（3）掌握常见牙体、牙周、颌骨、颞下颌关节常见疾病的影像诊断要点，并掌握诊断报告书写规范。

4．口腔颌面部超声

（1）掌握超声诊断的基本原理与方法，掌握适应证及临床检查方法。

（2）掌握颌面颈部常见软组织器官（包括腮腺、颌下腺、甲状腺及颈部淋巴结等）的灰阶及彩色超声影像解剖特点。

（3）掌握常见口腔颌面部软组织疾病的超声影像诊断要点，掌握诊断报告书写规范。

（三）临床操作病种及数量要求

操作项目名称	例数（≥）
牙齿、颌骨、颞下颌关节、唾液腺常见病的 X 线诊断报告	500
各种造影	100
口腔颌面部锥形束 CT 诊断报告	200

续表

操作项目名称	例数（≥）
口腔颌面部螺旋 CT 诊断报告	200
口腔颌面部超声诊断报告	100
合计	1100

（四）科研教学

1．培训期间应结合临床实践开展临床科研，撰写并以第一作者身份在核心期刊发表论文或文献综述一篇及以上。

2．协助主治医师指导低年资住院医师工作，指导实习医师工作，参与疑难病例讨论、死亡病例讨论、医疗事故 / 纠纷病例讨论、团队式教学等医疗、教学活动的组织及病历资料准备。

3．完成口腔颌面部 X 线诊断典型病例报告或讨论 10 例、口腔颌面部螺旋 CT 典型病例报告或讨论 10 例、口腔颌面部锥形束 CT 典型病例报告或讨论 10 例、口腔颌面部超声典型病例报告或讨论 10 例，在科内汇报并编撰成册。

4．轮转口腔颌面部 X 线、CT 及超声期间担任总住院医师工作 6 个月，负责解决门诊及急诊中专科医师及进修医师遇到的疑难问题；组织科内讲课、病例讨论工作；担任科内部分行政工作，提高独立临床工作能力。

5．参加本学科组织的口腔医学影像学专题讲座，包括以下方面：颞下颌关节疾病影像诊断学进展、唾液腺疾病影像诊断进展、口腔颌面部肿瘤影像诊断进展、数字化技术在口腔颌面部影像诊断学中的应用。累计达 20 学时。

6．完成口腔颌面医学影像专业外文文献翻译 1 ~ 2 篇（中文＞3000 字）。

四、参考书目与扩展阅读

1．张震康，俞光岩．实用口腔科学．3 版．北京：人民卫生出版社，2009.

2．中华医学会．临床技术操作规范：口腔医学分册．北京：人民军医出版社，2004.

3．吴运堂．口腔颌面骨疾病临床影像诊断学．北京：北京大学医学出版社，2015.

4．冯海兰，郭传瑸．口腔医学导论．2 版．北京：北京大学医学出版社，2013.

5．张震康，俞光岩．口腔颌面外科学．2 版．北京：北京大学医学出版社，2013.

6．Ric Harnsberger. Diagnostic Imaging：Head and Neck．Salt Lake City：Amirsys，2004.

7．White SC. Oral Radiology：Principles and Interpretation. 6th ed．St Louis：Mosby，2008.

8．期刊：中华口腔医学杂志；华西口腔医学杂志；实用口腔医学杂志；现代口腔医学杂志；临床口腔医学杂志；上海口腔医学；北京口腔医学；口腔医学研究；Dentomaxillofacial Radiology；Journal of Dental Research；JADA；Oral Surg Oral Med Oral Pathol oral Radiol 等．

口腔修复专科医师培训细则

口腔修复学是口腔医学的一个重要分支，是隶属口腔医学的二级学科，是用符合口腔生理和生物力学的方法修复口腔内及颌面部各种缺损为主要内容的学科。口腔修复科的诊治范围包括牙体缺损、牙列缺损、牙列缺失的治疗，颞下颌关节病、牙周病的修复治疗以及颌面缺损的修复治疗等。

口腔修复学专科医师规范化培训时间为2年。受训医师必须完成口腔修复科住院医师规范化培训之后方可接受本阶段培训。前期参加口腔科/口腔全科住院医师规范化培训者，需根据实际临床综合能力适当延长专科医师培训时间。

一、培训目标

通过专科医师理论学习和临床实践，熟练掌握各类修复体的适应证和设计原则，达到口腔修复专科初级主治医师的水平。在培训过程中，受训者要按期完成培训细则的要求，掌握相应技能和理论知识外，还要注重对医德医风以及全面素质的培养，为成为医疗、教学、科研全面发展的人才打下良好的基础。

二、轮转科室和时间安排

在口腔修复科门诊工作24个月。

三、培训内容与要求

（一）轮转目的和要求

口腔修复学专科医师培训以全面熟练掌握并综合运用口腔修复专业知识与技能为目标要求：

1. 熟悉口腔修复学专业基础理论，掌握各类修复体的适应证、设计原则。
2. 熟练掌握修复科常见疾病的临床诊治。
3. 掌握复杂病例的设计原则和诊治方法。

（二）临床技能训练要求

治疗或操作项目名称	年完成例数（≥）
总义齿（含单颌总义齿）	4
可摘局部义齿（含铸造局部义齿）	40
全冠类修复体	50
固定桥（含粘接固定桥）	5
桩核	30
贴面、嵌体	10
各类附着体或覆盖义齿	5
种植修复（含种植手术助手）	5
合计	149

（三）科研教学

1．培训期间应结合临床实践开展临床科研，撰写并以第一作者身份在核心期刊发表论文或文献综述一篇及以上。

2．协助主治医师指导低年资住院医师工作，指导实习医师工作，参与疑难病例讨论、死亡病例讨论、医疗事故 / 纠纷病例讨论、团队式教学等医疗、教学活动的组织及病历资料准备。

3．每 4 个月在全科作一次"专题综述"或组织全科病例讨论，两年不少于 5 次。

4．参加科内会诊；担任门诊组长等科室管理工作 6 个月。

四、参考书目与扩展阅读

1．张震康，俞光岩．实用口腔科学．3 版．北京：人民卫生出版社，2009.

2．中华医学会．临床技术操作规范：口腔医学分册．北京：人民军医出版社，2004.

3．冯海兰，郭传瑸．口腔医学导论．2 版．北京：北京大学医学出版社，2013.

4．冯海兰，徐军．口腔修复学．2 版．北京：北京大学医学出版社，2013.

5．谢秋菲．牙体解剖与口腔生理学．2 版．北京：北京大学医学出版社，2013.

6．周永胜．口腔修复工艺学．2 版．北京：北京大学医学出版社，2015.

7．林野．口腔种植学．2 版．北京：北京大学医学出版社，2014.

8．期刊：中华口腔医学杂志；华西口腔医学杂志；实用口腔医学杂志；现代口腔医学杂志；临床口腔医学杂志；上海口腔医学；北京口腔医学；口腔医学研究；Journal of Dental Research；JADA；Int J Prosthodontics；Journal of Prosthetic Dentistry；The International Journal of Oral and Maxillofacial Implants；Clinical Oral Implants Research；Oral Surgery Oral Med Oral Pathol oral Radio Endo 等.

口腔正畸专科医师培训细则

口腔正畸学是口腔医学的一个重要分支，口腔正畸科是隶属口腔医学的二级学科，是以研究错𬌗畸形的病因机制、诊断分析及其预防和治疗为主要内容的学科。口腔正畸科的诊治范围包括牙颌、颅面间关系不协调而引起的各种畸形。为口腔错𬌗畸形患者提供专业性诊治服务和实施口腔健康预防保健措施。

口腔正畸科专科医师规范化培训培时间为 2 年。受训医师必须完成口腔正畸科住院医师规范化培训之后方可接受本阶段培训。前期参加口腔科 / 口腔全科住院医师规范化培训者，可根据实际临床综合能力适当延长专科医师培训时间。

一、培训目标

通过专科医师理论学习和临床实践，熟练掌握各类错𬌗畸形的病因机制、诊断分析及其预防和治疗原则，达到口腔正畸科初年主治医师的水平。在培训过程中，受训者要按期完成培训细则的要求，掌握相应技能和理论知识外，还要注重对医德医风以及全面素质的培养，为成为医疗、教学、科研全面发展的人才打下良好的基础。

二、轮转科室和时间安排

在口腔正畸门诊工作 24 个月。

三、培训内容与要求

（一）轮转目的和要求

口腔正畸科专科医师培训以全面熟练掌握并综合运用口腔正畸专业知识与技能为目标。

1. 具备询问病史、临床检查及正确诊断的能力；掌握正畸病历的书写及临床患者的系统和特殊检查。

2. 掌握错𬌗畸形病因、诊断分类、矫治基本原则和方法；能够独立诊治口腔正畸科常见错𬌗畸形。

3. 掌握正畸学基本理论及矫治基本原则和临床操作常用的矫治技术。

4. 掌握 X 线头影测量分析及模型测量技术。

5. 掌握标准方丝弓矫治器、直丝弓矫治器、功能矫治器等临床矫治原理，并能在临床上熟练运用。能够掌握矫治器的新进展，如自锁托槽、无托槽隐形矫治器及舌侧矫治器的临床应用及适应证。

6. 开展各类错殆畸形的早期矫治、综合正畸治疗及多学科合作正畸治疗。

（二）临床技能训练要求

1. 第 1 年在上级医师的指导下，接诊如下数量的初诊病例，完成对这些病例的诊断设计，予以正确而有序的临床治疗操作，并进行病例阶段矫治效果评估。

疾病名称	接诊例数（≥）
早期矫治病例	15
拔牙矫治病例	20
非拔牙矫治病例	25
多学科合作病例	5
合计	65

2. 第 2 年在上级医师指导下，完成矫治如下数量的病例。

疾病名称	完成例数（≥）
早期矫治病例	15
拔牙矫治病例	5
非拔牙矫治病例	10
多学科合作病例	1
合计	31

3. 担任门诊组长工作 6 个月，负责安排和协调正畸科的日常工作，如患者安排，医护技的工作协调，组织疑难病例讨论，诊室医疗总负责及部分行政管理工作等。

4. 担任部分院内会诊工作。

（三）科研教学

1. 培训期间应结合临床实践开展临床科研，撰写并以第一作者身份在核心期刊发表论文或文献综述一篇及以上。

2. 协助主治医师指导低年资住院医师工作，指导实习医师工作，参与疑难病例讨论、死亡病例讨论、医疗事故/纠纷病例讨论、团队式教学等医疗、教学活动的组织及病历资料准备。

3. 第 1 年结束时，进行接诊数量的检查及 10 例矫治病例的进展报告；第 2 年结束时，针对完成病例进行 10 例报告。

4. 能较熟练地阅读口腔正畸专业的外文杂志和书籍，完成口腔正畸相关内容综述 1 篇。

四、参考书目与扩展阅读

1．张震康，俞光岩．实用口腔科学．3 版．北京：人民卫生出版社，2009．

2．中华医学会．临床技术操作规范：口腔医学分册．北京：人民军医出版社，2004．

3．冯海兰，郭传瑸．口腔医学导论．2 版．北京：北京大学医学出版社，2013．

4．张震康，俞光岩．口腔颌面外科学．2 版．北京：北京大学医学出版社，2013．

5．冯海兰，徐军．口腔修复学．2 版．北京：北京大学医学出版社，2013．

6．傅民魁，林久祥．口腔正畸学．2 版．北京：北京大学医学出版社，2014．

7．期刊：中华口腔医学杂志；华西口腔医学杂志；实用口腔医学杂志；现代口腔医学杂志；中华口腔正畸学杂志；临床口腔医学杂志；上海口腔医学；北京口腔医学；口腔医学研究；Journal of Dental Research；JADA；Oral Surg oral Med Oral Pathol oral Radio Endo 等．

8．口腔正畸专业的外文杂志：美国正畸杂志（AJODO）、Angle 正畸杂志（Angle Orthodontist）和欧洲正畸杂志（EJO）、精读中文正畸学专著一部，选读 Proffit 或 Graber 正畸学有关章节．

口腔病理专科医师培训细则

口腔病理学（Oral Pathology）是一门以研究口腔颌面部疾病的病变性质、病因、发病机制为主要内容的学科，是口腔医学中的重要基础学科。口腔病理学理论既是临床对口腔疾病正确诊断、治疗的基础，又是联系口腔专业临床与基础医学之间的桥梁。口腔病理科也是重要的临床科室，口腔病理专科医师规范化培训以口腔颌面部疾病的临床病理诊断训练为主，辅以相关技术操作培训，结合理论知识学习，使受训者的基本理论、基本知识和基本技能进一步提高，具有合格的口腔病理诊断技能。与口腔其他专科相比，口腔病理专科培训更注重对口腔颌面部疾病性质、病因、发病机制、疾病过程及其临床病理诊断要点的掌握。

受训医师必须完成口腔病理科或临床病理科住院医师规范化培训后方可接受本阶段培训，口腔病理专科医师规范化培训时间为 2 年。

一、培训目标

通过理论学习和临床实践，进行口腔病理专科培养，使培养对象掌握常见口腔颌面部疾病的临床病理诊断，对疑难病例能提出正确的诊断思路和鉴别诊断要点，能够参与和胜任疾病的多学科诊治中的口腔临床病理讨论，掌握标本取材、常用组织标本处理、切片、染色及硬组织切片制备、免疫组化及特殊染色等病理技术，了解口腔病理常见疾病的临床治疗和手术治疗原则；有一定的专业外文资料阅读能力，了解口腔病理学的新进展、新动态、新知识，提高相关的科研能力并对口腔颌面部疾病研究有所贡献；达到口腔病理科初年主治医师水平。

二、轮转科室和时间安排

轮转科室或专业	轮转时间（月）
口腔颌面外科	2
口腔黏膜科	2
口腔颌面影像科	2
口腔病理科	18
合计	24

1. 理论知识以自学和讨论为主，有部分授课；实践技能通过临床科室轮转进行培养。

2．与其他临床科室保持密切联系，对典型或罕见病例进行学习。

三、培训内容与要求

（一）口腔颌面外科学

1．轮转目的

（1）理论知识学习：巩固大学本科阶段所学口腔颌面外科学的理论知识，阅读经典著作及相关文献，参加必修课或选修课的学习。

（2）临床技能训练：掌握口腔颌面外科的病史采集、检查方法和病历书写以及各种申请单的正确填写。初步掌握口腔颌面外科常见病、多发病的病因、发病机制、临床表现、诊断和鉴别诊断、治疗原则和处理方法。熟悉口腔颌面外科各项诊疗常规和技术操作常规。

2．学习病种基本要求

（1）颞下颌关节病。

（2）牙颌面畸形疾病（包括颌骨发育过度／不足、牙源性错𬌗畸形、复合性牙颌面畸形等）和颅面裂疾病。

（3）头颈部肿瘤性疾病。

（4）唾液腺疾病。

（5）口腔颌面部感染性疾病。

（6）系统性疾病在口腔颌面部表现。

（二）口腔黏膜科

1．轮转目的

理论知识学习：巩固大学本科阶段所学口腔黏膜病学的理论知识，阅读经典著作及相关文献，参加必修课或选修课的学习（重点在常见多发的口腔黏膜病）。

临床技能训练：

（1）掌握口腔黏膜病的病史采集、检查方法和病历书写，初步掌握口腔黏膜常见病、多发病的病因、发病机制、临床表现、诊断和鉴别诊断、治疗原则和处理方法。

（2）掌握复发性口腔溃疡、扁平苔藓、疱疹性口炎、慢性盘状红斑狼疮、口腔白色念珠菌感染等疾病的诊治原则。

（3）熟悉慢性唇炎、白斑、红斑、天疱疮等疾病的诊治原则。

（4）了解某些全身疾病在口腔的表现，如艾滋病、梅毒等。

2．学习病种的基本要求

（1）复发性口腔溃疡、扁平苔藓、疱疹性口炎、慢性盘状红斑狼疮、口腔白念珠菌感染、慢性唇炎、白斑、红斑、疱性疾患及其他常见病种。

（2）通过小讲课、病例讨论等，加强对罕见病的认识，提高鉴别诊断能力。

（三）口腔颌面影像科

1．轮转目的

（1）理论知识学习：巩固大学本科阶段所学口腔颌面影像学的理论知识，阅读经典著作，参加必修课和选修课的学习。

（2）临床技能训练：初步掌握常用 X 线检查片位的正常解剖结构识别及常见颌骨疾病的 X 线诊断。了解口腔颌面部常见疾病的影像学表现，了解各类造影检查的操作过程。

2．学习病种的基本要求

阅读并参与诊断常见口腔疾病 X 线片（牙片、全景片、华氏位、颧弓切线位、下颌骨正侧位等）、CT 片。（总数＞ 200 例）

（四）口腔病理科

1．轮转目的

理论知识学习：巩固大学本科阶段所学病理学的理论知识并自学相关诊断病理学知识。

临床技能训练：

（1）掌握口腔病理诊断的全过程，包括病理取材、大体标本观察及描述、制片、染片、镜下观察及诊断、报告过程。

（2）掌握冰冻诊断的全过程。

（3）掌握口腔常见疾病的病理诊断。

（4）掌握常用免疫组化及常用特殊染色技术。

（5）了解分子生物学在病理诊断中的应用。

2．基本标准

（1）学习病种及例数要求（18 个月）

疾病种类	例数（≥）
口腔黏膜病	50
颌骨非肿瘤性及肿瘤性疾病	250
唾液腺非肿瘤性及肿瘤性疾病	300
口腔颌面部其他组织来源的肿瘤和瘤样病变	650
其他疾病	300

（2）基本技能要求

基本技能	例数（≥）
外检的肉眼标本观察、取材	800
外检切片阅片	1500
了解冰冻切片的适应证，参与冰冻切片诊断	200
参与疑难病例的会诊预诊及讨论	80

续表

基本技能	例数（≥）
参与临床病理讨论，并在上级医师指导下完成讨论病例的病理检查报告	5
掌握免疫组化染色及特殊染色在病理诊断和鉴别诊断中的应用原则和准确判断结果的技能	100

（五）科研教学

1．培训期间应结合临床实践开展临床科研，撰写并以第一作者身份在核心期刊发表论文或文献综述一篇及以上。

2．协助主治医师指导低年资住院医师工作，指导实习医师工作，参与疑难病例讨论、死亡病例讨论、医疗事故/纠纷病例讨论、团队式教学等医疗、教学活动的组织及病历资料准备。

3．熟练掌握一门外语的专业阅读能力。

四、参考书目与扩展阅读

1．于世凤．口腔组织病理学．7 版．北京：人民卫生出版社，2012.

2．陈谦明．口腔黏膜病学．4 版．北京：人民卫生出版社，2012.

3．孟焕新．牙周病学．4 版．北京：人民卫生出版社，2012.

4．马绪臣．口腔颌面医学影像诊断学．6 版．北京：人民卫生出版社，2012.

5．樊明文．牙体牙髓病学．4 版．北京：人民卫生出版社，2012.

6．张志愿．口腔颌面外科学．7 版．北京：人民卫生出版社，2012.

7．章魁华，于世凤．实验口腔医学．2 版．北京：人民卫生出版社，2010.

8．Shafer WG，Hine MK，Levy RM. A textbook of oral pathology. 4th ed. Philadelphia：Saunders，1983.

9．Sapp JP，Eversole LR，Wysocki GP. Contemporary oral and maxillofacial pathology. Missouri：Mosby，1997.

10．Barns L，Everson JW，Reichart P，et al. Pathology and genetics of head and neck tumors．Lyon：IARC Press，2005.

11．Fletcher CDM，Unni KK，Mertens F. WHO classification of tumors. Pathology and genetics of tumors of soft tissue and bone．Lyon：IARC Press，2002.

12．Neville BW，Damm DD，Allen CM，Bouquot JE. Oral and Maxillofacial Pathology. 3rd ed. Philadelphia：Elsevier，2009.

13．Gnepp DR. Diagnostic surgical pathology of the head and neck. 2nd ed. Philadelphia：Saunders，2009.

14．期刊：中华口腔医学杂志；华西口腔医学杂志；实用口腔医学杂志；现代口腔医学杂志；上海口腔医学杂志；临床口腔医学杂志；北京口腔医学；口腔医学研究；Journal of Dental Research；Oral Surg Oral Med Oral Pathol Oral Endo Oral Radio；Journal of Oral Pathology & Medicine；JADA 等。

肿瘤放射治疗专科医师培训细则

肿瘤放射治疗学又称放射肿瘤学，是主要研究放射线单独或结合其他治疗方法治疗肿瘤的临床医学。放射治疗是目前恶性肿瘤最重要的治疗手段之一，约50%～70%的肿瘤患者在病程中需要放疗，部分肿瘤可由放疗治愈。因此，肿瘤放射治疗专科医师培训尤为重要。本细则根据肿瘤放射治疗科特点制定，着重临床能力培训具体实施。

肿瘤放射治疗专科医师规范化培训时间为3年，受训医师必须完成放射肿瘤住院医师规范化培训之后方可进入本阶段培训。

一、培养目标

通过规范化的肿瘤放射治疗专科医师培训，使受训医师初步胜任常见肿瘤的调强放射治疗和疑难病例的诊疗工作；具备初步的临床医学教学意识和临床科研能力，具备阅读外文文献和进行国际交流所需的专业外语能力；临床经验、临床思维能力和临床实践操作技能，达到肿瘤放射治疗科初年主治医师水平。

二、轮转科室和时间安排

轮转科室或专业	时间（月）	备注
肿瘤内科	4	消化、乳腺、呼吸、淋巴各2个月，4选2
放疗科（头颈肿瘤）	6	
放疗科（胸部肿瘤）	6	
放疗科（腹部肿瘤）	6	
放疗科（妇科肿瘤）	2	
放疗科（乳腺肿瘤）	2	
放疗科（放疗综合）	2	
总住院医师	6	
科研	2	
合计	36	

注：1. 肿瘤内科所选专业与住院医师规范化培训阶段不能重复。

2. 放疗综合主要包括：基因热疗、粒子治疗。

三、培养内容与要求

掌握放疗的指证；掌握常见肿瘤综合治疗的原则、循证医学证据、治疗结果、预后和生存概率；掌握正常组织的耐受剂量，常见放疗并发症的诊断和治疗。熟悉质子治疗、中子治疗、断层放疗、放射性粒子治疗的原理及特点；熟悉肿瘤发生、发展的分子机制、基因治疗原理。熟练阅读肿瘤放射治疗学相关英文资料。熟悉临床科研设计和实施，资料收集、CRF表的填写、资料分析、结果解释、论文撰写方法。通过总住院医师训练，提高协调能力，具备较强的演讲能力。

（一）头颈肿瘤组（6个月）

1. 轮转目的

掌握：鼻咽癌临床表现、影像学表现、诊断标准、分期标准、鼻咽区及相邻组织器官的解剖、十二对脑神经出颅途径、放化综合治疗的循证医学依据和治疗方法及其生存率、根治性放疗的适应证、靶区勾画、放疗计划的评价标准、放射性副反应的诊治、疗效评价、随访要点；喉癌、口腔癌、上颌窦癌、下咽癌、颈段食管癌、甲状腺癌等恶性肿瘤单纯放疗、术前放疗、术后放疗、同步放化疗的适应证、优缺点、靶区勾画、放化综合治疗的适应证和常用方案、治疗方法及不同治疗方法的生存率、随访要点。脑胶质瘤的术后放疗、放化综合治疗的原则、适应证、靶区勾画、治疗方法及不同治疗方法的生存率、随访要点及头颈肿瘤急症如颅内高压和窒息的预防和紧急处理。

了解：头颈肿瘤调强放疗计划设计原理、剂量分割的原理。

2. 基本要求

（1）学习病种及病例数要求

病种	例数（≥）
鼻咽癌	10
喉癌、下咽癌、口腔癌、上颌窦癌等	20
脑瘤	5
其他头颈肿瘤	5
合计	40

独立管理门诊放疗患者（≥40人）或住院病床5张、书写放疗住院病历20份。

（2）基本技能要求

技能操作名称	例数（≥）
常规模拟定位	1～5
CT定位或MRI定位	30
靶区勾画及计划评估	30
头颈部大出血、颅内高压、窒息处理	1～2

6 个月要求 ≥ 60 人次。

(二) 胸部肿瘤组 (6 个月)

1. 轮转目的

掌握：非小细胞肺癌和小细胞肺癌临床表现、影像学表现、诊断标准、分期标准；早期非小细胞肺癌放疗的适应证和剂量分割方式、生存率；早期非小细胞肺癌手术治疗的利弊；局部晚期非小细胞肺癌多学科综合治疗的循证医学依据和治疗方法、手术治疗的利弊；非小细胞肺癌单纯放射治疗、同步放化疗后的生存率；局限期小细胞肺癌与广泛期小细胞肺癌治疗原则，放化疗的时机选择；根治性放疗的适应证和剂量分割、靶区勾画、放疗计划的评价标准、放射性副反应的诊治；疗效评价指标、方法；随访要点；脑预防放疗的适应证和利弊；放疗后复发性肺癌的诊断、治疗。

掌握：非颈段食管癌临床表现、影像学表现、诊断标准、分期标准、综合治疗的循证医学依据；食管癌放射治疗、手术治疗的适应证、并发症、不同治疗方法的生存率；根治性放疗和术前放疗、术后放疗的适应证；根治性放疗、术前放疗、术后放疗的放疗剂量、靶区勾画、放疗计划的评价标准；食管癌放疗副反应的诊治；食管癌疗效评价、随访要点；放疗后复发食管癌的诊断、治疗。

掌握：胸腺瘤等其他恶性肿瘤单纯放疗、术前放疗、术后放疗的适应证、优缺点、靶区勾画、治疗方法及不同治疗方法的生存率。

掌握：胸部肿瘤急症 (上腔静脉压迫综合征、脊髓压迫综合征、放射性肺炎) 的诊断、处理。

了解：胸部肿瘤调强放疗计划设计原理、剂量分割的原理、多学科综合治疗的共识、争论焦点。

2. 基本要求

(1) 学习病种及病例数要求

病种	例数 (≥)
非小细胞肺癌	20
小细胞肺癌	10
食管癌	5
胸腺瘤及其他胸部肿瘤	5
合计	40

独立管理门诊放疗患者 (≥ 40 人) 或住院病床 5 张、书写放疗住院病历 20 份。

(2) 基本技能要求

技能操作名称	例数（≥）
常规模拟定位	1～5
CT 定位及 MRI 定位	30
靶区勾画	30
心跳呼吸骤停抢救、咯血和呼吸衰竭抢救	2～4

6个月要求≥60人次。

（三）腹部肿瘤组（6个月）

1．轮转目的

掌握：胃癌、直肠癌、肝癌、胰腺癌、肛管癌等消化道恶性肿瘤的治疗原则和循证医学依据；大肠癌、胃癌术前放疗、术前放化疗、术后放疗、术后放化疗的适应证、放疗方式及剂量选择、作用；肝癌、胰腺癌放疗的适应证、放疗方式及剂量选择；腹部肿瘤放疗急慢性毒副作用的评价标准和处理；胃癌、直肠癌等的靶区勾画和计划评估。

了解：一些少见肿瘤如胃肠间质瘤和腹膜间皮瘤的临床表现、诊断和治疗原则和循证医学依据。

2．基本要求

（1）学习病种及病例数要求

病种	例数（≥）
大肠癌	20
胃癌	6
肝癌	6
胰腺癌	2
其他腹部肿瘤	6
合计	40

独立管理门诊放疗患者（≥40人）或住院病床5张、书写放疗住院病历20份。

（2）基本技能要求

技能操作名称	例数（≥）
常规模拟定位	1～5
CT 定位及 MRI 定位	30
靶区勾画及复位	30
消化道大出血或妇科出血抢救	2

6个月要求≥60人次。

(四) 妇科肿瘤组 (2个月)

1. 轮转目的

掌握：宫颈癌、卵巢癌、子宫内膜癌、外阴癌等妇科恶性肿瘤的治疗原则和循证医学依据；妇科肿瘤放疗的适应证、放疗方式及剂量选择；妇科肿瘤放疗急慢性毒副作用的评价标准和处理；宫颈癌、子宫内膜癌等的靶区勾画和计划评估。

了解：一些少见肿瘤如宫颈肉瘤、宫颈黑色素瘤的临床表现、诊断和治疗原则和循证医学依据。

2. 基本要求

(1) 学习病种及病例数要求

病种	例数（≥）
宫颈癌	10
卵巢癌	3
子宫内膜癌	2
其他妇科肿瘤	5
合计	20

独立管理门诊放疗患者（≥20人）或住院病床5张、书写放疗住院病历10份。

(2) 基本技能要求

技能操作名称	例数（≥）
常规模拟定位	1～5
CT定位或MRI定位	15
靶区勾画	5

2个月要求≥20人次。

(五) 乳腺肿瘤组 (2个月)

1. 轮转目的

掌握：乳腺癌的影像学表现、诊断标准、分期标准、综合治疗的循证医学依据；早期乳腺癌保乳治疗的适应证和放疗的作用；早期乳腺癌改良根治术后的辅助治疗原则和放疗的作用；晚期乳腺癌术前化疗、手术和放疗的作用；早期乳腺癌保乳术后放疗的靶区勾画和计划评价；预后和随访。

了解：乳腺癌的分子分型及靶向治疗的适应证。

2. 基本要求

（1）学习病种及病例数要求

病种	例数（≥）
乳腺癌保乳术后	10
乳腺癌改良根治术后	8
其他	2
合计	20

独立管理门诊放疗患者（≥ 20 人）

（2）基本技能要求

技能操作名称	例数（≥）
常规模拟定位	1 ～ 5
CT 定位	10
靶区勾画	10

2 个月要求 ≥ 20 人次。

（六）基因热疗组（2 个月）

1．轮转目的

掌握：基因治疗和热疗的作用机制；肿瘤局部热疗与基因治疗与放疗结合的适应证、治疗时机与注意事项；晚期肿瘤的综合治疗原则与方法。

了解：全身热疗的适应证、禁忌证及注意事项。

2．基本要求

（1）学习病种及病例数要求

病种	例数（≥）
基因治疗	5
浅部热疗	8
深部热疗	5
全身热疗	2
合计	20

独立管理门诊基因热疗放疗患者（≥ 20 人）或住院病床 5 张、书写放疗住院病历 10 份。

（2）基本技能要求

技能操作名称	例数（≥）
基因灌注或瘤内注射	5
浅部热疗操作	10
深部热疗操作	10
全身热疗操作	1～5

2个月要求≥20人次。

（七）放射性粒子治疗组（**2个月**）

1．轮转目的

掌握：放射性粒子治疗的适应证、预后因素及评效标准；粒子治疗的计划设计及机制；放射性粒子治疗与外照射治疗的关系与协同作用。

了解：3D打印的原理及方法；粒子插值与贴敷。

2．基本要求

（1）学习病种及病例数要求

病种	例数（≥）
前列腺癌	5
软组织肉瘤	5
肝癌	5
腹盆腔晚期肿瘤	3
其他	2
合计	20

独立管理门诊放疗患者（≥20人）或住院病床5张、书写放疗住院病历10份。

（2）基本技能要求

技能操作名称	例数（≥）
CT引导下粒子穿刺植入	10
B超引导下粒子穿刺植入	10

2个月要求≥20人次。

（八）总住院医师（**6个月**）

目的：培养管理能力、教学能力及相关协调能力。

要求：协助科主任实施科室行政业务管理工作。完成一定的门诊和病房的治疗工作，承担院内专科会诊（≥1次/月），带领下级医师晚查房（≥1次/月）。组织和参加疑难病例的讨论（≥1次/周）及危重患者的抢救，带教进修医师或低年资住院医师。

（九）科研与教学

1. 了解临床科研的思路、方法及统计学方法；掌握一定的实验技术及技巧；了解本专业目前最新的科研动向；参与临床或基础课题的设计、实施及资料总结；掌握论文的撰写技巧等。

2. 业务学习：在3年专科医师培训期间，要求参加下列业务学习：

课程内容	课程时长	总量要求
理论课（大课）	3小时/次	60小时
临床讲课（小讲课）	0.5小时/次	30小时
读书报告会	1～1.5小时/次	≥60篇文献阅读量
科研讨论会	1小时/次	≥10次
医学人文教育	2小时	≥3次
指导下级医师	0.5小时/次	≥10小时/年

3. 论文发表：结合临床实践，在上级医师指导下发表2篇独立第一作者的核心期刊科研或临床研究论文，或者1篇PUBMED检索或SCI收录的独立第一作者研究论文。

四、参考书目与扩展阅读

1. 殷蔚伯，余子豪，徐国镇等. 肿瘤放射治疗学. 4版. 北京：中国协和医科大学出版社，2010.

2. 胡逸民. 肿瘤放射物理学. 北京：原子能出版社，1999.

3. Abeloff MD，Armitage JO，Lichter AS. Et al. 临床肿瘤学. 徐光炜主译. 沈阳：辽宁教育出版社，1999.

4. 汤钊猷. 现代肿瘤学. 3版. 上海：复旦大学出版社，2011.

5. 朱广迎. 放射肿瘤学. 3版. 北京：科学技术文献出版社，2015.

6. Halperin EC，Perez CA，Brady LW. et al. Perez和Brady放射肿瘤学原则与实践. 5版. 朱广迎，李晔雄，夏廷毅等主译. 天津：天津科技翻译出版有限公司，2012.

7. Halperin EC，Perez CA，Brady LW，et al. Perez and Brady's Principles and Practice of Radiation Oncology. 5th ed. Philadelphia：Lippincott Williams & Wilkins，2007.

8. Joiner M，Van der Kogel A. Basic clinical radiobiology. 4th ed. Oxford：Oxford University Press，2009.

9. 刘彤华. 诊断病理学. 3版. 北京：人民卫生出版社，2013.

10. 期刊：中华放射肿瘤学杂志；中华肿瘤学杂志；International Journal of Radiation

Oncology；Biology and Physics；Journal of Clinical Oncology Cancer、Radiotherapy Oncology；New England J Medicine Lancet oncology Radiotherapy & Oncology、Seminars in Radiation Oncology 等.

11. 专业网站：http：//www.nccn.org（National Comprehensive Cancer Network），www. cstro. org（The Chinese Society of Radiation Oncology），www.astro.org（The American Society of Radiation Oncology），www. estro. be（European Society of Radiation Oncology）等.

肿瘤内科专科医师培训细则

肿瘤内科学是一门以内科知识为基础，又涉及肿瘤发病机制、诊断、治疗、预后相关知识的临床医学。肿瘤专科医师需要通过普通专科培训，掌握呼吸、心血管、消化、泌尿、血液、内分泌等六大系统以及感染、代谢与营养等导致的疾病知识及内科学基本技能，以及肿瘤内科学临床基础知识。并在此基础上，通过进一步的专科临床实践，掌握常见恶性肿瘤的病因、流行病学、病理特点及影像学特征、临床表现、诊断和鉴别诊断，以及手术、放疗、化疗、靶向治疗等主要治疗手段、常见肿瘤并发症的发生机制及防治措施、肿瘤急症的诊疗原则等，从而具备在肿瘤内科领域熟练、独立工作的能力。

根据肿瘤内科专科医师一体化培训的需要制定分阶段培训标准如下：

普通专科阶段

一、培训目标

通过规范化培训，使住院医师打下扎实的内科临床工作基础，能够掌握正确的临床工作方法、准确采集病史、规范体格检查、正确书写病历，掌握内科常见病症的鉴别诊断思路；掌握内科常见疾病的诊疗常规和临床路径；熟悉各轮转科室诊疗常规（包括诊疗技术）。培训结束时，住院医师应具有良好的职业道德和人际沟通能力。

通过 12 个月的肿瘤专科培训（其中含 3 个月机动时间），要求肿瘤内科住院医师掌握肿瘤内科的基本理论和知识，如肿瘤化学治疗的基本原则、抗肿瘤治疗的疗效评价和不良反应分级、常见肿瘤并发症等。通过参加多学科综合治疗协作组讨论，培养多学科综合治疗及循证医学理念，了解常见肿瘤的其他治疗手段及各种治疗手段的优势与不足。

二、轮转科室和时间安排

（一）内科学轮转要求及时间

轮转科室或专业	轮转时间（月）
心内科（含 CCU）	4
呼吸内科	2
消化内科	2

轮转科室或专业	轮转时间（月）
肾脏内科	2
血液内科	2
内分泌内科	2
风湿免疫科	2
感染科	2
内科 ICU/ 呼吸 ICU/ 综合 ICU	2
急诊科	4
合计	24

（二）肿瘤内科轮转要求及时间

轮转科室或专业	轮转时间（月）
肿瘤内科	9
机动	3
合计	12

三、培训内容与要求

（一）掌握肿瘤内科常见疾病的基础理论、流行病学特点、发病机制、诊治原则及规范

具体要求如下：

1．常见肿瘤的病因与发病机制，生物学行为。

2．临床症状与体征，常用的辅助检查方法和意义。

3．诊断标准与鉴别诊断。

4．临床及病理分期标准。

5．多学科综合治疗在常见肿瘤治疗中的价值和作用。

6．药物治疗的适应证、禁忌证和治疗原则。

7．药物治疗不良反应的防治。

8．肿瘤相关贫血、癌性肠梗阻、恶病质、高钙血症、溶瘤综合征、副癌综合征、癌痛等各种肿瘤并发症和急症的临床表现及诊断治疗方法。

9．抗肿瘤治疗临床疗效及不良反应的评估标准及方法。

10．了解医学伦理学在肿瘤临床研究中的应用。

11．了解肿瘤临床研究的目的、过程、分类和基本原则。

（二）病种及病例数要求

参加肿瘤内科培训的医师在具备肿瘤内科培训资质的基地内接受培训，需要掌握肺癌、乳腺癌、淋巴瘤、胃癌、结直肠癌、食管癌等常见恶性肿瘤的基本诊治原则，每月完成 10 ~ 12 例次住院患者的治疗，12 个月内共完成 120 ~ 140 例次。

亚专科阶段

一、培训目标

通过系统的培养，使被培养者在规定的时间内完成所列培养内容，具有一定的病房管理经验，能正确、独立、熟练处理肿瘤内科常见疾病的能力，并具有一定的教学和科研能力。

二、轮转科室和时间安排

（一）通识部分

轮转科室或专业	轮转时间（月）
放疗	3
病理	3
影像	3
合计	9

（二）肿瘤专科部分（从中选转 4 或 5 个专业，共 16 ~ 20 个月）

轮转科室或专业	轮转时间（月）
呼吸系统肿瘤	4
消化系统肿瘤	4
淋巴系统肿瘤	4
乳腺肿瘤	4
其他常见肿瘤	4
合计	16 ~ 20

（三）总住院医师

7 ~ 11 个月。

三、培训内容与要求

在巩固第一阶段理论知识的基础上，深入系统地学习肿瘤学、肿瘤化疗的有关专著，学习免疫学、分子生物学，阅读肿瘤相关刊物。了解肿瘤药物的作用机制和耐药机制，了解肿瘤内科治疗及综合治疗的新进展。了解临床研究基本过程及伦理学要求。

总住院医师培训期间，负责院内会诊，组织业务学习、病历讨论、危重患者抢救，负责检查、修改病历；指导实习医师、进修医师临床工作（病历修改、病历讨论、完成病程记录、指导临床技术操作等）。

（一）肿瘤病理 3 个月

1．轮转目的

熟悉：肿瘤大体标本肉眼检查和取材方法；组织学观察方法；部分常见肿瘤的诊断标准。

了解：肿瘤病理诊断工作流程。

2．基本要求

熟悉：外科病理学检查的作业流程；各种解剖及取材器材的使用方法；肉眼标本检查、取材和外科病理取材记录的书写规范；本专业系统的肿瘤的病理分期；读懂病理诊断报告。

了解：病理诊断的工作流程；良、恶性肿瘤的基本特征。

读书报告：文献报告一次。

参与肉眼标本检查、取材和诊断下述疾病不少于 60 例。

系统	疾病	例数（≥）
呼吸系统	肺鳞状细胞癌、肺腺癌、肺小细胞癌	10
消化系统	食管癌、胃癌、直肠癌、肝细胞癌、胰腺癌、胆管癌	10
淋巴造血系统	霍奇金淋巴瘤、非霍奇金淋巴瘤	5
男性生殖及泌尿系统	膀胱尿路上皮癌、透明细胞肾细胞癌、前列腺癌、睾丸精原细胞瘤	5
女性生殖系统及乳腺	子宫平滑肌瘤、宫颈癌、子宫内膜癌、乳腺纤维腺瘤、叶状肿瘤、腺浸润性导管癌，导管内原位癌	10
内分泌系统	结节性甲状腺肿、甲状腺腺瘤、甲状腺乳头状腺癌、嗜铬细胞瘤、肾上腺皮质腺瘤，神经内分泌肿瘤	10
皮肤及骨软组织	色素痣，黑色素瘤、脂肪瘤、结节性筋膜炎、脂肪肉瘤、平滑肌肉瘤、横纹肌肉瘤、未分化肉瘤骨肉瘤，软骨肉瘤，骨巨细胞瘤	10

（二）肿瘤影像 3 个月

1．轮转目的

（1）了解 X 线、CT、超声、核医学、血管造影等常用影像检查方法及其简单原理，熟悉各自适应证和局限性。

（2）了解常见肿瘤的影像特征及基本诊断、鉴别要点。

（3）了解常见肿瘤分期相关的影像表现特点。

（4）熟悉肿瘤治疗过程中的影像评价的要点，了解各种与治疗相关的特殊影像表现。

2．时间分配及完成报告例数要求

项目内容	时间	例数（≥）
普通 X 线（含胃肠造影及乳腺 X 线摄影）	2 周	50
CT	3 周	75
MRI	1 周	10
核医学	1 周	10
超声	3 周	60
血管造影	2 周	20

3．基本技能要求

（1）了解影像学各基本检查方法特点。

（2）了解诊断报告书写要点。

（三）肿瘤放疗 3 个月

1．培训目的及要求

熟悉放疗的基本概念；了解常见肿瘤放疗的基本原则、作用机制及治疗时机和常用放疗技术；对放疗在肿瘤治疗中的作用与地位有一定的认知。

2．基本技能要求

熟悉肿瘤放疗的基本步骤；

对肿瘤靶区勾画有一定的认识；

了解常见肿瘤放疗的急慢性反应的诊治方法。

书写常见肿瘤放疗病历不少于 10 份

（四）呼吸系统肿瘤　4 个月

1．轮转目的

巩固一阶段所学知识及临床经验，熟练诊治本科常见病及多发病，并能够逐步对疑难病及常见肿瘤急症作出初步诊断及处理意见。

全面掌握胸部常见肿瘤的诊断、病理分型、分期、治疗及预后判断；掌握小细胞肺癌、非小细胞肺癌、恶性胸膜间皮瘤、恶性胸腺瘤、类癌以及不典型类癌的诊断治疗原则，了解肺癌多学科综合治理模式以及肺癌治疗新进展。

掌握恶性胸腔积液的诊断、鉴别诊断及治疗。

掌握目前常用肺癌靶向治疗的作用机制、不良反应的处理，了解靶向治疗新进展。

熟悉肺癌常见并发症的处理：上腔静脉综合征、稀释性低钠血症、高钙血症等。

掌握胸腔化疗、鞘内注射等常见操作及并发症的预防与处理。

2．学习病种及例数要求：书写大病历 4～5 份

病种	例数
小细胞肺癌	5～10
非小细胞肺癌	10～15
纵隔及胸膜恶性肿瘤	1～5

3．技术操作

病种	例数
胸腔穿刺术	5～10
胸腔灌注化疗	5～10

（五）消化系统肿瘤　4个月

1．轮转目的

（1）巩固一阶段所学知识及临床经验，熟练诊治本科常见病及多发病，并能够逐步对疑难病及常见肿瘤急症做出初步诊断及处理意见。

（2）全面掌握消化系统常见肿瘤的诊断、病理分型、分期、治疗及预后判断；重点掌握胃癌、结直肠癌、胰腺癌、肝癌、食管癌、胃肠道间质瘤等不同疾病分期的处理原则，与其他学科的协作及综合治疗模式。

（3）掌握恶性胸腔积液、腹水、骨转移癌的判断分析及胸腹腔化疗的原则及并发症处理。

（4）掌握消化系统肿瘤内镜下诊断和治疗的原则及并发症的预防与处理。

（5）掌握目前靶向治疗的作用机制、不良反应的处理，了解靶向治疗新进展。

（6）熟悉原发不明癌的诊治思路及程序。

2．学习病种及例数要求：书写大病历 4～5 份

病种	例数
胃癌	15～20
结直肠癌	15～20
食管癌	5～10
肝胆胰腺恶性肿瘤	1～5

3．技术操作

病种	例数
腹腔穿刺	5～10
胃肠减压	1～5

（六）淋巴血液系统肿瘤 4 个月

1．轮转目的

（1）巩固一阶段所学知识及临床经验，熟练诊治本科常见病及多发病，并能够逐步对疑难病及常见肿瘤急症作出初步诊断及处理意见。

（2）全面掌握淋巴血液系统常见肿瘤如淋巴瘤、白血病、多发性骨髓瘤的诊断、病理分型、分期、治疗及预后判断；掌握特殊部位淋巴瘤的处理原则，如胃肠道原发淋巴瘤的多学科协作处理。

（3）掌握淋巴瘤并发症：如上消化道出血、便血、咯血、上腔静脉压迫综合征、肝性脑病、水电酸碱平衡失调、高钙血症、深静脉血栓、呼吸衰竭、心功能衰竭、心律失常、急性肾衰竭、ARDS、DIC、血小板减少等原发病因、诊断及处理。掌握成分输血的指征及各种输血反应的处理。

（4）掌握目前靶向治疗的作用机制、不良反应的处理，了解靶向治疗新进展。

（5）掌握造血干细胞移植的基本原理及方法。

（6）了解各种贫血的临床表现、发病原因、实验室检查、诊断及鉴别诊断。

2．学习病种及例数要求：书写大病历 4～5 份

病种	例数
霍奇金淋巴瘤	5～10
非霍奇金淋巴瘤	10～20
其他血液肿瘤	1～5

3．技术操作

病种	例数
骨髓穿刺	5～10
腰椎穿刺或鞘内注药	5～10

（七）乳腺肿瘤 4 个月

1．轮转目的

（1）巩固一阶段所学知识及临床经验，熟练诊治本科常见病及多发病，并能够逐步

对疑难病及常见肿瘤急症做出初步诊断及处理意见。

（2）全面掌握乳腺肿瘤的诊断、病理分型、分期、治疗，高危因素及预后判断；特殊部位转移的处理原则，如胸腔、腹腔、心包积液的常规处理及常见治疗方法，骨、脑、肝、卵巢等转移部位的多学科协作治疗。

（3）掌握乳腺癌化疗（新辅助、辅助、晚期）适应证及方案，不良反应的处理，了解化疗治疗新进展。

（4）掌握乳腺癌内分泌治疗适应证，不良反应的处理，了解内分泌治疗新进展。

（5）掌握目前靶向治疗的作用机制、不良反应的处理，了解靶向治疗新进展。

2．学习病种及例数要求：书写大病历 4 ～ 5 份，管理乳腺癌病例 25 ～ 35 例。

（八）其他常见肿瘤 4 个月

1．轮转目的

（1）熟练诊治本科常见病及多发病，并能够逐步对疑难病及常见肿瘤急症做出初步诊断及处理意见。

（2）了解头颈部肿瘤、泌尿生殖系统肿瘤、神经内分泌来源肿瘤、骨与软组织肿瘤的诊断、病理分型、分期、治疗及预后判断；

（3）了解上述肿瘤治疗的最新进展。

2．学习病种及例数要求

病种	例数
鼻咽癌	1 ～ 5
甲状腺癌	1 ～ 5
骨与软组织肿瘤	1 ～ 5
神经内分泌来源肿瘤	1 ～ 5
黑色素瘤	1 ～ 5
泌尿生殖细胞肿瘤	1 ～ 5

备注说明：以上病种可选择 2 ～ 3 种

四、参考书目与扩展阅读

1．葛均波，徐永健，梅长林．内科学．8 版．北京：人民卫生出版社 .2013

2．白人驹，徐克，韩萍．医学影像学．7 版．北京：人民卫生出版社 .2013

3．陈灏珠，林果为，王吉耀等．实用内科学．14 版．北京：人民卫生出版社 .2013

4．内科学科中华系列杂志．

5．汤钊猷著．现代肿瘤学．3 版．上海：复旦大学出版社，2011.

6. 曾益新. 肿瘤学. 4 版. 北京：人民卫生出版社，2014.

7. Fletcher. 肿瘤组织病理学诊断. 3 版. 回允中主译. 北京：北京大学医学出版社，2009.

肿瘤外科专科医师培训细则

肿瘤外科医师，应具备良好外科学素质，并在充分外科训练基础之上，全面熟悉并逐步认识常见肿瘤流行病学、病因学、病理及分期分型以及影像表现，建立多学科综合治疗理念，熟悉肿瘤的常见治疗手段，掌握常见肿瘤的外科诊疗原则与规范，熟悉各种外科手术，不断锻炼外科操作技能，具备独立从事肿瘤外科临床的能力，以满足肿瘤患者对延长生存的需求。

普通专科阶段

一、培训目标

通过规范化培训，使住院医师具备扎实的外科及肿瘤外科临床基础，掌握正确的临床工作方法，准确采集病史、规范体格检查、正确书写病历，基本掌握外科常见疾病的诊断和处理；熟悉各轮转科室诊疗常规（包括诊疗技术），逐步提高外科手术操作技能，在上级医师指导下能够完成比较常见的外科手术。

二、轮转科室和时间安排

在外科及肿瘤外科范围内各专业科室轮转，共36个月。

轮转科室或专业	轮转时间（月）
综合外科	24
普通外科（含血管外科1个月）	12（含门诊2个月、急诊1个月）
骨科	6（含门诊1个月、急诊1个月）
心胸外科	3
泌尿外科	3
肿瘤外科（基础）	9（至少选择2个专业）
胃肠肿瘤	6
胸部肿瘤	6
乳腺肿瘤	6
肝胆胰腺肿瘤	6

续表

轮转科室或专业	轮转时间（月）
头颈肿瘤	3
泌尿肿瘤	3
妇科肿瘤	3
骨与软组织肿瘤外科	3
神经肿瘤外科	2
ICU	2
机动	3
合计	36

亚专科阶段

一、培训目标

通过深入的肿瘤外科的规范化培训，逐步形成以肿瘤外科为主的综合治疗理念，掌握肿瘤的病因、临床特点、诊断方法和分期，掌握肿瘤的多学科综合治疗原则和肿瘤外科手术原则和规范，逐渐熟练并能独立从事肿瘤外科临床工作的能力。

二、轮转科室和时间安排

通过在肿瘤外科及相关科室轮转的方式，在参与临床实践的同时，承担教学任务和总住院医师的工作。理论培训内容为自学与授课两种形式相结合，以自学为主，受培训者的授课内容采取学分制记录。能够经常阅读中、外文专业期刊，参加国内外肿瘤学术会议和院内临床病例讨论会。

（一）通识部分

轮转科室或专业	轮转时间（月）
肿瘤内科	3
病理	2
影像诊断	2
放疗	3
麻醉	2
合计	12

（二）肿瘤专科部分（至少选择 **4** 个专业，共 **18** 个月）

轮转科室或专业	轮转时间（月）
胃肠肿瘤	6
胸部肿瘤	6
乳腺肿瘤	6
肝胆胰腺肿瘤	6
头颈肿瘤	3
泌尿肿瘤	3
妇科肿瘤	3
骨与软组织肿瘤外科	3
神经肿瘤外科	2
合计	18

（三）总住院医师：**6** 个月

三、培训内容与要求

（一）综合外科 **24** 个月

采取在综合医院普外、骨科、心胸、泌尿外科等三级学科（专业）科室轮转的形式进行，培训时间为 24 个月。通过管理患者，参加门、急诊工作和各种教学活动，完成规定的病种和基本技能操作数量，学习外科的专业理论知识。住院医师需要认真填写《住院医师规范化培训登记手册》，规范地书写病历，并参与见习 / 实习医生的外科临床教学工作。轮转科室普通外科，骨科，心胸外科和泌尿外科的培训内容与具体要求参见北京市住院医师培训方案《外科学细则》。

（二）泌尿肿瘤外科 **3** 个月

1．基本理论

掌握：泌尿生殖系统的解剖结构，泌尿外科常见肿瘤的发病机制，临床表现，诊断与鉴别诊断，治疗方法及原则。

2．基本技能

掌握：能正确询问、采集病史和体格检查，书写泌尿肿瘤外科病历，在上级医师的指导下参与泌尿肿瘤病例的诊断与处理。

熟悉：泌尿外科特殊诊疗方法如前列腺穿刺活检，膀胱尿道镜检查等。

3．患者管理的病种及数量要求：

病种	例数（≥）
肾癌	25
膀胱癌	10
输尿管癌	5

4．临床技能操作要求：书写住院病历 40 份

手术或操作技术	例数（≥）
肾癌切除术	25
膀胱癌	10
输尿管癌	5

（三）外科重症监护治疗室（SICU）2 个月

1．基本理论

掌握：呼吸治疗（包括氧治疗、胸部物理治疗和机械通气等）和水电解质平衡变化、循环支持治疗的适应证、基本方法以及常用药物的应用。

熟悉：危重患者术后生理功能改变，包括呼吸、循环、肝肾功能以及全身应激反应；急危重症患者的抢救治疗全过程、监护与管理；外科感染抗生素合理应用及营养支持。

了解：常用监测技术；常见临床危急值的分析、处理。

2．基本技能

掌握：人工呼吸、胸外心脏按压、电除颤等常用临床复苏技术，气管插管、动脉穿刺置管和深静脉穿刺技术，呼吸机的操作和使用。在上级医师指导下完成以下麻醉及临床相关操作技术。

了解：常用监测技术的适应证、操作技能及临床应用。

在上级医师指导下参加管理重症患者 16 ～ 20 例，机械通气治疗患者 6 ～ 10 例，并按时完成病历记录。

（四）肿瘤内科　3 个月

1．基本理论

掌握：肿瘤内科的基本理论和知识，如肿瘤化学治疗的基本原则、抗肿瘤治疗的疗效评价和不良反应分级、常见肿瘤并发症等。

熟悉：常见肿瘤的基本诊治原则。通过参加多学科综合治疗协作组讨论，培养多学科综合治疗及循证医学理念。

了解：常见肿瘤的其他治疗手段及各种治疗手段的优势与不足。

2．基本技能

掌握：肿瘤内科常见疾病病案书写规范，所学病种的诊治原则及规范，包括临床症状与体征，常用的辅助检查方法和意义、诊断标准与鉴别诊断、临床及病理分期标准。

熟悉：药物治疗的适应证，禁忌证、治疗原则和药物治疗不良反应的防治。

了解：抗肿瘤治疗临床疗效及不良反应的评估标准及方法，医学伦理学在肿瘤临床研究中的应用。

（五）影像诊断科 **2个月**

1．基本理论

掌握：常见肿瘤影像的临床表现，人体各系统的正常影像解剖，常见肿瘤的影像表现，并能做出较正确诊断和鉴别诊断。

熟悉：各种肿瘤的首选检查方法，影像检查技术的成像原理、特点及方法。

了解：各种肿瘤的影像学检查方法的优点及局限性。

2．基本技能

掌握：常见肺癌、食管癌、乳腺癌、胃癌、结直肠癌等常见肿瘤的X线胸片、B超、CT、MRI等影像学典型表现、检查的首选方法。

熟悉：常见5种肿瘤的影像学检查方法要求和正确选择。

了解：常见肿瘤的影像学诊断及鉴别诊断。

（六）病理科 **2个月**

1．基本理论

掌握：病理大体标本取材原则，细胞学标本的制备，常见肿瘤的大体形态和组织学特点。

熟悉：术中标本检查的适应证，冰冻切片诊断的局限性，组织病理诊断的局限性及病理诊断与临床诊断的关系。

了解：肿瘤的命名原则与分类，癌前病变与肿瘤诊治及预后、标志物及其意义。肿瘤的分子生物学基础，肿瘤的流行病学、相关病因学及肿瘤的发生发展、常用的鉴别诊断标志物。

2．基本技能

掌握：病理组织和细胞标本送检注意事项及病理检查申请单的正确填写，病理标本的肉眼检查、描述。良恶性肿瘤的大体和镜下区别及其分类。

熟悉：组织病理切片的制作过程，细胞学检查的临床应用和局限性。

了解：肿瘤病理学常用检查方法如HE染色、免疫组化染色，肿瘤标记物检测方法及临床意义。

（七）放疗科 **3个月**

1．基本理论

掌握：放射治疗的质量保证与质量控制，人体重要器官的放射耐受剂量，常见肿瘤疾病的放疗计划、布野和摆位。

熟悉：放射治疗学的基础理论与常见肿瘤的放射治疗剂量，能应用有关放射防护知识，肿瘤放射治疗并发症的诊断与处理原则。

了解：常见肿瘤的范围及解剖，肿瘤的流行病学及病因学。

2．基本技能

掌握：肺癌、食管癌、胃癌、大肠癌、乳腺癌等肿瘤的诊治步骤、治疗原则、影像学评估、诊断及鉴别诊断、临床分期、放疗治疗原则。

熟悉：常见肿瘤的放疗计划及评估。

了解：放疗计划实施及评估。

（八）麻醉科　2个月

1．基本理论

掌握：各种麻醉（全麻、硬膜外、腰麻、颈丛麻醉）适应证、术前准备，心肺脑复苏术。

熟悉：常用麻醉方法的实施和管理，常用监测技术的临床应用。

了解：常见麻醉后并发症的处理原则，疼痛治疗的进展。

2．基本技能

掌握：心电图、血压、脉搏、呼吸和体温的无创监测技术，心肺脑复苏术。

熟悉：蛛网膜下腔穿刺和硬膜外腔穿刺技术，气管插管、动脉穿刺和深静脉穿刺置管技术，术中麻醉管理，麻醉与手术的配合技巧，麻醉药使用的剂量、不良反应及处理。

了解：麻醉机的使用。

3．临床操作及例数要求：

手术或操作技术	例数（≥）
深静脉穿刺监测 CVP 或动脉穿刺	6
术前访视患者并施行麻醉	30
面罩给氧、机械通气	20
正确书写麻醉记录和小结	6
椎管内麻醉	2
气管内插管全麻	20

（九）胃肠肿瘤外科　6个月

1．基本理论

掌握：胃癌，结直肠癌的病因，发病特点，临床表现和常用的影像检查手段，诊断与鉴别诊断，治疗原则与规范。

熟悉：胃肠常见肿瘤（除外胃癌，结直肠癌）的病因，发病特点，临床表现和常用的影像检查手段，诊断与鉴别诊断，治疗原则与规范。

2．基本技能

掌握：能正确询问，采集，检查，书写胃肠肿瘤外科病历，在上级医师的指导下参与诊断与处理胃肠肿瘤病例。

熟悉：胃肠常见肿瘤的诊断方法及操作技术，胃癌、结直肠癌外科手术的原则，胃癌、结直肠癌的综合治疗原则。

3．患者管理的病种及数量要求

病种	例数（≥）
胃癌	30
结直肠癌	30

4．临床技能操作要求：书写住院病历 60 份

手术或操作技术	例数（≥）
胃癌根治术	20
全胃切除术	5
结肠癌根治术	20
直肠癌根治术	15
腹腔镜胃肠手术	20

（十）胸部肿瘤外科　6 个月

1．基本理论

掌握：肺癌、食管癌的病因、发病特点、临床表现和常用的影像检查手段，诊断与鉴别诊断，治疗原则与规范。

熟悉：胸部常见肿瘤（除外肺癌、食管癌）的病因、发病特点、临床表现和常用的影像检查手段、诊断与鉴别诊断、治疗原则与规范。

2．基本技能

掌握：能正确询问、采集病史和体格检查，书写胸部肿瘤外科病历，在上级医师的指导下参与诊断与处理胸部肿瘤病例。

熟悉：胸部常见肿瘤的诊断方法及操作技术，肺癌、食管癌外科手术的原则，肺癌，食管癌的综合治疗原则。

3．患者管理的病种及数量要求

病种	例数（≥）
肺癌	40
食管癌	20

4．临床技能操作要求：书写住院病历 60 份

手术或操作技术	例数（≥）
肺癌根治术	40
食管癌根治术	20

（十一）乳腺肿瘤外科 6个月

1．基本理论

掌握：乳腺外科基础知识与理论，掌握乳腺外科疾病的诊断、鉴别诊断与治疗原则。

熟悉：乳腺癌以外其他乳腺疾病的特点，检查与治疗原则。

2．基本技能

掌握：能正确询问、采集病史和体格检查、书写乳腺外科病历，建立乳腺癌规范性综合治疗观念。

熟悉：乳腺癌疑难病例的处理原则。

3．患者管理的病种及数量要求

病种	例数（≥）
乳腺癌	70

4．临床技能操作要求：书写住院病历 70 份

手术或操作技术	例数（≥）
乳腺癌改良根治术	20
乳腺癌单纯切除术	20
保乳的乳段切除术	15
前哨淋巴结活检术	15

（十二）肝胆胰腺肿瘤外科 6个月

1．基本理论

掌握：原发性肝癌、胆管癌、胰腺癌的病因、临床表现和常用的影像检查手段、诊断与鉴别诊断、治疗原则与规范。

熟悉：肝胆胰腺其他常见肿瘤的病因、发病特点、临床表现和常用的影像检查手段、诊断与鉴别诊断、治疗原则与规范。

2．基本技能

掌握：能正确询问、采集病史和体格检查，书写肝胆胰腺肿瘤外科病历，在上级医师的指导下参与诊断与处理肝胆胰腺肿瘤病例。

熟悉：肝胆胰腺其他常见肿瘤的诊断方法，肝胆胰腺诊治中常用的操作技术，原发性肝癌，胆管癌和胰腺癌外科手术的原则和综合治疗原则。

3．患者管理的病种及数量要求

病种	例数（≥）
肝癌	35
胆管癌	5
胰腺癌	10

4．临床技能操作要求：书写住院病历 50 份

手术或操作技术	例数（≥）
肝癌切除术	35
胆管癌	5
胰腺癌	10

（十三）头颈肿瘤外科　**3 个月**

1．基本理论

掌握：头颈部的一般解剖结构及头颈部常见恶性肿瘤的临床表现及治疗原则，掌握头颈部肿瘤的诊断方法。

2．基本技能

掌握：能正确询问、采集病史和体格检查，书写头颈肿瘤外科病历，在上级医师的指导下参与诊断与处理头颈肿瘤病例。

熟悉：头颈肿瘤诊治中常用的操作技术（纤维喉镜、鼻咽镜检查及活检喉间接镜及喉活检。

3．患者管理的病种及数量要求

病种	例数（≥）
甲状腺癌	30
喉癌	5
其他头颈肿瘤	5

4．临床技能操作要求：书写住院病历 40 份

手术或操作技术	例数（≥）
甲状腺癌根治术	30
喉癌	5
其他头颈手术	5

（十四）妇科肿瘤　3个月

1．基本理论

掌握：常见妇科肿瘤（包括宫颈癌、卵巢癌、子宫内膜癌、宫颈癌前病变以及盆腔各器官良性肿瘤）的发病机制、临床表现、诊断与鉴别诊断、治疗方法及原则。

熟悉：妇科常见肿瘤的特殊诊疗技术及操作技术。

2．基本技能

掌握：能正确询问、采集病史和体格检查，书写妇科肿瘤病历，在上级医师的指导下参与诊断与处理妇科肿瘤病例。

熟悉：妇科常见肿瘤的诊断方法，妇科肿瘤诊治中常用的操作技术、手术的原则和综合治疗原则。

3．患者管理的病种及数量要求

病种	例数（≥）
宫颈癌	15
卵巢癌	15
子宫内膜癌	7
宫颈癌前病变	7
子宫肌瘤	3

4．临床技能操作要求：书写住院病历30份，参加手术30例。

（十五）骨与软组织肿瘤外科　3个月

1．基本理论

掌握：常见恶性骨肿瘤（骨肉瘤、尤文肉瘤）、常见软组织肿瘤（恶性纤维组织细胞瘤、滑膜肉瘤、脂肪肉瘤、纤维肉瘤、隆凸性皮肤纤维肉瘤等）、黑色素瘤的病因、发病特点、临床表现和常用的影像检查手段，诊断与鉴别诊断，治疗原则与规范。

熟悉：其他骨与软组织常见肿瘤（骨巨细胞瘤、骨转移瘤病理性骨折、鳞癌等）的病因、发病特点、临床表现和常用的影像检查手段、诊断与鉴别诊断、治疗原则与规范。

2．基本技能

掌握：能正确询问、采集病史和体格检查，书写骨与软组织肿瘤外科病历，在上级医师的指导下参与诊断与处理骨与软组织肿瘤病例，建立骨肉瘤与软组织肉瘤规范性综合治疗的观念。

熟悉：骨与软组织常见肿瘤的诊断方法及活检诊断技术，骨与软组织肿瘤外科手术的原则及综合治疗的原则。

3．患者管理的病种及数量要求

病种	例数（≥）
骨肿瘤	10
软组织肿瘤	15
其他肿瘤	5

4．临床技能操作要求：书写住院病历 30 份

手术或操作技术	例数（≥）
骨肿瘤切除及保肢术	10
软组织肿瘤切除术	15
其他肿瘤手术	5

（十六）神经肿瘤外科　**3 个月**

1．基本理论

掌握：颅脑的一般解剖结构、颅脑及脊髓常见肿瘤的临床表现以及治疗原则，掌握中枢神经系统肿瘤的诊断方法。

熟悉：神经外科围术期管理和常见并发症处理。

2．基本技能

掌握：能正确询问、采集病史和体格检查，书写神经肿瘤外科病历，在上级医师的指导下参与诊断与处理神经肿瘤病例。

熟悉：神经肿瘤诊治中常用的操作技术（腰椎穿刺术、脑室外引流术）。

3．患者管理的病种及数量要求

病种	例数（≥）
幕上肿瘤	15
幕下肿瘤	5
颅底肿瘤	3
椎管肿瘤	2

4．临床技能操作要求：书写住院病历 20 份

手术或操作技术	例数（≥）
幕上开颅手术	15
幕下开颅术	5
颅底入路手术	3
椎管肿瘤手术	2
腰椎穿刺术	3

（十七）总住院医师　6个月

总住院医师阶段侧重于手术能力训练，同时协助科主任或病区主任实施科室行政业务管理工作。承担院内的会诊，带领下级医师查房，组织和参加疑难病例的讨论及危重病人的抢救。带领进修医师或低年资住院医师完成一定的手术操作。

四、参考书目与扩展阅读

1．陈孝平，汪建平．外科学．8版．北京：人民卫生出版社，2013

2．吴孟超，吴在德．黄家驷外科学．7版．北京：人民卫生出版社，2008

3．汤钊猷．现代肿瘤学．3版．上海：复旦大学出版社，2011

4．曾益新．肿瘤学．4版．北京：人民卫生出版社，2014

5．Fletcher．肿瘤组织病理学诊断．3版．回允中主译．北京：北京大学医学出版社，2009．

6．Courtney M. Townsend，R. Daniel Beauchamp，B. Mark Evers，et al. Sabiston Textbook of Surgery Sabiston. 19th ed. Philadelphia：Elsevier，2012.

7．外科学科中华系列杂志．

8．哈里森肿瘤学手册．

附录一　心血管病学专科医师规范化培训内容与细则

（试行）

按照国家八部委《关于开展专科医师规范化培训制度试点的指导意见》（国卫科教发【2015】97号）要求，制定本细则。

一、培训对象

具备医师资格证且已完成住院医师规范化培训并取得培训合格证，拟从事心血管内科临床工作的医师，或需要进一步提升心血管内科专业水平的中级及以上职称的心血管专业从业医师。

二、培训目标

通过全面、系统、严格的理论知识和技能培训，使其达到具有高素质合格的心血管病学专科医师的要求。能够在上级医师的指导下独立完成心血管病学专科的基本操作和临床工作，同时具备基本的教学能力和临床科研能力。

三、培训模式

培训时间为3年（36个月），以临床实践能力培训为主，同时接受相关科室的轮转培训和有关临床科研和教学训练。

四、培训内容与要求

（一）轮转要求

轮转科室	时间（月）	内容
心血管内科病房 （住院总不低于3个月）	8～10 *	诊疗、临床技能操作、教学

续表

轮转科室	时间（月）	内容
心血管内科监护室 （住院总不低于 3 个月）	6 ~ 8 *	诊疗、临床技能操作、教学
心导管室	4 ~ 6 *	心脏介入、心电生理手术
心电学及相关检查	2	常规心电图、动态心电图、动态血压、心电图负荷试验等
心血管影像	2	胸部 X 片、CT 血管造影、肺动脉 CT 血管造影、心血管 MRI、心血管核素等
超声心动图	3 ~ 4 *	要求培训后能独立操作经胸超声心动图检查
呼吸或综合重症监护室	2	诊疗
急诊	2	诊疗
心脏外科	1	心脏外科围术期管理，了解手术适应证，术前准备，术后管理
心血管专科门诊 / 科研	2	普通专科门诊
合计	36	

注：各专科基地可根据具体情况安排时间，总培训时间不得超过 36 个月。

1. 心血管内科病房（8 ~ 10 个月）

（1）掌握心血管专科理论基础。

（2）掌握心血管内科病史询问、查体和病历书写。

（3）掌握心血管系统体格检查。

（4）了解脉搏波及踝臂指数、倾斜试验等辅助检查手段。

（5）熟悉心血管内科各类疾病的临床特点和诊断依据。

（6）熟悉心血管内科各类疾病的介入治疗方法和围术期管理。

（7）了解心血管内科疑难病例的诊断和治疗方法。

（8）了解非心脏手术的心血管风险评估，心血管患者的妊娠风险评估。

（9）管理病床数 ≥ 5 张，书写病历 ≥ 80 例。

（10）每周跟随专培师资上门诊 ≥ 1 次（酌情处理，也可不安排）。

疾病名称 / 操作技能	达标数量（例）	备注
冠状动脉疾病	≥ 100，其中急性冠状动脉综合征 ≥ 50	
高血压	≥ 50	继发性高血压 ≥ 5 例，高血压急症 ≥ 5 例
心功能不全	≥ 30	慢性心力衰竭及三腔起搏器治疗随访
心律失常	≥ 50（房颤 ≥ 10），其中消融 ≥ 30，起搏器 ≥ 20（三腔起搏器 治疗随访 ≥ 5）	

续表

疾病名称/操作技能	达标数量（例）	备注
心瓣膜病	≥ 20	
感染性心内膜炎	≥ 5	
心肌病	≥ 20	
心包疾病	≥ 5	
主动脉疾病	≥ 2	
成人先天性心脏病	≥ 10	
周围动脉疾病	≥ 5	
肺动脉疾病	≥ 5	
非心脏手术的心血管风险评估	≥ 5	手术科室术前会诊
心血管系统体格检查	≥ 100	
心包穿刺	≥ 1（实际操作）或 ≥ 2（模拟操作）	

2．心血管内科病房住院总（3 个月）

（1）参与科室及科室间日常诊疗工作的协调。

（2）参与科室教学工作的日常安排。

（3）负责院内一般会诊。

（4）参与组织疑难病例查房、疑难病例讨论、死亡病例讨论、介入术前讨论。

（5）参与学科临床科研的患者入选、随访的协调。

（6）参与科室间会诊 ≥ 15 例。

3．心血管内科监护室（3 ~ 4 个月）

（1）掌握 CCU 病房危重患者的管理。

（2）掌握心血管疾病病情的评估和分级。

（3）掌握心电监护和有创血流动力学的管理。

（4）掌握急性心力衰竭、急性心肌梗死、高血压急症、恶性心律失常、主动脉夹层的诊断和救治原则。

（5）管理患者数 ≥ 30 人，书写病历 ≥ 20 例。

疾病名称/操作技能	达标数量（例）	备注
急性心衰	≥ 10	
心血管急症	≥ 10	
心肺复苏	≥ 10	
心脏电复律及除颤	≥ 10	

续表

疾病名称/操作技能	达标数量（例）	备注
有创动脉压力监测	≥1	桡动脉穿刺
深静脉置管	≥1	颈内静脉或股静脉穿刺置管

4．心血管内科监护室住院总（3个月）

（1）参与CCU日常诊疗工作的协调。

（2）参与CCU科室教学工作的日常安排。

（3）参与急诊经皮冠状动脉介入治疗等心血管急诊介入手术（已轮转心导管培训者）。

（4）负责院内急会诊。

（5）参与组织疑难病例查房、疑难病例讨论、死亡病例讨论、介入术前讨论。

（6）参与学科临床科研的患者入选、随访的协调工作。

5．心导管室（4～6个月）

（1）熟悉心血管有创检查技术，包括左、右心导管检查，左、右心室造影，冠状动脉造影，主动脉、肾动脉造影，肺动脉造影，心脏电生理检查。

（2）掌握有创检查的适应证、禁忌证、结果判读、临床意义、术前准备和术后处理。

（3）熟悉有创治疗技术，包括冠状动脉介入治疗、心脏永久起搏器植入、心律失常的射频消融治疗、心律转复除颤器与三腔起搏器治疗、结构性心脏病的介入治疗、肾动脉狭窄介入治疗、动脉夹层介入治疗。

（4）掌握有创治疗技术的适应证、禁忌证、并发症、临床应用原则、术前准备、术后处理及出院后随访。

（5）参与各类手术≥80台。

（6）书写各类手术报告≥100例。

操作技能	达标数量（例）	备注
冠状动脉造影	≥50	
心脏电生理检查	≥15	
PCI	≥30（参与）	观摩≥100，手术报告书写判读≥60
导管消融	≥15（参与）	
永久起搏器植入	≥15（参与）	
永久起搏器程控	≥20	
临时起搏器植入	≥5（独立操作）	
主动脉内球囊反搏	≥1	

6．心电学及相关检查（2个月）

（1）掌握静息心电图、动态心电图、运动负荷心电图、动态血压的基本操作方法和流程。

（2）掌握心血管内科常见病心电图、动态心电图、运动负荷心电图、动态血压的诊断规范。

（3）操作及诊断报告：心电图 ≥ 100 例，动态心电图 ≥ 30 例，动态血压 ≥ 20 例，运动负荷心电图 ≥ 10 例，倾斜试验 ≥ 2 例。

7．心血管影像（2 个月）

（1）熟悉心血管内科常见疾病的影像学诊断技术（心血管核素检查、冠状动脉 CT 血管造影、肺动脉 CT 血管造影、大血管 CT 血管造影、心血管磁共振检查）。

（2）熟悉心血管影像基本理论。

（3）要求阅读胸部 X 线片 ≥ 200 例、心血管 CT ≥ 200 例（其中 CT 冠状动脉造影 ≥ 100 例）。

8．超声心动图（3 ~ 4 个月）

（1）掌握心脏超声心动图的基本操作流程和各基本切面标准图像。

（2）熟悉心脏超声心动图的各个基本参数的临床意义。

（3）了解经食管超声心动图检查。

（4）了解外周动、静脉超声检查。

（5）独立操作心脏超声心动图 ≥ 50 例（其中异常 ≥ 30 例）。

（6）书写心脏超声心动图报告单 ≥ 50 例。

9．呼吸或综合重症监护室（2 个月）

（1）了解呼吸系统常见疾病的诊断和治疗方法。

（2）了解急危重症的评估监测与治疗方法。

（3）管理病床数 ≥ 2 张，书写病史 ≥ 5 例。

10．急诊（2 个月）

（1）了解急诊常见疾病的诊断和治疗方法。

（2）掌握急诊患者中急性心力衰竭、急性心肌梗死、高血压急症、恶性心律失常的处置流程与规范。

11．心脏外科（1 个月）

（1）了解心脏外科、血管外科常见疾病的诊断和治疗方法。

（2）了解心脏外科围术期管理，包括手术适应证、术前准备、术后管理。

（3）管理病床数 ≥ 2 张，书写病史 ≥ 5 例。

12．心血管专科门诊 / 科研（2 个月）

（1）掌握心血管疾病的康复和健康指导。

（2）掌握永久性起搏器和心律转复除颤器的程控与随访监测。

（3）掌握心血管常见疾病的门诊管理和病情随访监测。

（4）诊治患者 ≥ 300 人次。

（5）在专培师资的指导下进行科研能力的培训。

（二）病种要求

1．冠状动脉疾病

专培期间需要管理病例数 ≥ 100，其中急性冠状动脉综合征病例数 ≥ 50。

（1）正常冠状动脉解剖（掌握）。

（2）动脉粥样硬化的危险因素、发病机制及其防治（掌握）。

（3）稳定性心绞痛的临床表现、辅助检查、治疗方案（掌握）。

（4）急性冠状动脉综合征的发病机制（掌握）。

（5）非 ST 段抬高急性冠状动脉综合征的临床表现、辅助检查、危险分层、处理策略（熟练掌握）。

（6）急性 ST 段抬高型心肌梗死的临床表现、辅助检查、并发症、处理策略（熟练掌握）。

（7）冠心病的药物治疗：抗血小板药、抗凝药、抗心绞痛药、调脂药、溶栓药、抑制左心室重塑药物（熟练掌握）。

（8）冠心病的血运重建治疗：经皮冠状动脉介入治疗的适应证、禁忌证、基本方法、术前准备、术后观察、对比剂肾病及其防治，冠状动脉旁路移植术（冠状动脉搭桥桥术）的适应证（熟练掌握）。

（9）非粥样硬化性冠状动脉疾病（了解）。

（10）冠心病的长期随访和慢病管理（掌握）。

2．高血压

专科门诊为主诊治 ≥ 50 例，继发性高血压 ≥ 5 例，急症 ≥ 5 例。

（1）血压的调节（掌握）。

（2）高血压的定义、分级、诊断、危险分层（掌握）。

（3）靶器官损害评估（掌握）。

（4）并发症评估（掌握）。

（5）继发性高血压的鉴别诊断：肾血管疾病、肾实质疾病、常见内分泌疾病所致高血压（掌握）。

（6）药物治疗：常用降压药物及其选择（掌握）。

（7）高血压急症和亚急症：诊断、处理（掌握）。

（8）难治性高血压：定义。

（9）高血压的二级预防及慢病管理（掌握）。

3．心功能不全

急性心力衰竭主要在 CCU 完成 ≥ 10 例，慢性心力衰竭主要在专科门诊完成随访 ≥ 30 例（包括三腔起搏器治疗患者的随访）。

（1）左心室做功及其调节（掌握）。

（2）心功能不全的病理生理、代偿机制、左心室重塑（掌握）。

（3）左心室收缩功能、舒张功能的评价（掌握）。

（4）心功能不全的病因、诱因、临床表现、分类、辅助检查、药物治疗、（掌握）预后、非药物治疗（三腔起搏器治疗）的适应证（按最新版指南要求）（掌握）。

（5）急性左心衰竭的病因、临床表现、诊断、处理（掌握）。

（6）慢性心功能不全的二级预防和慢病管理（掌握）。

4．心律失常

心律失常病例 ≥ 50 例（导管消融 ≥ 30 例），起搏器程控随访 ≥ 20 例（应包括三腔起搏器治疗 ≥ 5 例）。

（1）正常心脏细胞电生理、心电活动的传导（掌握）。

（2）正常窦房结、房室结、传导系统的功能特点（掌握）。

（3）抗心律失常药物的分类（掌握）。

（4）阵发性室上性心动过速（房室结折返、房室折返）、心房扑动、心房颤动、室性心动过速、心室颤动、房室传导阻滞的心电图特点（掌握）。

（5）心内电生理、导管消融治疗的适应证、禁忌证、术前准备、术后观察（掌握）。

（6）心房颤动的分类，不同类型房颤动的处理原则，持续性心房颤动（长程持续性、永久性）的慢病管理。（心房颤动管理在专科门诊 ≥ 10 例）（熟练掌握）。

（7）病态窦房结综合征的临床表现、诊断、处理（熟练掌握）。

（8）心脏起搏治疗的适应证、术前准备、术后观察、随访（熟练掌握）。

5．心瓣膜病

完成 ≥ 20 例。

（1）心瓣膜的正常结构和功能（掌握）。

（2）二尖瓣 / 主动脉瓣狭窄、关闭不全的常见病因、血流动力学变化、病理（掌握）。

（3）心瓣膜病的辅助检查：超声心动图表现（熟悉）。

（4）二尖瓣、主动脉瓣外科治疗的时机（熟悉）。

（5）人工机械瓣置换术后的抗凝治疗（掌握）。

（6）介入心脏瓣膜病的治疗原则（了解）。

6．感染性心内膜炎

参与主管或临床病例讨论 ≥ 5 例。

（1）常见致病菌（掌握）。

（2）临床表现、辅助检查、诊断、治疗，外科手术时机（掌握）。

7．心肌疾病

参与主管或临床病例讨论 ≥ 20 例。

（1）病毒性心肌炎：常见致病病原体、临床表现、辅助检查、诊断、治疗（掌握）。

（2）扩张型心肌病、肥厚型心肌病：临床表现、辅助检查、诊断、治疗（掌握）。

（3）心肌淀粉样变性、酒精性心肌病、围生期心肌病、药物性心肌病、应激性心肌病、风湿免疫性疾病的心脏表现（了解）。

8．心包疾病

参与主管或临床病例讨论 ≥ 5 例。

（1）纤维蛋白性、渗出性心包炎的病因、临床表现、诊断（熟悉）。

（2）心脏压塞的血流动力学变化、临床表现、处理（掌握）。

9．主动脉疾病

参与主管或临床病例讨论 ≥ 2 例。

（1）主动脉夹层的临床表现、分型、辅助检查、处理（掌握）。

（2）马方综合征、梅毒性主动脉瘤（了解）。

10．心血管急症

参与主管≥10例（在CCU急诊或重症完成）。

（1）猝死：心肺复苏，复苏后处理（掌握）。

（2）正性肌力药、缩血管药、扩血管药的药理、应用（掌握）。

（3）机械通气、心脏辅助装置的应用（了解）。

11．成人先天性心脏病

参与主管或临床病例讨论≥10例。

（1）房/室间隔缺损、动脉导管未闭的血流动力学变化（掌握）。

（2）房/室间隔缺损、动脉导管未闭的临床表现、辅助检查、诊断（掌握）。

（3）房/室间隔缺损、动脉导管未闭器械治疗的适应证、禁忌证、术前准备、术后观察（掌握）。

12．周围动脉疾病

参与主管或临床病例讨论≥5例。

（1）粥样硬化性肾动脉狭窄、间歇性跛行的临床表现、辅助检查、治疗（熟悉）。

（2）多发性大动脉炎（了解）。

13．肺动脉疾病

参与主管或临床病例讨论≥5例。

（1）肺高血压的病因、临床表现、辅助检查（了解）。

（2）肺高血压的治疗（熟悉）。

（3）肺动脉血栓栓塞、深静脉血栓形成的临床表现、辅助检查、治疗（掌握）。

14．其他

参与科间会诊≥15例。

（1）非心脏手术前心血管风险评估（了解）。

（2）妊娠对心血管系统的影响、妊娠的心血管风险评估、妊娠期心血管疾病治疗（了解）。

（三）技能操作

在专培师资指导下，完成心血管内科临床操作或模拟操作培训。

1．临床基本技能

（1）心血管系统体格检查

学习内容：熟练掌握心脏视诊（心尖冲动位置、范围，心前区异常搏动）、触诊（抬举样心尖冲动，心前区震颤）、叩诊（心浊音界）、听诊（听诊识别心房颤动并计数房颤心室率，P_2亢进及分裂，二尖瓣收缩期/舒张期杂音，主动脉瓣收缩期/舒张期杂音，肥厚型梗阻性心肌病杂音特点，心包摩擦音），颈静脉怒张及肝颈静脉回流征、周围血管征的体格检查方法。

数量要求：独立完成患者体格检查≥100例。

（2）心肺复苏

学习内容：熟练掌握心搏骤停的识别（判断意识状况、有无正常呼吸、大血管搏动的方法）、发现心搏骤停后的正确反应（启动急救应急机制）、胸部按压、开放气道及清理呼吸道、人工呼吸的方法，熟练掌握肾上腺素、胺碘酮在复苏过程中的使用方法，基本掌握气管插管操作，掌握呼吸机的使用。

数量要求：参加实际复苏抢救过程 ≥ 10 次。

（3）心脏电复律及除颤

学习内容：熟练掌握同步直流电复律及非同步电除颤的适应证及操作方法。

数量要求：实施电复律 / 除颤 ≥ 10 次。

（4）心包穿刺

学习内容：掌握心包穿刺的适应证，基本掌握操作方法。

数量要求：实际操作 ≥ 1 次或模拟操作 ≥ 2 次。

（5）有创动脉压力监测

学习内容：熟悉有创动脉压监测的操作流程。

数量要求：参与桡动脉穿刺行动脉压监测的操作 ≥ 1 次。

（6）深静脉置管

学习内容：熟悉深静脉置管的操作过程。

数量要求：参加颈内静脉或股静脉穿刺置管的操作 ≥ 1 次。

（7）临时起搏

学习内容：熟悉临时起搏术的操作过程。

数量要求：参加经股静脉或锁骨下静脉穿刺临时起搏电极植入的操作 ≥ 1 次。

（8）主动脉内球囊反搏

学习内容：熟悉主动脉内球囊反搏的操作方法。

数量要求：参加主动脉内球囊反搏导管置入操作 ≥ 1 次。

（9）床旁血流动力学监测

学习内容：熟悉 Swan-Ganz 导管或 Pico 的操作过程。

数量要求：不做硬性要求。

（10）非心脏手术的心血管风险评估

学习内容：了解非心脏手术前心血管风险评估的基本内容。

数量要求：完成手术科室术前会诊 ≥ 5 次。

（11）心血管患者的妊娠风险评估

学习内容：了解心血管病患者的妊娠风险及妊娠期心血管病用药的基本原则。

数量要求：不做硬性要求。

注：要求掌握桡动脉、股动脉、股静脉穿刺方法，基本掌握锁骨下静脉、颈内静脉穿刺方法。

2．常用辅助检查

（1）心电图，动态心电图，动态血压，运动负荷心电图（熟练掌握）

内容要求：操作方法、结果判读、临床意义。房室肥大、心肌缺血、心肌梗死、期前收缩（早搏）、窦速、窦缓、房速、房扑、房颤、阵发性室上速、预激综合征、室速、室颤、房室传导阻滞、束支传导阻滞的典型表现。

数量要求：心电图诊断报告 ≥ 100 例（异常心电图），动态心电图操作 + 诊断报告 ≥ 30 例，动态血压操作 + 诊断报告 ≥ 20 例，运动负荷心电图操作 + 诊断报告 ≥ 10 例。

注：辅助检查设在临床科室的医院可在本科室完成所需训练例数即可。

（2）经胸超声心动图（熟练掌握）

内容要求：操作方法、结果判读、临床意义。正常成人超声心动图检查的常规操作及测量。左心房 / 左心室扩大、左心室肥厚、心尖部室壁瘤、房室间隔缺损、PDA、二尖瓣狭窄 / 关闭不全、主动脉瓣狭窄 / 关闭不全、心包积液的典型超声心动图表现；左室收缩 / 舒张功能评价；肺动脉压评价。

数量要求：操作 + 诊断报告 ≥ 50 例，其中异常 ≥ 30 例。

（3）脉搏波及踝臂指数（了解）

内容要求：操作方法、结果判读、临床意义。

数量要求：阅读 PWV/ABI 报告 ≥ 10 例。

（4）倾斜试验（了解）

内容要求：操作方法、结果判读、临床意义。

数量要求：≥ 2 例。

（5）胸部 X 线片

学习内容：掌握适应证、禁忌证、结果判读、临床意义。要求熟悉肺淤血 / 水肿、左心室扩大、右心室扩大、全心扩大、大量心包积液、肺动脉高压的典型 X 线片表现。

数量要求：阅读胸部 X 线片 ≥ 200 例。

（6）心血管放射性核素检查

学习内容：掌握适应证、禁忌证、了解结果判读、临床意义。要求掌握静息及运动负荷状态下心肌显像、存活心肌评估。

数量要求：心血管放射性核素检查的结果判读 ≥ 20 例。

（7）心血管 CT（CT 冠状动脉造影、肺动脉 CT 血管造影、大血管 CT 造影）

学习内容：掌握适应证、禁忌证、结果判读、临床意义。要求掌握 CT 冠状动脉造影血管解剖、病变识别；肺血管解剖结构、肺栓塞征象；主动脉夹层、主动脉瘤、外周动脉狭窄及其他解剖异常。

数量要求：阅读心血管 CT ≥ 200 例（其中 CT 冠状动脉造影 ≥ 100 例）。

（8）心血管磁共振检查

学习内容：掌握适应证、禁忌证，了解结果判读、临床意义。要求了解心脏及血管磁共振的解剖结构，心脏功能评价，正常及异常心肌信号及其临床意义。

数量要求：阅读心血管磁共振 ≥ 10 例。

3．有创检查技能

（1）右心导管检查

学习内容：掌握适应证、禁忌证，了解结果判读、临床意义、术前准备和术后处理。要求了解心脏、大血管各腔室的正常及异常压力波形图，了解各部位血氧范围及对临床诊疗的意义。

数量要求：参与结果判读。

（2）左心室造影

学习内容：掌握适应证、禁忌证，了解结果判读、临床意义、术前准备和术后处理。要求了解正常左心室形态及运动，心脏功能评价，正常及异常心室功能及临床意义。

数量要求：参与左心室造影的操作及结果判读。

（3）冠状动脉造影

学习内容：掌握适应证、禁忌证、结果判读、临床意义、术前准备和术后处理。要求掌握正常冠状动脉解剖及常规体位的造影影像，正确判断血管狭窄程度、血管变异等各类异常造影影像。

数量要求：参与冠状动脉造影及结果判读 ≥ 50 例。

（4）心脏电生理检查

学习内容：掌握适应证、禁忌证、结果判读、临床意义、术前准备和术后处理。要求掌握室上性心动过速、预激综合征、病态窦房结综合征、房室传导阻滞等典型的电生理表现。

数量要求：参与心脏电生理检查 ≥ 15 例。

4．有创治疗技术

心血管介入性治疗总体学习内容：掌握有创治疗技术的适应证、禁忌证、并发症、术前准备、术后处理及出院后随访；熟悉有创治疗技术操作流程，术中并发症处理原则；了解有创治疗常用器材的应用。

（1）经皮冠状动脉介入治疗（PCI）

学习内容：熟悉操作流程（重点为冠状动脉支架植入术）；辅助实际操作（指引导管置入、导丝送入、球囊扩张、支架置入）；熟悉左主干、分叉病变、CTO 病变、再狭窄病变、桥血管病变治疗策略。规范冠状动脉介入治疗报告书写，熟练判断病变程度，准确预估术中风险，给予恰当的治疗意见（介入治疗、药物治疗、搭桥）。

数量要求：参与（助手）各类型经皮冠状动脉介入治疗术 ≥ 30 例，观摩各类型经皮冠状动脉介入治疗术 ≥ 100 例，判读、书写经皮冠状动脉介入治疗手术报告 ≥ 60 份。

（2）主动脉内球囊反搏

学习内容：熟悉适应证、禁忌证、并发症、操作流程、临床应用管理。

（3）FFR、IVUS、OCT

学习内容：了解适应证、禁忌证、并发症、操作流程、临床应用管理。

（4）旋磨术

学习内容：了解适应证、禁忌证、并发症、操作流程、临床应用管理。

（5）ASD、VSD、PDA、PS

学习内容：熟悉操作流程，辅助实际操作，能够正确判断造影影像结果（术中和手术成功）。

（6）PFO、二尖瓣狭窄球囊扩张、主动脉瓣置入术、左心耳封堵术、HCM 化学消融

学习内容：了解适应证、禁忌证、操作流程。

（7）临时起搏器植入

学习内容：独立操作，解决术中出现的问题。

数量要求：独立操作临时起搏器植入≥5例。

（8）永久起搏器植入

学习内容：熟悉操作流程，辅助实际操作，掌握术中参数测定及理想参数值。

数量要求：参与（助手）永久起搏器植入术≥15例。

（9）永久起搏器程控

学习内容：掌握操作流程，独立解释及解决程控中出现的问题。

数量要求：完成永久起搏器程控≥20例。

（10）导管消融术

学习内容：掌握治疗的适应证、禁忌证、并发症，临床应用原则，术前准备，术中准备事项（重点：股动脉、股静脉及锁骨下静脉穿刺技术，心室电极置入技术），术后处理及出院后随访主要内容，结果判读及规范书写手术报告；熟悉手术流程，程序刺激技术，冠状窦电极置入技术；了解腔内心电图（正常、异常及消融靶点图），消融靶点影像（解剖位置图），房间隔穿刺技术，三维标测系统及配件安置方法，术中用药，导管消融参数。

数量要求：参与（助手）各类型导管消融术≥15例。

（11）心律转复除颤器与三腔起搏器治疗

学习内容：了解操作流程及术中可能出现的技术问题及解决方案。

（四）业务学习

临床讲座：30个课题，由带教老师完成，所有专培医师参加。

1. 专业理论知识

（1）掌握心脏及大血管解剖结构，包括心瓣膜、冠状动脉及其主要分支、房/室间隔、心室肌、主动脉及其主要分支。

（2）掌握心血管系统生理，包括心动周期概念、心脏细胞电生理基础、心肌收缩力及血压调节、心肌代谢、冠状动脉血流调节。

（3）掌握常见心血管病的病理生理，包括心力衰竭及其代偿机制、休克、心瓣膜病的血流动力学变化（二尖瓣/主动脉瓣狭窄、关闭不全）、房/室间隔缺损及动脉导管未闭的血流动力学变化。

（4）掌握心血管临床药理，包括血管活性药、降压药、抗心律失常药、强心药、利尿药、抗血小板药、抗凝药、溶栓药、他汀类药物。

（5）熟悉常见心血管病的病理改变，包括动脉粥样硬化、心肌梗死、高血压的靶器官损害、心肌病、心肌炎、风湿性/钙化性心瓣膜病、主动脉夹层。

（6）了解心血管流行病学基础、循证医学基础，熟悉心血管病预防策略及康复基础，掌握医学伦理学基础，了解心血管病心理学基础，熟悉相关管理法规。

2. 新进展

心血管内科国内外研究进展学习，包括心血管疾病诊疗指南及专家共识、心血管疾病循证研究结果、心血管疾病临床试验、心血管疾病发病机制前沿研究、心血管疾病治疗药物研发、心血管疾病相关生物医学工程进展、心血管疾病相关基因治疗进展等。

3．新技术

心血管内科新技术新业务学习，包括心血管疾病诊断新技术、心血管疾病介入治疗新技术、心血管疾病器械治疗新技术、心血管内外科融合治疗新技术等。

（五）综合能力培养

1．医学人文

（1）医学人文和医患关系讨论会，每6个月一次，由带教老师完成，所有专培医师参加。

（2）撰写医学人文相关文章1～2篇。

2．教学能力

参与临床教学工作，带领医学生及住院医师床旁查房，参与教学查房，参与疑难病例讨论、死亡病例讨论、医疗事故 / 纠纷病例讨论，参与重要文献学习讨论会，参与心血管内科继续教育项目申报与实施。

（1）带教临床实习生、住院医师的临床教学工作。

（2）作为教师参与医学生教学≥ 20 次。

（3）参与教学查房带教≥ 20 次，参与疑难病例讨论≥ 10 次。

（4）带教讲座每年 1 次，由专培医师完成，所有专培和住培医师参加。

3．科研能力

培养科研思维，开展科研文献的检索与阅读，参与临床试验的设计、筹备与实施，参与科研项目的申报与实施，参与研究论文的撰写与发表，了解心血管疾病基础研究方法与发展动态。

（1）参加科研培训和读书报告会，每月 1 次，由带教老师完成，所有专培医师参加。

（2）参与申报临床科研项目和实施≥ 1 项。

（3）发表综述、论著或病例报告≥ 1 篇（SCI 或核心期刊）。

五、参考书目与扩展阅读

1．Braunwald's Heart Disease：A textbook of cardiovascular medicine.

2．实用心脏病学

3．中国心血管系统各种疾病诊治指南和专家共识。

4．期刊：Journal of American College of Cardiology；Circulation；European Heart Journal；中华心血管病杂志。

六、纪律与权利

专培医师是专培基地和专科基地医师队伍的一部分，应严格遵守国家法律法规和基地的规章制度，执行培训计划，按时完成专培日志等培训信息登记，并享受相关待遇。对于在专培过程中出现的问题，专培医师应与基地协商解决，并有向中国医师协会心血管病学专科委员会申诉的权利。

七、说明

本细则由中国医师协会心血管病学专科委员会负责修订和解释。

附录二 呼吸与危重症医学专科医师规范化培训内容与细则（试行）

按照八部委《关于开展专科医师规范化培训制度试点的指导意见》（国卫科教发【2015】97号）要求，制定本细则。

一、培训对象

满足下列条件并自愿参与呼吸与危重症医学专科医师规范化培训（以下简称专培）的医师：

1. 完成内科住院医师规范化培训并取得合格证书，拟从事呼吸与危重症医学专科临床工作的医师或需要进一步整体提升专业水平的医师。
2. 具备中级及以上医学专业技术资格，需要参加专科医师规范化培训的医师。
3. 临床医学博士专业学位研究生。

二、培训目标

通过全面、系统、严格的理论知识和临床技能培训，使专培医师从经过规范化培训的内科住院医师成长为具有高素质的、合格的呼吸与危重症医学专科医师，能够独立完成呼吸内科疾病及常见危重症的基本操作和临床诊疗工作，同时具备良好的教学能力和临床科研能力。

三、培训模式

培训时间为3年（36个月），以临床实践能力培训为主，同时接受相关科室的轮转培训和有关临床科研和教学训练。

四、培训内容与要求

（一）轮转要求

1. 呼吸疾病的诊疗与会诊、危重症患者病情判断与处理。

（1）第一年在病房担任高年资住院医师。

（2）自第二年培训起不再书写大病历，可负责书写会诊报告。

（3）第二年起，听取住院医师进行新患者汇报，并制定初步诊疗方案；带领住院医师完成早查房，上级医师查房时负责汇报诊疗方案。

2．参加病区值班。

3．在上级医师指导下完成规定的临床操作。

4．参与本科室教学工作，协助上级医师完成教学查房。

5．在上级医师指导下准备教学会议。

6．对本人、上级医师、下级医师进行定期评价。

7．完成年度考核及毕业考试。

8．参加全国、国际或地区学术会议。

（二）培训内容

科室	时间	内容
呼吸病房	14个月（其中第三年至少4个月）	呼吸疾病的诊疗和会诊； 可包括呼吸科住院总医师，不包括大内科住院总医师
肺功能室、睡眠实验室与支气管镜室	2个月	肺功能、心肺运动试验、睡眠实验室与支气管镜室、胸腔操作
内　科ICU（MICU或RICU）	6个月	急慢性呼吸衰竭的诊治、机械通气与气道管理、内科危重症的诊断与处理，ICU操作等
其他专科ICU（可包括CCU、SICU、EICU、NICU等）	4个月	外科、妇产科围手术期危重症和心血管疾病危重症的诊断与处理；急性代谢紊乱，包括处理药物过量与中毒的诊断与处理等，及相关诊疗技术
科研与机动	8个月	包括科研、休假和机动时间，可以安排其他相关科室轮转

注：门诊轮转可根据情况自行安排。

（三）病种要求

1．呼吸系统疾病

（1）慢性气道疾病，包括慢性阻塞性肺疾病、支气管哮喘、支气管扩张症等。

（2）肺部感染性疾病，包括分枝杆菌、真菌，以及免疫抑制引起的特殊感染。

（3）肺部肿瘤，包括原发和转移性肿瘤。

（4）弥漫性间质性肺疾病。

（5）肺血管疾病。

（6）肺血栓栓塞与其他肺栓塞性疾病，如羊水、空气、脂肪栓塞。

（7）胸膜疾病。

（8）纵隔疾病。

（9）睡眠呼吸障碍。

（10）与职业、放射、环境有关的肺疾病。

（11）医源性呼吸疾病，包括药物引起的肺损害等。

（12）吸入性肺损伤与肺创伤。

（13）全身疾病的肺部表现，包括结缔组织病或原发于其他器官的疾病。

2．危重症的处理和器官支持

（1）呼吸衰竭，包括 ARDS、慢性阻塞性肺疾病的急慢性呼吸衰竭、神经肌肉疾病等。

（2）大咯血的止血与气道维护。

（3）急性代谢紊乱，包括处理药物过量与中毒。

（4）脓毒症与脓毒症休克。

（5）过敏性休克与过敏状态的处理。

（6）心血管疾病危重症。

（7）多器官功能衰竭。

（8）危重症状态下的血液和凝血功能变化。

（9）危重症状态下的免疫抑制问题。

（10）危重症营养。

（11）危重症状态下的肾疾患，包括电解质紊乱、酸碱失衡与急性肾损伤。

（12）危重症状态下肌松剂、镇静剂、止痛剂的使用。

（13）危重状态下医源性损伤的及早察觉和预防。

（14）围术期危重情况管理。

（15）产科患者危重情况管理。

（四）技能操作

技能操作名称	例数
气管镜检查	≥100，其中包括 50 例活检
呼吸机管理（仅限有创机械通气）	≥50
气管插管	≥50
胸腔置管	≥20
中心静脉穿刺置管	≥50
动脉插管	≥20
危重症超声	可根据各单位具体条件决定
肺功能检查与结果报告	≥100
心肺运动试验	≥10
14 导联睡眠试验报告	≥100

（五）专业学习

每周 1～2 次，要求在一年之内完成以下系列讲座。

1．专业理论

（1）气道疾病，包括哮喘、气管炎、肺气肿、支气管扩张。

（2）肺部感染，包括结核、真菌、免疫抑制引起的特殊感染。

（3）肺部肿瘤，包括原发与转移。

（4）弥漫性间质性肺疾病。

（5）胸膜与纵隔疾病。

（6）肺栓塞与其他肺栓塞性疾病，如羊水、空气、脂肪栓塞。

（7）全身疾病的肺部表现，包括结缔组织病相关的肺部损害。

（8）与职业、放射及环境有关的肺疾病。

（9）肺血管疾病，包括原发性与继发性肺动脉高压、血管炎、肺出血综合征。

（10）睡眠呼吸问题。

（11）医源性呼吸疾病，包括药物引发的疾病。

（12）危重患者气道管理。

（13）吸入性损伤与肺创伤。

（14）大咯血止血与气道维护。

（15）脓毒症与脓毒症休克。

（16）急性代谢紊乱，包括处理药物过量与中毒。

（17）呼吸衰竭，包括 ARDS，阻塞疾病的急、慢性呼吸衰竭，神经肌肉疾病。

（18）过敏性休克与过敏反应处理。

（19）心血管疾病危象。

（20）休克。

（21）危重情况下的免疫抑制、代谢、营养、内分泌问题。

（22）危重情况下的血液与凝血功能变化。

（23）危重情况下的肾脏问题，包括电解质紊乱、酸碱失衡与急性肾衰竭。

（24）严重器官功能紊乱所导致的危重情况，包括消化道、神经系统、内分泌、血液、肌肉骨骼、免疫系统乃至于感染与恶性肿瘤。

（25）多器官功能衰竭。

（26）危重情况下肌松剂、镇静剂、止疼剂的使用。

（27）围术期危重情况管理，包括血流动力学与呼吸功能监测与支持。

（28）危重情况对患者及家属的心理与情感的影响。

（29）产科患者危重情况管理。

（30）及早察觉预防危重情况下的医源性错误。

（31）临终关怀。

2．其他相关知识

掌握生物医学、临床科学、流行病学、社会学、行为科学各方面的知识，以及本学科领域的新进展，包括已明确的和正在发展中的知识，并应在临床实践中加以应用。

（1）相关临床知识。

1）经皮气管切开。

2）体外膜肺氧合。

3）心包穿刺。

4）肾脏替代治疗。

5）肺移植的指征，并发症、效果评价及长期管理。

6）危重症常用检查的适应证、禁忌证、并发症、局限性、结果解读。

7）危重情况下药物吸收、代谢与排泄。

8）危重症与呼吸疾病常用的影像技术，包括危重症超声。

9）呼吸治疗技术的实施与管理。

（2）基础科学知识，重点包括遗传学，细胞与分子生物学，胚胎学，生理，病生理，免疫学的进展。

（3）ICU 管理的原则与技术。

（4）解决问题的科学方法，根据证据做出临床决策。

（5）监督和领导特殊类型照护，包括呼吸管理病房，肺功能实验室。管理内容包括技术操作的质量控制，质量保证和效率标准。

（6）危重医学有关的伦理，经济学与法律知识。

（7）重大灾难下的危重症认识与管理，包括化学与生物制剂泄露等。

（8）危重症对患者及其家属的心理与精神影响。

3．教学会议系列

类型	内容	要求
教学大查房	包括病例汇报、诊疗方案、最终诊断及简单文献综述	每周一次，每次由一名专培医师主持
胸外科共同病例讨论会	有胸外科医师共同参与的病例讨论或教学查房	每月一次
多学科肺肿瘤讨论会	有肿瘤内科、放疗科等相关专业医师共同参与的病例讨论或教学查房	每月一次
病理讨论会	有病理科医师参与讨论	每月一次
胸腔影像讨论会	有影像专业医师参与讨论	每月一次
重要文献讨论会	国内外最新指南、近期国外重要临床研究、基础医学相关领域重大进展等	每月一次
诊疗质量改善讨论会	经验交流与死亡病例讨论会	每月一次
床旁教学查房		每天

（六）科研与教学活动

1．参与科研工作。

2．专培期间以第一作者发表至少一篇论著和一篇综述。

3．参与住培医师、医学生的临床教学工作。

五、培训记录

要求轮转、操作、教学等培训相关内容均有可查询的记录。

六、综合能力培训

（一）自我学习能力

必须有能力评估自己管理患者的水平，学会利用科学依据，通过自我评估与不断学习来提高自己的能力；发现自己知识与能力上的长处、不足与局限性，选择适合自己的学习方法并付诸实践；制定学习与提高的目标；以提高实践水平为目标，利用质量改进方法系统分析自己的临床实践。

1．让固定形式的评估回馈成为日常活动的常规部分。

2．查找文献并进行批判性阅读，然后利用文献证据解决所管理患者的健康问题。

3．利用信息技术优化学习。

4．参与各方面的教育活动。

5．学会向患者介绍各项操作的使用指征，技术及并发症，并获得针对性的知情同意。

（二）人际交流能力

必须掌握人际交流技术，以利于与患者、家属及同事有效地交流信息，促进合作。

1．可以与不同文化社会背景的患者、家属乃至公众进行有效交流。

2．与医生同事、其他医卫工作者以及与健康有关的中介人员进行有效交流。

3．能够有效地作为医卫团队的成员或领袖参与工作。

4．能够向其他医生或医卫人员提供咨询。

5．保持全面、及时与清晰的病历记录。

（三）敬业精神

专培医师必须保证执行专业职责，遵守伦理道德原则。

1．具有同情心，人品正直，尊重他人。

2．让满足患者的需求高于满足自己的利益。

3．尊重患者的隐私与自主权。

4．向患者、社会以及行业负责。

5．理解尊重患者的多元性并付诸行动。患者的多元性包括年龄、性别、文化背景、种族、宗教、残障，及性取向等。

6．以最高道德标准约束自己行为，包括与其他医生及医卫工作者保持恰当的人际界限与业务关系，避免工作中的任何利益冲突。

7．以人道与专业价值观为基础，保持不断学习与关怀他人的态度。

（四）充分利用系统资源的能力

1．在不同的医疗形式与体制下都能有效地实施本专业的工作。

2．能够在整个体制范围内协调患者的医疗，包括转诊。

3．在处理具体病例时应重视费用、风险－效益分析，以及个体与群体的关系。

4．推崇最高医疗质量以及最佳医疗体制：

（1）能够与非医学专业工作者合作，提高患者安全，改善医疗质量。

（2）积极参与发现体制错误及解决办法。

（3）学习掌握技术，能够组建、管理、领导 ICU。

（4）学习掌握技术，能够组建、管理、领导呼吸治疗团队。

七、参考书目与扩展阅读

1．Cecil，Russell L. Cecil medicine. Philadelphia：Saunders Elsevier，2008.

2．Loscalzo，Joseph. Harrison's Pulmonary and critical care medicine. New York：McGraw-Hill Medical，2013.

3．王辰．呼吸与危重症医学 2015—2016. 北京：人民卫生出版社，2016.

八、纪律与权利

专培医师是专培基地和专科基地医师队伍的一部分，应严格遵守国家法律法规和基地的规章制度，执行培训计划，按时完成专培日志等培训信息登记，并享受相关待遇。对于在专培过程中出现的问题，专培医师应与基地协商解决，并有向中国医师协会呼吸与危重症医学专科委员会申诉的权利。

九、说明

本细则由中国医师协会呼吸与危重症医学专科委员会负责修订和解释。

附录三 神经外科专科医师规范化培训内容与细则

（试行）

按照八部委《关于开展专科医师规范化培训制度试点的指导意见》（国卫科教发【2015】97号）要求，制定本细则。

一、培训对象

高等院校临床医学专业本科及以上学历毕业生，在取得执业医师资格证书、完成国家住院医师规范化培训并取得合格证书后，拟从事神经外科临床工作的医师；已经从事神经外科临床工作仍需要接受专科培训的医师。

二、培训目标

通过全面、系统、严格的理论知识和技能培训，使其达到神经外科专科医师的均质化要求，能够在上级医师的指导下完成神经外科的基本操作和临床工作，同时具备基本的教学能力和临床科研能力。

三、培训模式

神经外科专科医师培训时间为4年（共48个月），以临床实践能力培训为主，同时接受相关科室的轮转培训和有关临床科研和教学训练。

四、培训内容与要求

1. 临床实践

第一年在神经外科相关学科（包括：神经内科、神经电生理、神经病理、显微神经外科解剖和显微神经外科操作实验室）和神经外科重症监护室轮转。

第二年和第三年在神经外科各亚专科轮转，并参加门诊和急诊值班。在此期间，共须轮转6个亚专科，其中颅脑外伤、颅脑肿瘤、脑血管病和脊柱脊髓疾病为必选亚专科，儿童神经外科和功能神经外科两个亚专科中可自选一个，颅底外科和神经介入两个亚专科中可自选一个。每个亚专科轮转 4 个月。

第四年，专培医师须担任一年总住院医师。

专培医师在四年中参加的总手术量不得少于 400 例。

2. 轮转要求

轮转亚专科

轮转亚专科	轮转时间（月）	基本要求	操作和手术要求
神经内科	3	熟练掌握神经系统体格检查方法，神经内科常见疾病的定位与定性诊断、鉴别诊断、主要辅助检查方法、治疗原则和方法，掌握神经影像与临床的联系	书写住院病历 > 15 份，书写大病历 > 5 份，完成 > 5 例腰椎穿刺术
神经电生理	1	掌握基本的神经电生理知识，掌握脑电图、体感诱发电位、运动诱发电位、听觉诱发电位、肌电图的基本原理和主要参数判定	参与完成脑电图、术中神经电生理监测等操作 > 10 例
神经病理	1	掌握神经病理检查的基本方法和工作流程，熟悉常见神经外科疾病的病理学和免疫组化特征	参与完成神经病理报告 > 10 份
显微神经外科解剖训练	2	掌握基本的神经系统解剖、局部解剖、功能解剖和手术入路解剖知识	按专科基地的课程设置进行显微神经解剖训练
显微神经外科操作训练	1	掌握显微神经外科各种操作的基本技能	熟练使用手术显微镜、电钻、铣刀、高速磨钻、双极电凝、CUSA 等神经外科手术设备，通过显微神经外科操作考试
神经外科重症监护	4	掌握机械通气理论与方法、水电解质酸碱平衡紊乱、急性颅高压的诊治。掌握循环支持治疗的适应证、基本方法以及常用药物的应用。熟悉急危重症患者的抢救治疗全过程、重症监护与管理，外科感染和抗生素合理应用和营养支持治疗	能独立完成重症监护室常见临床有创性操作。完成侧脑室穿刺、腰穿和腰大池引流、股静脉穿刺、锁骨下静脉穿刺各 > 3 例。参与传统气管切开、经皮穿刺气管切开术各 > 3 例
颅脑外伤	4	掌握各种类型颅脑外伤和高血压脑出血的处理原则	作为术者或助手参与手术 > 40 台，能独立完成颅内血肿穿刺引流术、颅内血肿清除术、颅骨修补术、去骨瓣减压术、慢性硬膜下血肿钻孔引流术等

续表

轮转亚专科	轮转时间（月）	基本要求	操作和手术要求
颅脑肿瘤	4	掌握胶质瘤、脑膜瘤等常见脑肿瘤的诊断、鉴别诊断和手术适应证。了解常见脑肿瘤的手术、放疗和化疗原则	作为术者或助手参与手术＞40台，能独立完成常规幕上开颅、后颅窝减压及后颅窝旁正中开颅。能独立完成幕上凸面脑膜瘤切除术、脑室腹腔分流术等
脑血管病	4	掌握脑动脉瘤、脑血管畸形、烟雾病等疾病的诊断、鉴别诊断和手术适应证。熟悉上述病变的脑血管造影的特点。了解神经介入的特点和适应证	作为术者或助手参与开颅手术＞25台，术者或助手参与介入治疗＞20台。独立完成全脑或脊髓血管造影＞10台、能够独立完成常规翼点开颅、STA-MCA搭桥术颞浅动脉的分离准备、颈动脉内膜切除术颈动脉的显露
脊柱脊髓疾病	4	掌握常见脊柱脊髓病变的诊断、鉴别诊断和手术适应证	作为术者或助手参与手术＞40台，能完成椎板切除、椎板切开复位、颈椎后路单开门减压、颈椎管扩大成形、椎管内占位切除术等
儿童神经外科	4	掌握儿童神经外科常见肿瘤、儿童癫痫、各种先天性畸形的发病特点和诊疗原则	作为术者或助手参与手术＞20台。熟练掌握儿童神经外科手术特点和围手术期处理特点
功能神经外科	4	掌握神经外科治疗癫痫的适应证、手术方式选择和药物治疗原则。熟悉神经外科治疗运动障碍性疾病和疼痛的原则	作为术者或助手参与手术＞20台。熟练掌握相关的药物治疗、脑电图诊断、定位。协助完成三叉神经微血管减压术
神经介入	4	学习各种神经介入的外科治疗方法，如经典颈动脉内膜切除术。学习颅内外动脉狭窄的血管内治疗	作为术者或助手参与手术＞20台。掌握内膜切除的技术要点，在带教老师指导下独立完成脑血管造影术
颅底外科	4	掌握常见颅底肿瘤的解剖要点及手术要点。掌握垂体瘤的治疗指南和诊治原则	作为术者或助手参与手术＞20台。能够独立完成枕下乙状窦后入路开颅、幕上下联合入颅开颅等操作
总住院医师	12	负责协调组内患者床位安排、患者收治、院内会诊、急诊或部分择期手术	在上级医师指导下作为术者或助手完成神经外科各种手术＞100台

3. 专业学习

专培业务学习要求

课程内容	课程时长（小时）学时	每年次数要求	业务学习总次数	备注
理论课（大课）	3	≥ 20	≥ 80	参加率须达到100%
临床讲座（小课）	0.5	≥ 20	≥ 80	
读书报告会	2	≥ 5	≥ 20	近期国内外文献≥ 40 篇
科研讨论会	1	≥ 5	≥ 20	
医学英语和论文写作课程	1	≥ 2.5	≥ 10	
医学人文课程	2	≥ 12	≥ 48	包括但不限于与医学伦理、医学哲学、医学史、叙事医学、医患沟通、跨学科人文交流等有关的讲座或讨论会等

4. 发表论文

以第一作者发表至少1篇论著性论文，至少1篇文献综述和至少1篇病例报告。

5. 继续医学教育

积极参加各级协会、学会、专培基地等组织的继续教育活动，并获得相应的继续教育学分。

五、纪律与权利

专培医师是专培基地和专科基地医师队伍的一部分，应严格遵守国家法律法规和基地的规章制度，执行培训计划，按时完成专培日志等培训信息登记，并按规定享受相关待遇。对于在专培过程中出现的问题，专培医师应与基地协商解决，并有向中国医师协会神经外科毕业后医学教育专业委员会（CBNS）申诉的权利。

六、说明

本细则由中国医师协会神经外科毕业后医学教育专业委员会（CBNS）负责解释。